海派中医流派传承系列

上海市中医文献馆 组编

I0033472

海派中医夏氏外科

主　编　柏连松

副主编　刘　华　万　华　李　斌

上海科学技术出版社

图书在版编目(CIP)数据

海派中医夏氏外科 / 柏连松主编. —上海：上海
科学技术出版社,2015.1
(海派中医流派传承系列)
ISBN 978 - 7 - 5478 - 2465 - 8

Ⅰ.①海… Ⅱ.①柏… Ⅲ.①中医外科学-经验-中
国-现代 Ⅳ.①R26

中国版本图书馆 CIP 数据核字(2014)第 266464 号

海派中医夏氏外科

主编 柏连松

副主编 刘 华 万 华 李 斌

上海科学技术出版社出版

中国图书进出口上海公司发行
(上海钦州南路 71 号 邮政编码 200235)
上海世纪出版股份有限公司发行中心发行
200001 上海福建中路 193 号 www.ewen.co
常熟市华顺印刷有限公司印刷
开本 700×1000 1/16 印张 13.75
字数 190 千字
2015 年 1 月第 1 版 2015 年 1 月第 1 次印刷
ISBN 978 - 7 - 5478 - 2465 - 8/R·834

"海派中医流派传承系列"丛书　　编委会

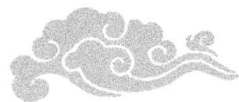

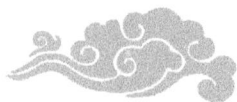

编委会

主　　　编　柏连松

副　主　编　刘　华　万　华　李　斌

编　　　委　（按姓氏笔画排序）

万　华	王　昱	王一飞	王耀萍
冯佳梅	刘　华	刘　晨	杜佳琦
李　欣	李　斌	李福伦	吴雪卿
沈菲菲	张　明	张卫刚	张冬梅
张雅明	范　斌	迮　侃	周　蜜
周绍荣	赵　亮	姚瑜洁	夏泽华
徐　蓉	徐兆东	高晴倩	薛慈民
瞿文超			

内容提要

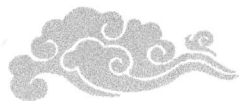

　　夏氏外科历史悠久，是沪上著名的中医外科流派。夏氏外科尤精疔、疖、痈、疽、流注、瘰疬、痔漏诸证，重视祖传外敷药物的应用，善用外科内治法和扶正祛邪法，别有心得，优势突出。

　　本书共分为三个部分，上篇"渊源与发展"主要讲述夏氏外科的缘起、传承与发展、流派影响以及夏氏外科代表人物事略；中篇"学术与临床"，从学术思想、临床经验、优势病种、适宜技术、用药特色与验方、经典医案等方面系统总结夏氏外科的理论、诊治经验、用药及技术特色；下篇"现状与创新"介绍了夏氏外科流派发展的现状与创新，并收录传承团队的跟师学习心得、夏氏外科大事记等内容。

　　本书系统总结了夏氏外科自创始以来的学术传承、学术思想、临床经验、常用中药与验方，尤其介绍了夏氏外科的特色适宜技术、优势病种诊疗方案等内容，贴近临床，实用性强。

　　本书适合中医临床医师、中医院校师生与中医爱好者参考阅读。

前 言

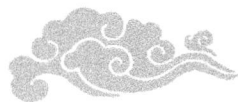

中医药是我国劳动人民在几千年生产、生活实践，以及与疾病做斗争的过程中逐步形成并不断丰富发展起来的医学科学，为中华民族的繁衍昌盛做出了重要贡献。新中国成立，特别是改革开放以来，党中央、国务院高度重视中医药工作，2009年《国务院关于扶持和促进中医药事业发展的若干意见》出台，为中医药学术的继承、创新和发展迎来了千载难逢的机遇。

近代以来，随着商品经济的快速发展，上海成为东西方文化汇聚、碰撞、融合之地，海派中医应运而生。各地医家纷纷踏入上海，在西方医学冲击、疾病谱不断变化的历史背景之下，他们坚持开放，勇于创新，博采众长，敢为人先，吸纳新知，兼容中西，不断发展变化，在全国率先兴办满足不同需求的医疗机构，开展多种模式的中医教育，组织影响广泛的中医社团，创办形式多样的报刊杂志。他们在有效地丰富、拓展中医医疗和教育的实践基础上，进一步传承和发展了中医的学术理论，形成了各自独特的学术思想和诊疗方法，从而产生了一大批的名医和名著，上海呈现出名医荟萃、流派纷呈、百家争鸣的空前盛况。据不完全统计，20世纪三四十年代，上海中医各科流派已多达50余家，伤科八大家、妇科八大家及内、外、儿、针、眼、喉等一大批社会公认的流派皆独具特色，疗效突出，家喻户晓，影响深远，共同促进了上海近代中医学术的繁荣和临床优势的发挥。

海派中医既是海派文化的重要组成部分，也是我国近代中医学史上的一枝奇葩，异彩纷呈，在我国中医药学的发展历史中占据着重要地位。

新中国成立后，上海的中医药事业得到了长足发展，在中医药继承与创新、中医医疗服务、科研教育、适宜技术推广应用、中西医结合研究、中药新药研发、中医药国际交流合作等领域取得了丰硕成果。但由于各方面原因，中医流派传承没有得到应有的保护和发展，三分之一流派销声匿迹，三分之一面临乏人乏术、优势淡化的困境,流派传承形势严峻。

为进一步发挥中医药在促进上海经济社会发展和医药卫生事业发展中的重要作用,全面加强中医药工作,开创上海中医药事业全面、协调、可持续发展的新局面,上海市人民政府于 2010 年出台了《关于进一步加快上海中医药事业发展的意见》,意见明确提出实施"海派"中医流派研究工程,以在上海市具有重要影响和良好基础的若干中医流派为重点,开展以中医理论研究为核心,以继承发扬中医学术经验和诊疗技术为目标的中医流派继承研究,重塑"海派"中医辉煌。2011 年上海市中医药发展办公室启动"海派中医流派传承工程"并试点启动顾氏外科、石氏伤科流派传承基地建设,2012 年正式启动丁氏内科、张氏内科、颜氏内科、蔡氏妇科、朱氏妇科、董氏儿科、徐氏儿科、魏氏伤科、丁氏推拿、陆氏针灸、杨氏针灸、夏氏外科、恽氏中西医汇通等 13 家流派传承基地建设项目。三年建设期间,15 家流派基地积极工作,挖掘整理流派家底,梳理流派学术脉络,积极开展临床优势病种研究,建设流派网站或信息数据库以加大宣传推广,一批后备梯队人才脱颖而出,一批行之有效的特色技术和研究成果得到推广应用。通过建设,海派中医学术底蕴日渐深厚,特色技术更加鲜明,临床疗效显著提高,中医人才梯队日趋完善,群众影响不断扩大,体现海派特点、时代特征、上海水平的中医药学术传承与创新基地初见成效,正焕发出勃勃生机。

海派中医流派传承工程,开创了全国中医学术流派传承的新起点,为全国地域性流派传承研究提供了可供借鉴的思路和实践经验。

"海派中医流派传承系列"丛书编写工作,是对海派中医流派传承工程阶段性建设成果的系统梳理和总结凝练,将全方位展示各流派的历史文化、传承脉络、学术思想、临证经验、特色技术、医德医风、当代发展,力求体现海派中医流派的鲜明特质和深厚内涵,为中医药学术传承、文化弘扬、临证实践提供综合的具有系统性、创新性的史料和学术资料。当然,这一工作只是落实流派传承创新举措的第一步。海派中医流派的传承发展内涵丰富,需不断加以完善和提高,是一个漫长而艰巨的过程,不可能一蹴而就,需要同道齐心协力、长期关注,各方也需不断给予扶持投入,还要与当代的中医药教育、人才培养、临床实践、文化宣传、传承模式创新紧密结合。中医药流派传承必须要跨越以往单一的家族传承、师徒授受模式,迈向更加广阔的发展领域。在新的时代背景下,这些都需要我们有更加深入的思考、有科学的规划,一步步地向前推进。

　　本丛书的编写得到了丛书编委会各专家的鼎力支持,同时也凝聚了各分册作者的辛勤汗水、聪明才智和历史使命,在此对他们致以深深的谢意! 由于时间仓促,丛书有疏漏和不妥之处在所难免,还请各位同道、读者批评指正,以便再版时修订完善。

"海派中医流派传承系列"丛书编委会

2014 年 11 月

序 言

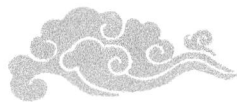

我少时即慕夏氏外科之名,并有志学习。1953 年拜夏少农先生为师,从此入门。跟师学习 4 年后个体开业。公私合营后,我又有幸与少农先生一起在上海中医药大学附属曙光医院工作近 40 年,亲身经历夏氏外科在海上发展的主要过程。

夏氏外科是著名的中医外科流派,创始至今已传承和发展了近 180 年。20 世纪 40 年代前夏氏主要在浙江湖州一带开业行医,在杭嘉湖平原一带极负盛名,门人弟子遍布浙江和苏南地区。后因战乱多次迁徙,20 世纪 30 年代至上海,沪上传承 80 余年,为海上中医外科名流,影响深远。

少农先生亦师亦父,我跟师学习和工作近 40 年,有心总结发扬夏氏学术,可惜大量一手资料毁于十年动乱,没有机缘系统整理夏氏学术思想和临证经验。让人欣慰的是上海市振兴中医三年行动计划实施,夏氏外科有幸进入流派基地建设行列。通过建设,第一次抢救性地汇总、整理了夏氏历史资料,系统梳理了流派传承变迁发展脉络,总结凝练了各主要传人的学术思想和临床特色,使得夏氏外科的面貌,第一次全面地得到整理和展现。

在这工作中,许多门人为我们提供了宝贵的历史线索和珍贵资料,部分资料从未正式发表和总结研究过,使得我们能够进一步理清传承脉络和总结发扬夏氏学术,难能可贵。尤其是少农先生的夫人吴琴诗女士向夏氏外科研究基地捐赠了夏墨农、夏少农先生珍贵的历史资料以及《夏氏医案》等,为本书的完成提供了翔实的资料。

本书为"上海市中医药三年行动计划项目海派中医研究基地夏氏外科基地"建设成果之一。编著者均为沪上夏氏外科门人。全书分上、中、下三篇。其中上篇比较系统地整理了夏氏外科的传承谱系、发展脉络等概要情况;中篇为各主要传承人的学术思想、经验方、临证医案、特色诊疗技术、优势病种的诊疗方案;下篇为夏氏外科的继承与创新发展、继承人的跟师心得、临床科研等内容。

全书涵盖夏氏外科主要学术思想和临床特色,其中疮疡和乳腺病等部分由万华负责编写,肛肠病部分由张雅明负责编写,皮肤病部分由李斌负责编写,最后由刘华负责统筹。

本书的编写自今年4月启动,每一位参编人员均克服困难,在完成自己繁重的医、教、研工作之余,在较短的时间里,高质量地完成任务。在此感谢各位编写者的辛勤劳动以及他们兢兢业业、一丝不苟、无私奉献的精神。同时感谢历年来夏氏门人为弘扬学术所做的贡献。他们发表和提供的大量历史资料、文献和经验总结成为本书参考和引用的重要材料。正因为这些资料,使得夏氏外科学术经验在本书得以较全面地展示,在此一并致以感谢。

本书是系统整理夏氏外科学术思想和经验的开始,夏氏门人将为进一步弘扬光大传统中医药特色竭尽全力!

柏连松

2014 年 11 月

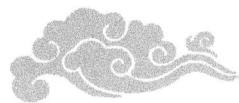

目 录

上篇
渊 源 与 发 展

第一章 历史传承 / 2

第一节 缘起 / 2

第二节 传承与发展 / 3

第三节 流派影响 / 7

第二章 流派人物事略 / 8

第一节 夏墨农 / 8

第二节 夏少农 / 13

第三节 夏涵 / 17

第四节 柏连松 / 19

第五节 孙世道 / 22

中篇
学 术 与 临 床

第三章 学术思想 / 28

第一节 夏墨农学术思想 / 28

第二节　夏少农学术思想 / 35

第三节　夏涵学术思想 / 42

第四节　柏连松学术思想 / 45

第五节　孙世道学术思想 / 48

第四章　临床经验 / 53

第一节　夏墨农临床经验 / 53

第二节　夏少农临床经验 / 56

第三节　夏涵临床经验 / 73

第四节　柏连松临床经验 / 77

第五节　孙世道临床经验 / 81

第五章　优势病种 / 86

第一节　痔 / 86

第二节　肛门直肠周围脓肿 / 91

第三节　肛瘘 / 94

第四节　痛风 / 101

第五节　湿疹 / 104

第六节　银屑病 / 108

第六章　适宜技术 / 113

第一节　传统中医外科适宜技术 / 113

第二节　中医肛肠科适宜技术 / 115

第三节　中医皮肤科适宜技术 / 123

第七章　用药特色与验方 / 126

第一节　用药特色 / 126

第二节　验方 / 133

第八章 经典医案 / 142

第一节 夏松泉医案 / 142

第二节 夏墨农医案 / 149

第三节 夏少农医案 / 151

第四节 柏连松医案 / 157

第五节 孙世道医案 / 170

下篇
现 状 与 创 新

第九章 流派发展现状与创新 / 176

第一节 流派传承研究 / 176

第二节 传承团队心得体会集萃 / 186

第三节 流派传承发展的思考与展望 / 192

夏氏外科大事记 / 195

参考文献 / 199

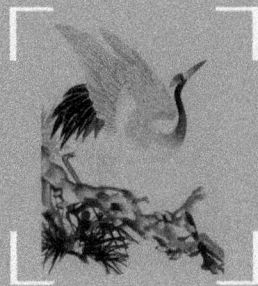

上篇

渊源与发展

第一章
历 史 传 承

第一节 缘 起

夏氏外科是著名的中医外科流派,已传承和发展了近180年。20世纪40年代夏氏外科主要在浙江湖州一带开业行医,在杭嘉湖平原一带极负盛名,又因战乱多次迁徙,后至上海,在沪上传承80余年,成为海上中医外科名流,影响深远。

夏氏外科创始于清代晚期浙江德清戈亭镇东南湾,始由夏松泉之父所创(据《浙江医药曲折历程》所载夏松泉为夏墨农祖父,夏松泉之子夏少泉。夏墨农为夏少泉长子,至夏墨农之长子夏少农、次子夏涵为夏氏四世医。据张明岛所著《上海卫生志》云:夏墨农为夏氏四世医)。夏氏精于外科,是浙江湖州德清地区的两大中医外科流派之一,显名邻县内外,在江南一带亦有盛誉。夏氏传至夏墨农时已四世医,其术益精,擅长中医内、外和五官科,在中医骨伤科亦有建树,尤精于中医外科。先悬壶于家乡东南湾,建"春及堂",广收门徒和弟子,后迁吴兴及沪上,行医40余年,医德医风高尚,为当地百姓称道。夏墨农医术精湛,多有家传方不秘藏而流传于世,被众医家录用,名噪一时,留下很多救济穷苦人的轶事趣闻。又收徒甚多,尤其在浙江湖州的德清、吴兴一带授徒并留下众多门人弟子。后夏墨农迁至上海,其长子夏少农于抗日战乱时期再于杭嘉湖、温州地区行医10余年,在当地影响深远。

夏墨农对两子要求严格,寄望他们继承家传世医,从小命两子日常侍诊左右。他对长子夏少农寄予厚望,小学毕业后送读于湖州沈氏中医专门学校,毕业后考入上海中国医学院。次子夏涵(小农)侍诊已侧,继承家传医业。近年来不断有出版的浙江名老中医传记中提及中医外科名家夏墨农及夏氏外科的医话和药方。惜未能收集到当地夏氏外科的传承谱系,实为憾事。

第二节 传承与发展

1937 年日本侵华战争战火蔓延至江浙沪一带,社会动荡不安,民不聊生。夏墨农携全家由浙江湖州吴兴迁往上海避乱,途中与长子夏少农失散。

夏墨农抵达上海后于今黄河路(当时租界内)黄河新村购置房屋,个体开业行医。当时上海已成"孤岛",社会动荡,外来医生个体开业行医实为艰难,大多难以维持生计,或有举家外迁内地。夏墨农凭借精湛的医术,最多时门诊号票达 400 余号,很快成为沪上的中医外科名流。他治学注重实践,着眼整体,宗《内经》,推崇陈实功的《外科正宗》,对中医理论研究剖析透彻,理解深刻,学以致用,注重实践,巧取各家之长,在临床中有独到之处。他主张内外并举,在引经据典的基础上别树一帜地悟得了一整套简便实用的验证、诊治、选药之法,并得到临床验证,治疗方法简便而又灵活多变。如家传鞋匠挂线治疗瘘管,家传"千捶膏"、熏洗法治疗皮肤病;所炮制的"一笔消"(白降丹加东丹研末)远近闻名;其外科手术定位准确,深浅得宜,刀法神速,有"飞刀"之称。据《浙江医药曲折历程》记录:夏墨农遗著有《时病经验》《外科歌诀》《本草口诀》《夏氏医案》等,惜未付梓。

夏墨农长子夏少农、次子夏涵(小农)俱继承世医,又于 1937 年收施梓桥等弟子。他们均继承了夏氏外科的学术思想,并结合临床实践对其理论有所创新和发展。

夏少农毕业于中国医学院,获得上海、浙江和安徽多地的个体行医资格。1937 年避难上海途中与父失散,避难至

图为夏氏外科个体开业出诊时的药箱,为红木所制,中有分隔,用于存放各种丸散膏丹,以便出诊使用

安徽休宁行医,后闻父于上海置房开业行医,曾回沪协助父亲共同行医,但因抗战时期,诊所位于租界内,社会动荡不安,故而父子分开,辗转在安徽休宁、

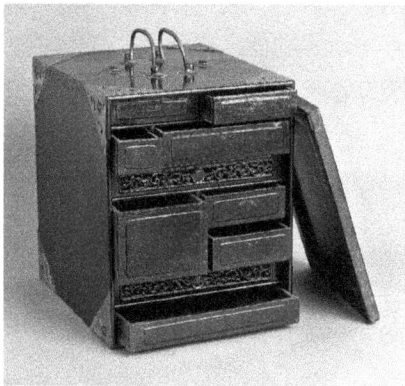

浙江湖州和温州一带行医10余年。1947年夏少农闻父重病瘫痪于床,遂返回上海料理父亲诊所。1950年夏墨农病故,夏少农在延天龄药房个体开业,1952年响应政府号召调入新城区(现静安区)第五联合诊所工作,1957年调入上海中医学院(即今"上海中医药大学")任外科教研室主任,1960年任上海中医学院附属曙光医院(即今"上海中医药大学附属曙光医院",以下简称"曙光医院")中医外科主任。

夏少农在曙光医院中医外科工作近40年,继承和发扬了夏氏外科的学术思想,亦擅长中医内、外、喉及部分骨伤等病症,始终坚持以传统中医外科理论指导临床、教学和科研工作,充分发挥夏氏外科传统优势和特色。他善于在临床实践中总结和创新。如提出了中医外科疾病的病因学说,在临床上把病因分为"邪气因",指风(如风疹块、局部热痛)、寒(面部寒冷、皮肤麻木)、暑(痱子、暑疖)、湿(疱疹、丹毒)、燥(皮肤皲裂)、火(肌肤黏膜红肿热痛,溃疡糜烂)、痰(脂肪瘤、甲状腺肿瘤)等。"正气因",指气虚、血虚、阴虚、阳虚,并总结归纳了外科治疗"十五法",分为"治正气因四法""治邪气因十一法"。他创造性地提出了气阴学说在外科疾病中的应用,创立了益气养阴法治疗外科疾病,在乳腺病、甲状腺疾病、皮肤病方面卓有建树,并对瘿瘤病进行益气养阴治疗的科学研究,明确了其临床疗效机制,丰富和发展了夏氏外科的学术思想和内涵。他在中医外科和皮肤科领域造诣深厚,曾与西医内分泌专家共同研究中医治疗甲状腺功能亢进症的科学机制,取得丰硕成果。又曾担任上海医科大学附属华山医院(即今"复旦大学附属华山医院")皮肤科顾问,其中药治疗皮肤病的显著疗效为西医皮肤科专家所称道。夏少农在治疗甲状腺疾病、乳腺疾病、皮肤疾病方面取得了很大的发展,他的关于中医外科疾病的诸多理论和方药为其他流派所引用。夏少农教授的弟子有柏连松、吴琴诗、张志洪等。

夏涵幼承庭训,博习岐黄,幼时起侍诊于父夏墨农侧,悉得家传善本,系统地学习家传医术,入选全国首届中医药专门研究人员班后,又接受西医学教育,故能中西汇通,兼收并蓄。他擅长外科诸症,特别是在中西医结合诊治痛风性关节炎、皮肤病方面造诣深厚,取得了突出的临床疗效。他认为外科疾患的发生、发展俱与营卫失调、气血不和息息相关;主张外证形诸外而本诸内,正气为御邪之本;提出和营为治疡枢机,顾护阴液为治疡贯穿始终之法。他提出禀赋不耐是痛风的发病之本,痛风的病因病机是湿热内蕴与外邪侵袭交互作用的结果；初病在经在络，以邪实为主，热痹为先，湿热痰瘀是关键；久则深入筋骨，累及脏腑，致肝肾不足，脾胃虚弱。他在继承和发挥夏氏外科学术思想的基础上，在中医皮肤科领域有所创新和突破，开创了该学科的新领域。

夏涵在曙光医院中医外科工作 20 余年，1982 年调任上海中医学院附属岳阳医院（即今"上海中医药大学附属岳阳中西医结合医院"，以下简称"岳阳医院"）中医外科任科主任，为岳阳医院中医外科的发展带来了生机，科室在医疗、科研和教学等方面的工作蒸蒸日上，成为科室发展的转折点。夏涵教授的弟子有孙世道，后逐渐向传统中医外科的皮肤病领域拓展，传承人有张明、李斌、顾荻青、周蓉等。

施梓桥于 1937 年师承于夏墨农门下，深得师传。1946 年夏墨农患病后，施梓桥来沪为夏墨农代理诊务，夏墨农病故后施梓桥即在上海悬壶应诊。中华人民共和国成立后服从地方政府卫生行政部门统一安排，进入公立医院从事中医外科和皮肤病工作，后任上海市静安区中心医院中医科主任。他继承了夏氏外科的学术思想和临证经验，通过临床实践，积累了丰富的临床经验，对皮肤病和外科疾病尤为精通，亦擅长内科及喉科疾病的诊治。在辨证时特别强调整体观念，注重协调人体气血的平衡。

施梓桥对中医外科中的疮疡类疾病颇有研究，如乳痈（急性化脓性乳腺炎）、痰毒（急性淋巴结炎）、瘰疬（淋巴结结核）、各种痈疽疔疮以及体表各种溃疡等疾病，辨证精确，疗效明显；还善于诊治一些其他杂病，如各种不明原因引起的发热、结核性瘘管窦道等，在乳腺疾病、淋巴结病、甲状腺病、肿瘤术后调理等方面都有深入的研究。他用药讲究"少而精"，主治目的及思路明确，遇病情复杂者，常采用循序渐进的方法。

柏连松中学毕业后师承夏少农，师满后取得个体开业资格。1960 年起随师工作 40 余年，全面继承了夏氏外科的学术思想。20 世纪 70 年代秉承师命，主攻肛肠学科，并在这一领域卓有建树。他将夏氏外科的学术理论与中医肛肠病的发病特点相结合，形成了富有夏氏外科特色的肛肠病诊疗体系，丰富和发展了夏氏外科的学术思想和学科内涵，为现代中医肛肠学科奠基人之一，开创了曙光医院乃至上海地区肛肠学科的新局面。柏连松认为正气为御邪之本，脾胃虚弱是肛肠病发生的内在病机，故治疗肛肠病注重益气健脾，固其脾胃之气；六淫皆可致病，而湿热之邪是肛肠病的主要致病因素，故治疗清热利湿并重；湿热之邪郁结，以致局部营卫不和，蕴结肛门周围乃生痈瘘，治疗以清热凉血、和营活血为治痈之枢机；肛肠病的诊治以局部辨病与整体辨证并重，体现了夏氏外科的辨证用药特色；肛肠病形诸外而本诸内，治疗肛肠病内外并重；肛肠病手术治疗与功能保护并重，强调肛肠病手术治疗的根本目的和原则；洋为中用，中医经典理论与西医学成果的运用并重，辨证参考西医学检查结果；肛瘘湿热为致病之标，病久气血及肝肾不足为疾病之本；脾胃虚弱，运化失健是泄泻病（各种慢性肠炎）之本，瘀、毒、湿、热既是病因，也是病理结果。肛肠病急性期清热凉血、活血化瘀，病久则益气健脾，清化湿热，为其内治的治疗大法。

柏连松重视科研工作，相继研制了"曙光Ⅰ号"内痔注射硬化萎缩剂、"熏洗Ⅰ号"痔漏术后熏洗颗粒剂、"炎宁灌肠液"溃疡性结肠炎灌肠剂，其中他发明的"消痔锭"载入《中国药典》。他发明了"双线切挂法"和"隧道疗法"治疗各种高位复杂性肛瘘，既简化了操作步骤，又缩短了手术时间，而且避免了复发以及肛门失禁等手术后的并发症、后遗症。柏连松的学术传承人有张雅明、张卫刚、郭颂铭、刘华、陈倚、王昱、高凌卉、刘晨、夏泽华等。

孙世道毕业于上海中医学院，系统接受了中医理论的教育，同时又不断学习西医学理论。毕业后跟随夏少农、夏涵工作近30年，系统接受夏氏外科理论的熏陶，并在临床实践中不断验证夏氏外科的理论和临证经验，继承和发展了夏氏外科在皮肤科的理论，并根据西医学理论有所创新。孙世道推崇河间学派"六气皆能化火"之说，秉承夏氏外科"就近出邪"之主张，在临证时善用清热凉血、逐邪外出之法，认为皮肤病"血分热盛"为其主要病机，以凉血清热为大法贯穿到多种皮肤疾病的诊治过程中，并将夏少农的气阴学说应用于皮肤科领域，是对夏氏外科皮肤病学术思想的丰富和发展。

张志洪长期在中医外科工作，跟随夏少农临证，为第一批师承班学员，师承夏少农，以甲状腺疾病、乳腺病为专长。吴琴诗早年为夏少农的弟子，在上海市黄浦区中心医院中医外科任职，以中医乳腺病和皮肤病为专长。

夏氏外科经过几代主要传承人和学术继承人的努力，尤其是迁入上海以后经几十年发展，形成了传统中医外科、中医皮肤科、中医肛肠科、中医乳腺外科等学科齐全的学科体系，蔚然成为海上一大中医外科流派，其中中医肛肠学科和皮肤学科在近几十年来声誉卓著，名人辈出。现在夏氏外科形成了以曙光医院为主体,岳阳医院为分支,以及黄浦区中心医院等各主要传承人单位为网络的发展局面。同时形成了曙光医院的传统中医外科学科、中医肛肠学科,岳阳医院的皮肤学科为优势特色的海上著名中医外科流派,并具有相当的影响力。

第三节 流派影响

夏氏外科自创立以来已近 200 年,经历历史的变迁和时代的变革。夏氏外科虽不断迁徙,但在江浙沪一带久负盛名。夏墨农在浙江湖州的德清和吴兴一带广收门徒,门人众多,后虽迁徙至沪上行医收徒,但在杭嘉湖地区夏氏外科影响仍然深远。

夏墨农迁至上海,正值上海战乱等多事之秋,沪上个体开业行医者大多业务凋敝,难以维系。夏墨农来沪后置房开业行医,很快成为沪上中医外科名流,其根本在于夏氏外科家传世医,疗效卓越,为病家和社会推崇,故而声名远扬。

夏少农和夏涵传承和发扬了夏氏外科的理论,在瘿瘤、皮肤病、乳腺病方面开拓创新,大放异彩。其弟子柏连松主攻肛肠,弥补夏氏外科在肛肠学科的不足,丰富和发展了夏氏外科理论体系。孙世道在皮肤科及传统疮疡方面继承传统,进一步丰富、发展了夏氏外科理论。

近年来,夏氏外科的再传弟子在临床和科学研究方面有所创新和发展,在各自领域中逐渐崭露头角,大放异彩;在传承夏氏外科学术思想的基础上又善于结合其他流派乃至西医学的长处,临诊注重整体,内外兼施,灵活多变,简便有效,成了夏氏外科在新时期发展的风向标和领头羊。

第二章
流派人物事略

第一节 夏墨农

夏墨农(1892—1950),字和庄,浙江德清人,自幼从父习岐黄术,弱冠学成,悬壶乡里,立志以仁术济人,自题诊所匾额为"春及堂"。夏墨农尝云:"医理通天,一举手、一投足,性命攸关,不可不精;病家痛楚,一皱眉、一呻吟,皆言所苦,事在必察。"临证体察幽微,细辨阴阳,用药刻求精当,叮咛唯恐不详。诊余剪灯夜读,研经穷典。尝谓耕织之野,病者多贫,去城既远,购药每多不便,异乡远道,路途艰辛,病家尤不堪奔波,医家当深恤之,辨证用药务求精当。乃精选先贤验方、验法,闻同道有灵验者,辄以重金趋求之,悉心改制,授诸门徒,购诸病家。凡病者来诊,多要求一次确诊,辨证析理,初诊方与接诊方并出;敷完外用药后,并给先后更换之药,指定学生详细交代煎服法、换药法、饮食宜忌、情志调畅等。痈疽大证,着手多效。其时乡间医疗卫生条件差,疔疮、痈疽常致毙命;肺痈、肠痈多以致死;流火、臁疮肿溃不收。先生挈"香头吊"以提疔拔毒,用水蛇头以起疔疮走黄,授降丹薄贴以截流火,将三石敷糊以愈臁疮。大多数病家来诊一次,归去依法顺序自治而愈,故远近以"一趟头夏墨农"闻。

夏墨农性善,遇有村野贫病者,非唯赐诊,且并赠药。诊所园中置合抱大缸 10 余口,每年放入

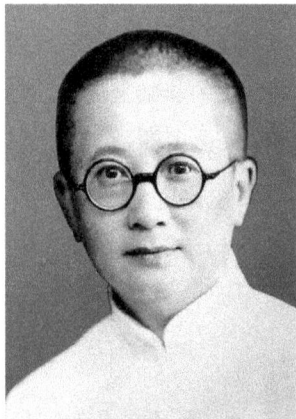

夏墨农(1892—1950),字和庄,浙江德清人,为德清东南湾世代疡医夏氏第四代传人

汤药,供患者免金自汲。由是医声大振,10 年誉满杭嘉湖;浙北、皖南、苏南患者亦尽归趋之,江浙同道争以子弟请为传者。先生有感于病家远道跋涉之苦,疲于应诊之劳,叹以一人之力,即有观音千手,又何足以济世,乃广收有志于济人之士为徒入先生门墙者先后不下 400 人。先生以仁人之心,教之甚严,选经典,订歌括,讲医理,教操作,年有年课,月有月课,日有日程,每日对数十名弟子各有妥帖安排,或学医经,或制药,或侍诊,或襄诊,夜阑灯下更与讲解经典,剖析病例。至其学成出师,多能以夏氏之学自主一方之脉。

"春及堂"上下各四大间,楼下为日间诊病用,盛时日竟四五百号,门前路以车轿相接,河为舟楫所满。先生为远道病家候诊、就餐、休息方便,就诊室东向另筑楼房三间。下为灶屋,供病家自炊,上住病家自择休息。诊厅楼上四间,供学生住宿、研读、制药用,家居则于厅后另筑一舍。其规模、建制可以说已具今时医院之雏形。

后"春及堂"遭遇太湖水盗抢劫,家破几尽,乃移诊于浙江吴兴菱湖(即今湖州市郊区)。未几倭寇入,父子离散,夏墨农避难于上海。1938 年底在黄河路黄河新村购置房屋行医,日诊亦 300 余号,最多时达 400 余号,沪上同道崇之。夏墨农擅长外科,尤精疔、疖、痈、疽、流注、瘰疬诸证,重视家传外敷药物的应用,善用外科内治法和扶正祛邪法,别有心得。对外疡主张早期切开,手术定位准确,大小适宜,深浅得度,刀法神速,有"飞刀"之称。临诊注重整体,内外兼施,灵活多变,以盐腌法敷"鳝拱头",挂线法治痔管,熏洗法医皮肤病等,简便有效。行医 40 余年,名噪一时,门生颇多。

夏墨农治学严谨,对中医理论研究剖析透彻,理解深刻,学以致用,注重实践,巧取各家之长,在临床中有独到之处。对疾病的分析,从局部到全身,从体外至体内,将人与自然环境、情志联系起来,因人、因地、因时制宜,以科学辩证法,全面综合诊治疾病。依其观点,外科疾病虽发于体表,但与人体内脏有密切关系。相反,诊治内痈时,却要观察体表的特殊征象,还注重患者的环境与情志。因此,其临诊时,强调四诊结合。

他在数十年医务中,别树一帜地在引经据典的基础上得出了一套简便实用的验证、诊治、选药之法,并得到临床验证。就以体表特征验内脏损害为例:肺痈患者,手指螺必饱满似蚕蛾腹,病剧时指螺愈鼓隆,病渐瘥则指螺渐恢复正常;小肠痈患者,脐色呈黄,则为凶;盘肠痈患者,脐色显焮红,尚可治,现紫黑色为凶多。再如在治疗方法上,谨遵医论,采取简便多样疗法,巧用中药。如治肿疡,以"营气不从,逆于肉理,乃生痈肿"的理论,多用和营法,以当归、芍药为主药治溃疡。宗于"脓为气血所化"的理论,善用扶正化邪法:若气阳受耗者,补益气阳,以参、芪为常药;若阴血受伤者,调养阴血,以石斛、天花粉为常药。并以紫苏梗为主,治各型乳痈,以土木鳖为主疗各期梅毒,以吞服水蛇头疗疔疮走黄;服芥菜饮疗肺痈,服河泥煎汤解汞中毒,外敷盐腌医蟮拱头,以鞋匠挂线法治肛瘘等简便疗法,疗效极佳。根治"流火",更是他独到之处。

夏墨农在外治中善用刀法。掌握刀口大而爽,以不伤筋脉、不损功能为原则。注重操作四要诀,即:心神要稳定,动作要敏捷,引流要通畅,刀口部位、大小、深浅要恰好。还讲究各部位的肌肤结构、瘢痕对外表的影响,脓汁流向等均面面顾及,才定刀法。如喉痈用刀,他认为宜仰卧,头低位,于肿势最鼓隆之前方做直切口,可不伤血脉,避免脓汁流向咽喉。仅举一例,可见一斑。

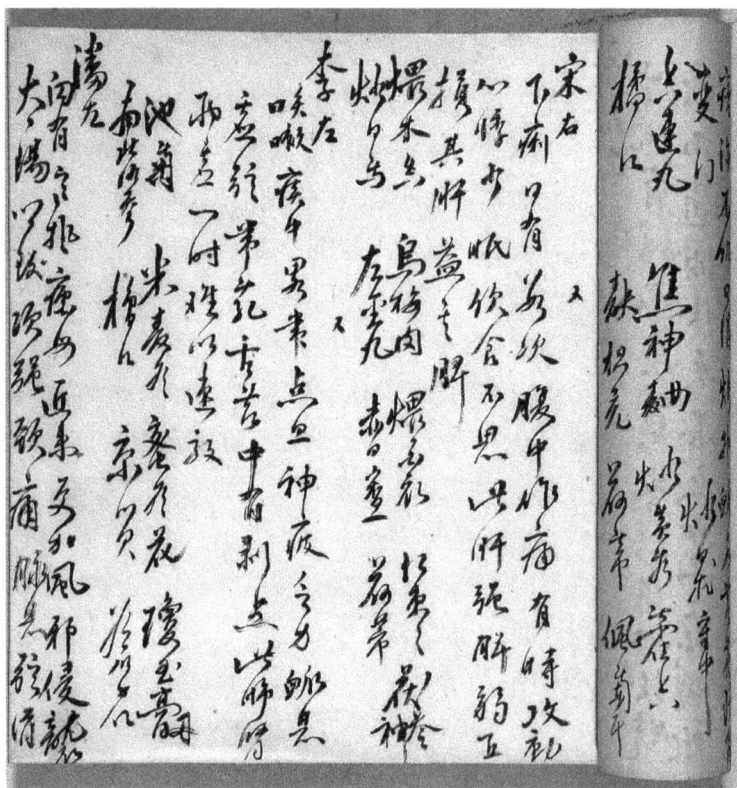

图为夏墨农临证医案。可知夏墨农不仅精通于外科,同时擅长于内科

夏墨农行医一生,惯用升降二丹,颇显其医疗之异彩。升丹,用于内服与外治各有不同剂型,内服者有三仙丹,可治梅毒;外治者有粉剂,适用于初溃或久溃之阴证、阳证中之痈、疽、疖、疔等的祛腐生新;膏剂对不论未溃或已溃指疔及未脓的瘰疬,用之使肿者消退,溃者提脓消肿;药线,在开刀口或脓水经久难净的窦道,用之提脓拔毒。降丹亦有不同剂型,有锭剂(即香头吊)用于初期疗疮、脑疽、发背以提脓拔毒,用于瘰疬、漏管及鸡眼以拔核去管;粉剂(即一笔消)用于一切阴证、阳证的肿疡消散,脓疡早熟,控制烂疔延开,脂瘤腐脱;外疡出血的止血。

由于夏墨农以中医辨证法诊断,治疗疾病,细致入微,用药周全,既用内服药,又用外敷药,再以针刺配合,多使患者一次治愈,解除病痛。故人们赞他治病"一趟头",闻名遐迩。

此外,又善以家传配方,精心合制丹散膏药,成为提高疗效的关键环节。如他制"香头吊",要将白降丹研成细末,用糯糊或白及粉加入冷开水调成糊状,搓成细小香条状,晒干备用。又如制"千捶膏"(顾名思义,该膏需在石臼中捶千百次而成)。用嫩松香四两、蓖麻子七钱(去壳)、乳香二钱(去油)、没药二钱(去油)、土木鳖五个(去壳)、杏仁二钱(去皮),放入石臼中捣成泥状,加入红黄升丹百分之十,再捶千余次,方成此膏。可见夏墨农集前人医学之精华,在实践中验证并加以充实,使疗效更佳。

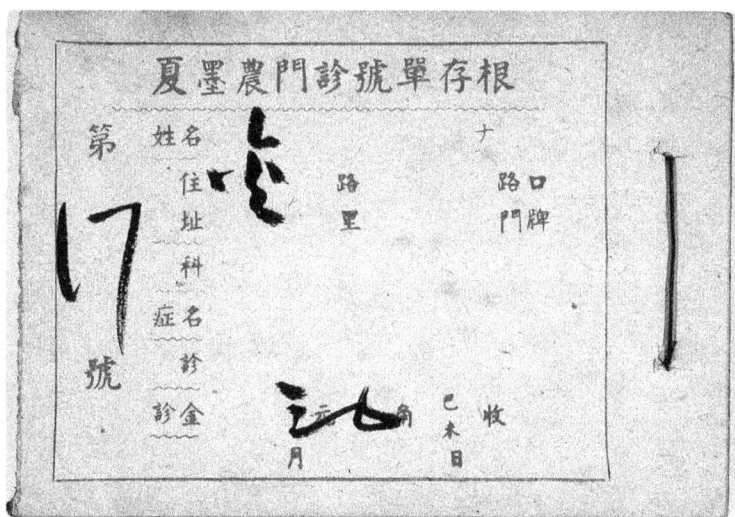

图为夏墨农由浙江吴兴迁来上海门诊的号票存根

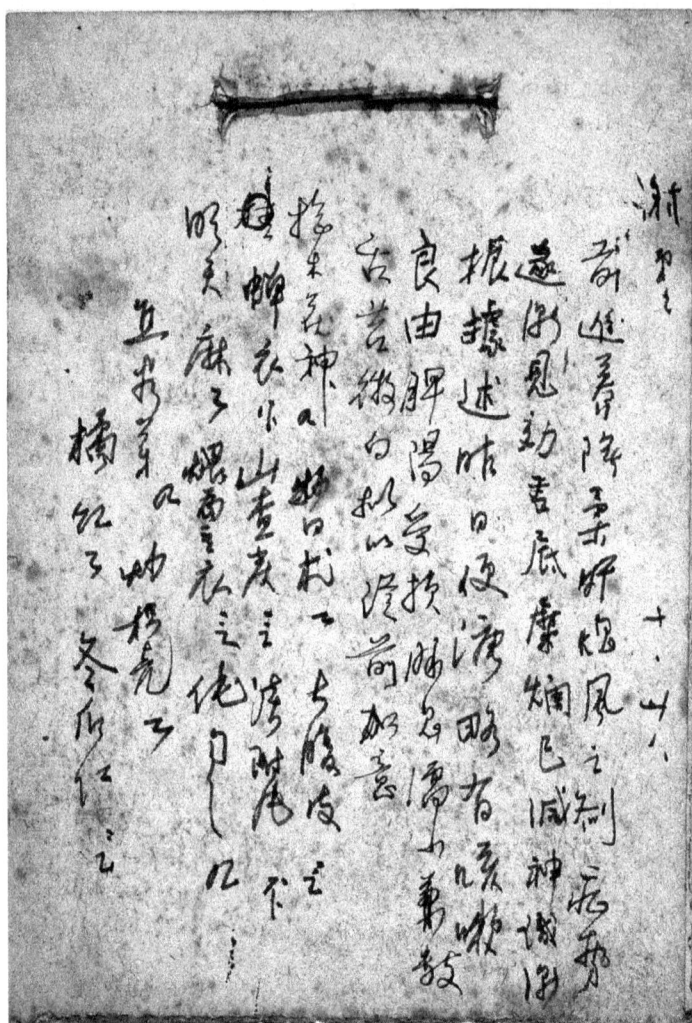

图为夏墨农门诊号票的背面，记录了患者就诊时病情，处方中理法方药内容俱备

　　夏墨农曾著有《授业歌括》《精选外用方》以及门人收集先生选定的内、外科医案 10 余卷，惜皆毁于抗日战火，唯其医名，不绝于江浙沪病家心间。其子夏少农、夏涵承其业。后皆受聘于曙光医院和岳阳医院，任上海中医学院教授，倡正邪发病说，著书立说，在学术上各领风骚。夏氏中医外科流派，在江浙沪一带，经久不衰，夏墨农起了承前启后的作用，不愧为江南一代名医。

第二节 夏少农

夏少农（1918—1998），字云岫，夏墨农长子，年幼即被寄予厚望，其父特聘家庭教师启蒙。后又将他转入德清县城小学就读，不久夏少农以优良成绩进入湖州沈氏中医专门学校。1934年考入中国医学院，接受系统的中国医学教育。他在该校毕业后，因当时其父在浙江菱湖行医，夏少农便回菱湖随父从医。后因日寇入侵，战事频繁，政局混乱，1938年逃难中父子分散，夏少农赴安徽休宁县独自挂牌行医。每日就诊多者30号，少者10余号。

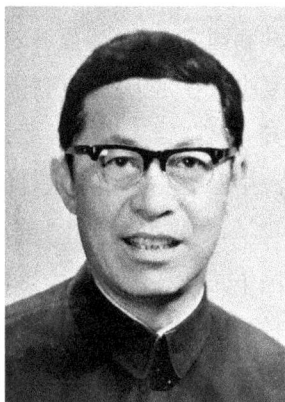

夏少农（1918—1998），浙江省德清县人，夏墨农长子，当代著名的中医外科学家

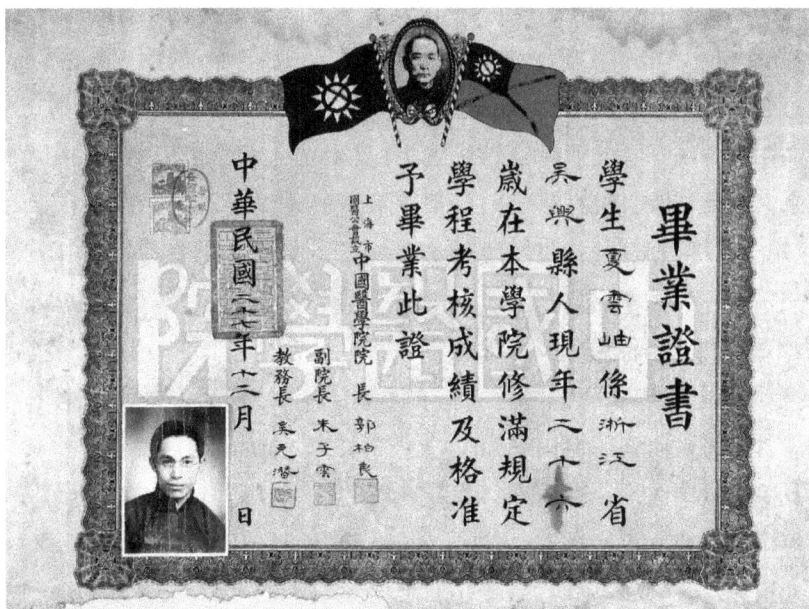

图为夏少农中国医学院毕业证书。夏少农在1934年考入由王一仁、秦伯未、许半龙、严苍山创办的中国医学院，学习4年，系统接受中医理论的教育，为以后的中医临床打下了扎实的基础

夏墨农避战事抵达上海后,在黄河路黄河新村购置房屋,悬壶沪上。夏少农闻讯,即转道温州,来到上海与父共业。当时的上海,兵荒马乱,人身安全无法保障。时隔不久,夏少农又先后去浙江杭州、湖州等地行医。直至中华人民共和国成立前夕,夏墨农在上海忽然中风在床,急召夏少农赴沪继业。从此,夏少农在延天龄药店挂牌行医,日门诊量为200余号。1952年,夏少农由个体开业医师转入集体性质的新城区(今静安区)第五联合诊所工作。1958年,上海中医学院成立不久,即调夏少农任外科教研组主任。在中医教材缺乏的情况下,以夏少农为主,撰写了中医学院第一部中医外科教材,相继又编写了全国中医外科教材总论。1960年夏少农调入上海曙光医院,任中医外科主任和教研室主任,仍兼上海中医学院的教学工作,一周6小时讲授中医外科总论。由于他勤奋工作,潜心研究,在中医科研中硕果累累。1977年和1978年分别被评为"上海市先进科技工作者"和"全国医学卫生科技先进工作者"。1978年被评为副教授,1980年升为主任医师。1984年获得上海市卫生局"中西医结合科研成果二等奖"。1987年晋升为教授,1993年开始享受国务院颁发的政府特殊津贴。作为全国500名老中医药专家学术经验继承工作指导老师之一,曾先后赴中国香港、新加坡等地讲学、会诊。1995年被评为第一批上海市名中医之一。

在中国传统子承父业的意识影响下,夏少农立志将祖传中医外科经验继承下来。为此,他不仅沿用升降丹、散等家传秘方治疗常见的痈、疽、疖、疔等症,以观察指螺鼓胀似"蛾腹"等家传经验来诊断肺脓疡患者的病情,而且还继承了父辈良好的医学品德。譬如,从前中医皆自己磨制中药,夏少农牢记他父亲"做不好一批药,就要危害一批患者"的训示,在相当长的一段时间里,他总是亲自动手做膏药,搓药线,磨药粉,有时到了用餐时间,可是药还未做毕,宁可忍着饥饿将药制完后再用餐。

夏少农在中医理论方面亦具有较扎实的基础,当他成名之后仍每日攻读各类传统医书至深更半夜。《金匮要略》《伤寒论》《内经》等60多部医学书籍不仅通览无遗,还要加以研究,提出自己的见解。因此,他在内、外、儿科等方面均有建树。他善于在临床实践中验证传统的中医学理论,因而能提出自己独特的见解,推进中医学理论的深化。至于中医病因学说,早在《内经》中已有阐述,如《灵枢·顺气一日分为四时》曰:"夫百病之所始生者,必起于燥湿、寒

著名中医外科专家夏氏父子

吴琴诗 蒋树芝

早在晚清时期，浙江德清县戈亭乡（现属钟管镇）有夏、潘两大中医外科名流，传扬邻县他省，夏墨农与夏少农父子便是夏家的后裔。夏墨农是祖传中医外科的第三代，至少农已为祖传中医第四代。他们父子不仅继承祖传秘方及其临床经验，有效地诊治农村常见病以及险难疾病，而且治学严谨，以中医学说，通过临床验证，得出新的建树，进一步提高疗效。他们的医德、医风为人师表，故墨农是早为人知的名中医，且少农又受过系统的高等医学教育，知识渊博，著书立说，传教徒生，为人朴实厚道，思想进步，工作勤恳扎实，已成为当今中医药专家，名中医，名教授。

江南名医夏墨农

夏墨农先生（1892—1950），浙江省德清县戈亭乡东南湾人，其先祖夏松泉精通中医内、外科及喉科，以外科盛名于世，毕生精研《内经》、《难经》，且将医术代代相传，至夏墨农先生，已为三代祖传医学世家。先生幼承家训，受医学熏陶，虚心好学，通读历代医论，谨遵古义，却不泥古，融会贯通，用于临床，在实践中验证，并取各家之长，灵活运用，可见其医学医术造诣之高深。

· 37 ·

图片来源于浙江德清政协编写的《现代德清名人录》，图中所示为夏少农夫人吴琴诗女士所写的《著名中医外科专家夏氏父子》，关于夏氏外科的许多非常重要的史料来源于此

暑、风雨、阴阳、喜怒、饮食居处。"此外，还有宋代陈无择所著《三因方》，即以内因、外因、不内外因的"三因学说"指导外科，他认为尚有不足之处，指出"三因学说"很强调内伤七情致病，但外科中并无因七情所伤而直接发生痈、疽、疔、疖者。七情失调，仅是有时可诱发或加剧外科疾病的发展而已。夏少农结合个人体会，在临床上把外科病因分为"邪气因"与"正气因"，认为两者各有其特定的内容及各自的临床症状。夏少农还提出：中医不仅有辨证，同样有辨病的观点。在某种情况下，中医的辨病有助于迅速寻出病因，因此中医在治疗外科疾病中，应注意辨病与辨证相结合。

甲状腺功能亢进症（以下简称"甲亢"），当时中医学文献中无此病名。依据多数患者伴有甲状腺肿大或结节肿块及易饥饿、形体消瘦等症状，一般用化痰、消散瘿瘤的方法治疗该病，疗效欠佳。从1985年开始，夏少农对甲亢患者进行辨证求因诊治。他认为患者乏力、自汗属于气虚；口感、烦热、心悸及易饥饿属阴虚火旺；甲状腺肿大属痰凝气滞，采用益气养阴、疏气化痰法进行治疗，所诊500余例，总有效率达95%以上。有一位32岁的女患者，神疲乏力，心悸气短，口渴烦热，经医院诊断为甲亢，曾用西药治疗，并无疗效。后去曙光医院中医外科门诊，夏少农采用中医方治疗半年余，症状消失而恢复工作，随访8年未见复发，这项成果获"全国卫生医药科学先进奖"和"全国科技成果三等奖"。

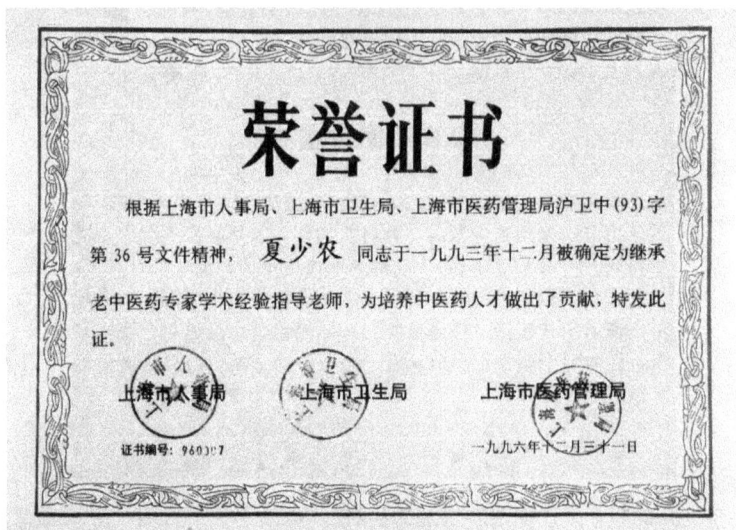

图为夏少农于1993年被上海市确定为"继承老中医药专家学术经验指导老师"所获得的荣誉证书

夏少农在长期的临床中，发现外科疾病属气阴两伤者并不少见，运用益气滋阴方法往往获得良好的疗效。根据气阴学说理论，他认为血管瘤的病因是气阴两虚、血热夹毒而成。自1973年以来，夏少农采用益气养阴为主，凉血化瘀攻毒为辅的方法治疗33例血管瘤患者。结果血管瘤完全消失，无自觉症状者2例；血管瘤较原来缩小50%以上，症状明显改善者16例；血管瘤缩小20%以上，自觉症状减轻者10例，总有效率达到84.8%。有一26岁女青年，右颞部发现血管瘤8个月，头痛及肿块胀痛，经上海某医院诊断为海绵状血管瘤,因不宜手术,转由夏少农诊治。经服药 3 个月余,血管瘤消退痊愈。夏少农运用自己辨证论治的理论指导临床治疗系统性红斑狼疮、动脉硬化闭塞症、甲亢引起的凸眼症、口腔扁平苔藓、慢性咽喉炎等病,皆获良好疗效。

夏少农根据长期临床体会,结合中医理论方面的新见解写了《甲亢》《甲状腺瘤》《红斑狼疮》《皮肤病》《益气养阴法在临床上的应用》等论文 100 余篇,并于 1985 年撰写了《中医外科心得》一书,由上海科学技术出版社出版,获得了上海市卫生局 1987 年优秀著作一等奖。还编著了《中医皮肤科精要》一书,由商务印书馆出版。他曾于 1992—1993 年出访新加坡、中国香港等地讲学。夏少农 50 余年行医,勤奋钻研祖国传统中医理论,一丝不苟地从事临床工作,使许多难治之症的患者得以康复,成为国内著名的中医外科大家。

第三节　夏　　涵

夏涵(1926—2003),原名夏小农,字云岚,主任医师。曾任曙光医院中医外科副主任、岳阳医院中医外科主任、上海中医学院三部外科教研室主任。

夏涵出身于中医世家,为夏墨农次子,夏氏外科第五代传人。先生幼承庭训,博习岐黄,侍诊于父夏墨农侧,悉得家传善本。中华人民共和国成立后,作为中医世家后代,经过国家考试选拔,夏涵入选全国首届中医药专门研究人员班,于 1952 年正式进入北京医学院(即今"北京大学医学部")医疗系学习西医学,至 1957 年毕业,是我国首批同时具有正规中、西医学双重教育背景的高级人才之一。这个中医药专门研究人员班可谓人才荟萃,当代中医药界许多赫赫有名的大家都曾是这个班的学员,如唐由之、陆广莘、施奠邦、方药中、诸方受、徐景藩、黄吉赓、吴翰香、张作舟等,都是夏涵的同窗好友。

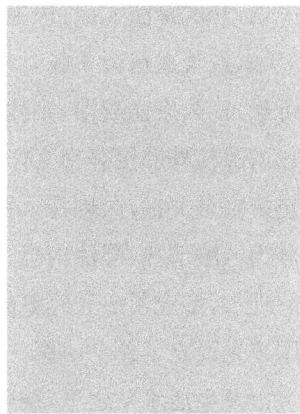

夏涵(1926—2003),原名夏小农,字云岚,夏墨农次子,主任医师,衷中参西,在中西医结合诊治痛风性关节炎、皮肤病方面造诣深厚

由于出生于中医世家,夏涵自幼随父学医,打下了深厚的中医药学基础,其后又接受了正统的西医学教育,因此系统掌握了中、西两套医学诊疗技术。

从医多年,擅长外科诸症,特别是在中西医结合诊治痛风性关节炎、皮肤病方面造诣深厚,取得了突出的临床疗效。临床上主张内外并重,兼取各家之长,师古而不泥古,学西而不迷信。

夏涵学贯古今,从理论到实践具有创新。一方面秉承了其父夏墨农的学术思想和观点,临床治病基于整体观念,认为外科疾患的发生、发展俱与营卫失调、气血不和息息相关;主张外证形诸外而本诸内,正气为御邪之本;对于急性阳证外科疾病主张开门逐盗,及早出邪;提出和营为治疡枢机,顾护阴液为治疡贯穿始终之法。另一方面,作为接受过西医学教育的中医世家子弟,他比起传统中医来,眼光和思路又更为开阔、灵活。最值得一提的是,夏氏外科诊治痛风最初即始于夏涵。正是因为基于西医学教育的背景,夏涵敏锐地将痛风性关节炎从传统混淆不清的"痹证"中鉴别出来,并加以详究;同时,深厚的传统医学素养又引导他从张元素治疗"湿热痹""脚气"的名方——"当归拈痛汤"中受到启发,提出了一整套治疗痛风性关节炎的理论和方药。他纲领性地指出:禀赋不耐是痛风的发病之本,但外感邪气也是不可忽视的重要方面。痛风患者往往先天禀赋"湿热之体",加以嗜酒、喜啖膏粱厚味,以致脏腑功能失调,升清降浊无权,积生之湿热壅滞于血脉中难以泄化,兼因外感邪气,侵袭经络,致气血运行不畅,痰湿郁于骨节,客于肌肉、筋骨之间,则灼热红肿,痛不可触,日久瘀血凝滞,则致关节畸形,出现功能障碍。概括地说,急性痛风是湿热内蕴与外邪侵袭交互作用的结果,初病在经在络,以邪实为主,热痹为先,湿热痰瘀是关键;久则深入筋骨,累及脏腑,以致肝肾不足、脾胃虚弱。夏涵将其分为风湿郁热、湿浊内蕴、痰瘀痹阻和久痹正虚四个证型,同时强调防治结合的理念,形成了一套完整的痛风性关节炎分期综合防治的诊疗方案,并且在全国率先设立了首个中医(中西医结合)痛风病专科门诊。在当时的社会经济环境以及生活水平之下,痛风的发病率还非常低,很多医生都还不认识甚至没有听说过痛风性关节炎,夏涵的这一开拓性工作是富有远见的。

夏涵在临床上积极开展药烘、熏洗等疗法治疗多种皮肤病获得良效;运用巨樱霜、丝焦霜结合石膏倒膜治疗痤疮、黄褐斑等,开创了中医外治的特色美容治疗,研制了虎杖痛风颗粒、茵连痛风颗粒、银翘解毒合剂、白地祛脂合剂、芩珠凉血合剂、槐虎乳膏、温经暖肤散、巨樱霜、丝焦霜、润肤浴剂等多种院内自制制剂,拟定了清肺祛脂方、外科 6 号方、皮肤 1 号方(原祛斑方)等协定处方,因其临床疗效卓著而沿用至今;倡用健脾法治疗复发性口疮,弥补了单用滋阴降火法的不足;采用"回"字结扎法改进了内痔结扎术式,从而受到临床认可。

夏涵是医术精湛、学验俱丰的中医临床家。接受过西医学教育的他在日常临床诊疗工作中没有门户成见,勤求古训,博采众长,善用中西医结合治疗,提倡跨学科联合诊治疑难病症,从而使其个人的医学生涯达到了新高峰。从北京医学院医疗系毕业返沪后,夏涵先后在曙光医院、岳阳医院从事中医外科的临床、教学和科研的一线工作。在从事中医外科工作中,从理论研究到临床实践,从技术革新到制剂创制,从治疗方法到护理技巧均有所建树;对中医外科范围内的各分支学科疾病,不论是疮疡、瘿瘤、乳腺病还是周围血管病、男性病,上至口腔,下至肛肠,内起急腹症,外发皮肤病,均有其独到之处。在"文革"期间,夏涵被下放到农村从事巡回医疗工作,他在繁忙的乡村巡回诊疗工作间隙,记录了大量的医案、笔记,为"文革"结束的后临床带教、著书立说打下了基础。

夏涵在理论研究方面的著述有《外科历代文献简介》《外科夏墨农的学术经验》《试论三焦》《中医口腔病学》《中医外科护理》《甲皱微循环的变化与气血关系》等,此外还参与了上海中医学院《中医外科学》教材的编写;在技术革新方面的建树有"中医外科刀法""特殊体征辨证""内痔'回'字结扎法""药烘疗法治疗皮肤病""医用美容系统化"等,其中不乏夏氏首创;临床经验方面倡导"健脾法治复发性口疮""益气养阴法治甲状腺病""麻黄桂枝汤治银屑病""当归拈痛汤治痛风"等,均可谓是临床诊疗工作中的创新。

第四节　柏连松

柏连松,教授、主任医师,1936 年生,早年师从著名中医外科学家、全国名老中医夏少农,是夏少农的大弟子。柏连松 15 岁中学毕业后,立志学习中医,经人介绍,并经夏少农考察后首肯,正式拜夏少农为师,学习中医外科和内科。柏连松拜师学习时,师祖夏墨农尚在。柏连松跟师后开始了与夏少农 40 余年亦师亦父的情谊,被沪上中医同道誉为"尊师"的典范,传为美谈。

柏连松并非出于中医世家,夏少农对学习的要求又非常严格,因此柏连松学习非常刻苦,每日早上 5 点起床,背诵中医《汤头歌》《药性赋》等中医典籍。

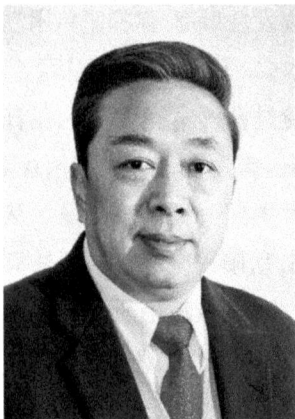

柏连松（1936— ），著名的中医肛肠病专家，全国名中医，全面继承了夏氏外科的学术思想，并秉承师命主攻肛肠科，为现代中医肛肠学科的奠基人之一

1950 年前后夏少农个体开业时，柏连松白天跟师侍诊抄方，晚上则在老师的指导下学习中医经典，以及跟老师学习夏氏外科常用丸、散、膏、丹剂的制作，苦练基本功，对夏氏外科常用药物的药性等了如指掌。柏连松早晨安排好夏少农一家的生活及各项事宜后，即整理好诊室和各项事务，待早上 7 点后夏少农开诊。当时夏氏外科治疗疮疡和乳腺病疗效显著，在江浙沪一带极负盛名，夏少农经常出诊，柏连松随师出诊，心无旁骛，收获良多。跟师学习期间，他勤恳好学，吃苦耐劳，做事细致认真，深得夏墨农和夏少农的赞许，跟师 4 年，甚得夏少农的真传。柏连松满师后经考核合格出师，并取得个体行医资质，在现西康路开业行医，每日的门诊号达到 40 余号。1950 年师祖夏墨农病故，夏少农仍在黄河路个体开业，柏连松则负责老师的生活事宜。柏连松师满后还多次参加中医进修班学习，博采众长，曾随沪上妇科名家朱小南抄方学习 8 个月，打下扎实的中医基本功。在个体开业期间，柏连松参加由新城区（现静安区）政府卫生部门组织的中医个体开业医师考试，有 400 多人参加考试，柏连松取得了第十一名的好成绩。当时参加考试的医师不少是中医世家，卫生部门根据考试成绩制定了个体开业的挂号费，前 40 名的挂号费为 1.20 元，柏连松年纪轻轻即与当时许多名医的挂号费一样，从此他在中医界声名鹊起，崭露头角，夏少农有时也将自己的弟子安排到柏连松处抄方。

1960 年前后上海市政府对上海地区个体开业的医师进行改革，安排业务技术较好的医师进入由政府组建的医院里。由于柏连松个体开业后患者日益增多，政府多次动员、组织柏连松放弃个体开业，柏连松应允并于 1960 年进入上海中医学院附属龙华医院（即今"上海中医药大学附属龙华医院"，以下简称"龙华医院"）外科担任外科住院医师。期间多次参加上海中医进修班，均以优异成绩毕业。当时的外科包括了中医外科和西医外科两部分，所以除了中医外科工作外，平时还要参加西医外科的手术。在龙华医院外科工作的两年，给柏连松留下很深的影响，打下了良好的外科基础，为后来他开展中医肛肠手术创造了基础条件。柏连松心性宽厚,勤恳耐劳,个性坚韧,临床业务精湛。1960 年夏少农调任曙光医院中医外科主任,柏连松则于 1962 年由龙华医院调入曙光医院,师徒俩再次走到一起。此后的将近 40 年,夏少农的生活事务多由柏连松亲手打理,特别是夏少农晚年患病卧床近 10 年,其生活、护理和住院治疗的一切事宜都是有柏连松负责。夏少农在临终时留下遗嘱,将生前所有与中医有关的笔记、各种资料全留给柏连松。

当时中医外科中痔科发展十分落后,20 世纪 70 年代中期沪上在痔、瘘、裂等肛肠病比较有造诣的是岳阳医院的闻茂康、第四人民医院(即今"上海市第一人民医院分院")的林之夏。当时痔科的诊治范围仅限于对简单的痔疮、瘘管等疾病的诊治和手术治疗,而且术后并发症较多,术后伴有一定的后遗症。一旦出现术后并发症,常请西医外科医师会诊解决,如肛瘘、肛裂疾病,曙光医院当时常需请南京和沈阳的肛肠病专家来手术示范。柏连松认识到肛肠虽然是一很小的学科,但肛肠病的发病率非常高,且肛肠病的诊治很不规范。当时痔瘘、肛裂的治疗方法五花八门,有的因袭家学,使用土方土法,或偏方秘方,手法不规范,或完全效仿西医的手术方法,疾病的诊治没有建立一个完整的中医理论体系,学会组织也是挂靠在西医肛肠外科,在学术界没有自己的专业学术委员会,对学科的发展更没有发言权。柏连松考虑再三,秉承师命,专攻中医肛肠专科,经过几十年的奋斗,走出了一条布满荆棘坎坷但收获颇丰的路。

在肛肠学科刚刚发展的初期,大部分医院没有肛肠科,诊疗方案和肛肠科手术方法各为政,因循守旧,没有形成统一的手术规范。柏连松通过举办一系列全国中医肛肠学习班,培养了一大批专业人才,当时的学员目前大多已成为各地的业务骨干。

柏连松热衷于学术交流,他担任《中国肛肠病杂志》杂志副主编,同时在国内较早地出版了《简明肛肠病学》专著,比较系统地阐述了肛肠病的中医证候分型及中医治则,将夏氏外科的学术思想进行系统的整理并应用于肛肠病的治疗,形成了具有夏氏外科特色的肛肠病诊疗学术体系。

1985 年柏连松晋升为副教授,1993 年晋升为主任医师,1995 年晋升为教授,1995 年被评为上海市名中医,以及第一、第三、第四、第五批全国老中医药专家学术经验继承工作指导老师。多次获得省部级科技成果奖。

柏连松在中医肛肠学科方面卓有建树。他将夏氏外科的学术理论与中医肛肠病的发病特点相结合,形成了富有夏氏外科特色的肛肠病诊疗体系,丰富和发展了夏氏外科的学术思想和学科内涵。

柏连松在新药研发上卓有成效,还独创了"双线切挂法"治疗各种高位复杂性肛瘘。近年来,柏连松仍不断地进行探索,在原有手术基础上又增加了"隧道法"治疗高位复杂性肛瘘,使该病的治疗方法日臻完善。

第五节　孙 世 道

孙世道,教授、主任医师,1938 年 2 月出生,上海人,祖籍江苏海门。1962年毕业于上海中医学院,系该校首届毕业生。曾先后担任曙光医院中医外科主任,中医外科学教研室主任,上海中医学院学位评审委员会中医外科、伤科、五官科分会副主任委员,上海中医学院高级职称评审委员会中医外科、伤科学科组委员,上海中医药学会外科分会甲状腺病专业组顾问,《上海中医药杂志》《中国中医药年鉴》编委等职。1996 年起,担任岳阳医院中医外科、皮肤科顾问,上海近代中医流派临床传承中心导师。孙世道从医 50 年,擅长治疗中医外科疾病,尤其在诊治各种皮肤病、结缔组织病、甲状腺病、血管病方面,融贯中西,有着独到的见解和经验。孙世道除了扎实的中医功底外,还能熟练地阅读英文文献,这在老一辈中医大家中实属罕见。孙世道临床诊治疾病善于博采众长,借鉴古今,通过中医的望、闻、问、切进行宏观辨证,借助西医的实验室检查数据进行微观辨证,为疾病的诊治提供了新的思路,为推进夏氏外科学术的发展做出了新的贡献。

孙世道(1938—),教授、主任医师,擅长治疗中医外科疾病,尤擅诊治各种皮肤病、结缔组织病、甲状腺病等疾病

孙世道业医并无家学渊源,之所以踏上从医之路竟然还有段趣闻。孙世道自幼勤奋,敏而好学,青少年时期尤其喜欢数、理、化,报考大学的理想自然是理工科院校,根本未曾想过学医,更遑论中医。然而高考前体检时却被查出血压偏高,而当时体检标准中规定高血压不能报考理工科院校。于是孙世道赶紧就医,服用西药降压,然而效果始终不好,血压就是降不下来。后来转投

中医，服用了几剂中药后，血压竟然神奇地恢复正常了。提及当时的药方，孙世道早已记不得大部分药味，唯有一味名叫"臭梧桐"的中药至今记忆深刻。就是这样一段神奇的经历，勾起了他对中医学的好奇之心，是年（1956年）便报考了上海中医学院，自此便踏上了漫漫岐黄之路。光阴荏苒，一味"臭梧桐"，竟然引出了他与中医药半个世纪的不解之缘。

1962年8月，孙世道从上海中医学院毕业后分配至附属曙光医院中医外科从事临床工作。在这里，孙世道遇到了他从医生涯中最重要的导师——夏涵。夏涵自幼博习岐黄，悉得家传真谛，后又于1952年赴北京医学院中医药专门研究人员班学习，掌握了中西两套医学诊疗技术。与传统中医不同，夏涵思想开明，没有门户成见，对中西医结合有独到的见解。夏涵时任曙光医院中医外科副主任，是孙世道的上级医师，孙世道初涉临床皆由夏涵带教，并在此后的临床工作中长期共事，可以说是夏涵最得意的弟子。除了夏涵以外，孙世道还先后得到著名老中医夏少农、著名皮肤科专家石光海教授的指导，亦获益匪浅。

孙世道对于中西医各自优势和不足、中西医结合的看法和观点深受其师夏涵的影响，各不偏废，衷中参西，取长补短，灵活应用。经过50余年的临床工作，孙世道觉得作为一名临床医生，在自己专业领域内最好中西医两套医疗知识都能掌握。在研读《内经》《金匮要略》《外科正宗》《医宗金鉴·外科心法要诀》《外科大成》等中医经典著作的同时，孙世道至今还保留着大量阅读本专业英文文献的习惯。孙世道常告诫学生：我们的医学先辈由于受到当时科学水平和社会条件等各种局限，在叙述某些疾病时难免有不妥和不全面的地方，即使医学发展到现代水平，仍然有许多尚待不断更新充实、不断探索的东西。学习古代经典医著时，一定要结合自己的临床实践多思考、多体会，要注意去芜存菁，去伪存真，学习、了解西医学的新进展、新知识、新技能，尽力做到中西医两方面都能掌握，这既是现代临床工作的必需，也是进一步提高、发扬中医的需要，中医决不能拘泥于原状、现状，故步自封必将日趋衰退。因此孙世道在漫长的临床实践中，除了继续学习中医经典外，也不断学习西医学的新成果、新疗法和新技术，治疗患者不单单拘泥于中医中药，有时常常中西并举。如对于"中西医结合"的理解，孙世道从临床医学家的角度提出两点认识：其一，中西药恰当合用。根据"急则治其标，缓则治其本"的中医治则，在处理如大疱性皮肤病、重型药疹等危急重症皮肤病时,糖皮质激素依然为首选药物,以西药控制急性期病情,缓解后再以中医药辨证施治以巩固疗效、防止复发,同时改善或缓解激素产生的不良反应。中西医药合用,两者既能发挥治疗作用,亦可使患者耐受不良反应,即所谓减毒增效。两者关系常可借鉴君、臣、佐、使的方剂配伍原则加以阐释,此时中药即起到反佐药和臣药的作用。其二,在中医理论指导下,可利用现代中药药理学研究成果进行遣方用药。如孙世道在治疗白塞综合征时,根据《金匮要略》"狐惑之为病……蚀于喉为惑,蚀于阴为狐……甘草泻心汤主之"之论,在以甘草泻心汤治疗时,亦根据西医学研究成果,认为此病与感染引起的变态反应和自身免疫功能异常有关,而部分清热解毒和活血化瘀中药具有免疫抑制剂样作用,因此选择一些具有抗感染和免疫抑制剂样作用的中药,如土茯苓、苦参、白花蛇舌草、徐长卿、丹参等,可获良效。孙世道特别指出,中药应在中医理论指导下,结合西医学、药理学的研究成果进行运用,证明确有疗效则不必拘泥定规。如有研究表明,地黄、甘草具有糖皮质激素样作用,在湿疹皮炎治疗中应用广泛,但依中医辨证见患者渗出淋漓、舌淡苔薄白等湿浊之象较为明显和严重之时则断不可用。

孙世道推崇河间学派"六气皆能化火"之说,秉承夏氏外科"就近出邪"之主张,在临证时善用清热凉血、逐邪外出之法。对于多种过敏性、炎症性皮肤病,如湿疹、银屑病、痤疮等,孙世道提出"血分热盛"为其主要病机,以凉血清热为大法贯穿到多种皮肤疾病的诊治过程中。如对于湿疹、银屑病,孙世道提出"血热为病之本,阳浮为病之标"是其关键病机,立法当清热、凉血、潜镇:苦寒凉血,血热清则痒自安;重镇潜阳,浮阳潜则痒自宁。又如痤疮,传统多认为"肺经风热"为其主要病机,孙世道则指出,痤疮皮损多为红色丘疹或伴红斑、小脓疱,患者每多伴有心烦、不寐、便秘等症,而无明显瘙痒,故风热实为血热,疏风应以凉血代之,遂以清肺凉血为法,临证每多效如桴鼓。张从正言:"病之一物,非人身素有之,或自外而入,或自内而生,皆邪气也。邪气加诸,速攻之可也,速去之可也……"孙世道深以为然,指出虽然张从正攻邪善用汗、吐、下三法,然而散邪之道远不止此三法。在外科病领域中,热毒壅滞之痈疽,清热和营即为散邪;湿热浸淫之湿疹,清热除湿即为散邪;瘀血阻络之带状疱疹后遗神经痛,化瘀通络即为散邪;气滞痰凝之甲状腺腺瘤,行气化痰即为散邪。总之,外科治法与内科本同一理,医家应尽早使邪实消散,或从肌表外达,或随二便而出，或使气血通畅而消，或因脏腑调和而化，这与"全生派"王洪绪"以消为贵"之主张可谓异曲而同工。

除了凉血逐邪之外，孙世道在临证时还非常注重顾护气阴。外科疾病多由火热之邪而起，初起以阳证、热证居多。而火热之邪日久易伤津耗液，而津血同源，血为气母，故至后期多出现气阴两伤、阴虚火旺之象。因此孙世道指出，在追求攻邪务尽的同时，注意顾护正气，特别是注意顾护阴液在外科病的治疗中尤为重要，见伤气则用党参、黄芪、太子参补气，见伤阴便用珠儿参、生地、沙参、麦冬、石斛、天花粉、知母等滋养阴液。至于原发于真阴不足，相火偏旺之病如白塞综合征、系统性红斑狼疮、皮肌炎、口腔扁平苔藓、甲亢等，更是要注意益气养阴治法贯彻始终，此乃阴阳互根、气阴化生之故。值得指出的是，孙世道认为，顾护气阴之法不仅仅拘泥于上述所及，对于火毒炽盛之痈疡，尚未伤阴之际，即用大剂清热解毒之品，祛热即是护阴；阳明实热入腑，大便秘结者，以承气汤之属急下存阴即是护阴；热入营血者之系统性红斑狼疮、皮肌炎，投以凉血解毒、透热转气亦是护阴；急性湿疹大量渗出，则在利湿之际兼以健脾收涩亦是养阴……因此孙世道认为，顾护阴液当是一种治疗理念，而不仅仅是一种治法。

孙世道1984年起任曙光医院中医外科主任、中医外科学教研室主任，1990年晋升主任医师，1992年晋升教授。在临床工作的同时，还带领科室同事开展相关临床科学研究，曾先后发表的论文与编写的著作有：《甲皱微循环与气血的关系》《烧伤的临床与实验研究的进展》《中药益气养阴治疗甲亢症》《中医外科护理》《中医外科学》(西学中教材)、《中医外科学》(上海市大学生教材)等。曾参与《中国大百科全书·传统医学》"下卷"部分章节的撰写。1996年孙世道受夏涵邀请担任岳阳医院中医外科的顾问，每周2次到岳阳医院中医外科上班，带教、查房、门诊、教学，倾尽全力扶持科室发展，为夏氏外科在岳阳医院的传承、发展付出了不懈的努力。

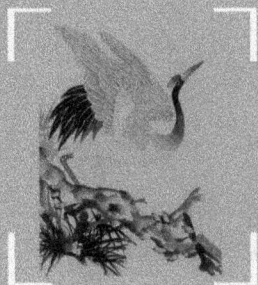

中篇

学 术 与 临 床

第三章
学 术 思 想

第一节　夏墨农学术思想

　　夏墨农在学术上推崇陈实功的《外科正宗》，在长期临证实践中也总结出自己心得，认为外科病多本诸内，治疗当内外并治；对急性阳证外科疾病，宜就近及早出邪；提倡和营为治疡机枢，顾护阴液为治疡贯穿始终之法；注重外治方法的传承创新。

一、治疮重视气血，疡医当重内科

　　夏墨农曾经说："大凡痈、疽、疔、疖，诸般疮痍，无论大小、轻重、深浅，悉本诸内，气血咸有所伤，阴阳多有乖戾，医家不得但察其疮痍而不辨其脏腑、经络、气血、津液、阴阳之损伤也。若轻浅小疮，治其疮，祛其邪，邪去则正气自复，非正无伤，亦非不治内也。倘危重大证，恶逆递见，必先扶正救逆，当是时也，扶正即所以祛邪，非不治疮，唯其有命而后方可论也。"如其治寻常疔疖多用清热解毒法直折其邪；如邪盛内攻，有走黄之虞，则进一层用犀角地黄汤清营解毒，以冀邪热外达。倘见正气虚弱，将有内陷外脱之兆，急用西洋参、玄参、鲜生地益气养阴以托毒外出。疔病此愈彼起，缠绵不绝，如见口渴、多饮、多尿、善饥当以消渴之正虚邪实辨治，用黄芪、党参、山药、山茱萸匡扶正气。治脑疽、发背疮头平塌，根脚散漫不收者，乃取生黄芪、别直参伍皂角刺扶正托毒。

　　夏氏认为气血乃疮疡化毒之本，疡医家不可不察。肿疡疮头不举是本虚托毒不能，治以益气托毒，则疮头起而易溃；溃疡脓毒大泄，伤气伤血，必见面色苍白,神倦懒言,纳食呆少;平素气血虚弱者,溃后多脓水清稀而冷,肉色苍白,久久难敛,必以益气养血之品补益之,或血肉有情之品调养之,使之气血渐复,脓肿渐稠,疮面肉色渐红而疮口易收。气血素虚者,患脑疽、发背及诸大疮,因正气御邪无力,当刻防邪毒内陷。溃后气血虚弱,化毒无本,局部脓疡难透,脓水稀少,疮色灰暗,中央糜烂,肿势平塌,散漫不收,神昏谵语,气息粗促,而成干陷之证等,患者即使救治得方,平过三候,及至收口期亦常可突然出现疮面光白板亮,或状如敷粉,形神委顿,自汗肢冷,语声低促,纳食顿减的虚陷见证。干陷证以益气养血、托里透毒救之;虚陷证,气血阴阳俱损,当以大补气陷汤,回阳救逆以治。其他如大面积烫伤、津液大量流失,恐气随津脱,御邪无本,亦主要益气养阴、清热解毒。又如其治脱肛、内痔脱出多从气虚论治,血虚肠燥型便秘、肛裂、痔疮、鱼鳞癣、斑秃、白癜风之肌肤干燥、粗糙、皲裂、瘙痒、脱屑、脱发等多从血虚论治。

夏墨农崇尚内治,认为精于内科者方为疡医之最上乘。夏氏以治外证名,而浙北同道咸知其内科根底浑厚,时有登门煮茶论内科疑难杂症者。从其所遗外证方中可见其临证处方用药精当、重视和营、顾护脾胃及气血津液、善理气机等风格,实为精于治内的大家手笔。如其用引火归元法治阴虚喉痹,一方之中既有朱丹溪"壮水之主以制阳光"之大补阴丸法,又有尤在泾肉桂七味丸治阴虚阳浮、下寒上热法;还有魏玉璜乙癸同源治肝肾阴虚、木不条达的一贯煎法。又如清化暑湿,用青蒿梗伍大豆卷、生薏苡仁、荷叶,则浑然内科温病家言。再如其乳痈方中多参以紫苏梗,谓紫苏梗紫赤可和营,既有行经络而理气通乳络之功,早期又可借其解表之力而消散肿块。巧思若此,可见一斑。

二、就近及早出邪,活用汗吐下三法

夏墨农推崇张子和"病之一物,非人身素有之,或自外而入,或自内而生,皆邪气也,邪气加诸,速攻之可也,速去之可也""邪去而元气自复也"之说,以为张氏创汗、吐、下三法,使邪各就其近而得泄,用之外科尤为得体。外科治法与内科本同一理,而外证更具有现诸体表的特点,医家应充分利用这个特点,使邪从肌表而出,这样能提高疗效,缩短疗效。

夏氏以为"就近及早出邪"法,与后世医家奉为圭臬的"以消为贵,以托为畏"说不相违背。近世医家多以为消者,不动刀针,不破皮,尽量以内服外敷使疮形消散也。而夏氏则以为消者，固然要消散其疮形，但更重要的是消除毒邪，此乃图本之治，毒邪去则外证形证具消，且不得复起也。试观乎脓肿既成之时，任从内服外敷，高热终究难退，退而复起，一旦决脓，脓毒既泄，当日热退，肿痛便减，且不复起。又如疔疮初起，内服外敷，固可望消退或聚肿溃脓，但难免有溜缰野马发为走黄者。而夏氏见疔先在疮顶划一"十"字刀口，插入"香头吊"分许，盖以千捶膏，2～3日后揭起，疔头即随之脱出，肿消痛减，旋用生肌药收口，未尝闻有走黄之变。又如附骨疽、流注，初起多重内消，而消之不退，溃脓乃至附骨疽损骨，流注此伐彼起者甚多。夏氏用一笔消薄撒于布膏上，烘热和匀，使不见药，再撒丁桂散或十香散，贴肿处皮上（虚证用《药签启秘》桂麝散）1～3日，患处作痒，揭开膏，倘见患处起小水疱者，弃膏，挑破小水疱，盖以太乙膏，多能消退。若消之不退，或已成脓，但波动不甚明显者，仍可仿前法再贴1次，但只能贴2日，大多能使肿疡得以消退。此法亦可治疗复发性流火。其治肠痈喜宗《金匮》法，清热利湿解毒统以下法，使热毒从下而泄；治肺痈用《千金》苇茎汤，或以家传秘方芥菜饮予之频频饮服，清热化痰涤痰，使邪从痰而泄；治热淋、阴囊湿疹、急性湿疹，重在利小便，使邪热从小便而泄。夏氏治痈疽伴有大便秘结的实热证，多用通下，使热随便泄，伴表证者，多参用汗法，以使邪从表解。如乳痈初起伴发热恶寒之用苏叶、紫苏梗、牛蒡子；暑湿流注之用淡豆豉、豆卷，皆使邪早从近泄意也。

三、和营为治疡机枢

《素问·生气通天论》谓"营气不从，逆于肉理，乃生痈肿"。《灵枢·痈疽》谓："血脉营卫，周流不休，上应星宿，下应经数，寒邪客于经络之中则血泣，血泣则不通，不通则卫气归之，不得复返，故痈肿。寒气化为热，热胜则腐肉，肉腐则为脓，脓不泻则烂筋，筋烂则伤骨，骨伤则髓消，不当骨空，不得泄泻，血枯空虚，则筋骨肌肉不相荣，经脉败漏，熏于五脏，脏伤故死矣。"《外科启玄》以为疮疡乃是气血相滞而生，营卫失和乃是外证形成的关键性病机，故《医宗金鉴·外科心法要诀》概之曰："痈疽原是火毒生，经络阻隔气血凝。"故此，夏墨农认为疡医家既明此理，便知治疡不可无和营之法也。故治外证，不论阳证、阴证、虚证、实证，病在肌肤或病在脏腑，既要辨证论治，辨明疾病的致病原因，逐邪外出作图本之治，又要重视在病因作用下营卫失和这重要的病机枢转，和营法既能控制病势由浅入深,又能使病势移深就浅。故夏氏在治疡方中常用全当归、赤芍、白芍以和营。当归身补血,归尾破血;赤芍活血行滞,白芍养血敛阴,一走一守,一攻一补,营血谐矣。若见血热用犀角、生地、紫草、牡丹皮以凉之;兼气滞以疏肝理气药制香附、川楝子、延胡索行之,乳痈者则用紫苏梗和气;兼气虚者用大剂参芪以助之,谓之益气行瘀。寒凝者,用温药助之,阳和汤之属;阻于络者,用和营通络之治,为鸡血藤、桑枝、桂枝、络石藤、丝瓜络、忍冬藤是也。更要者,当治阳证疮疡红肿热痛之际,不可妄图一时之愉,过用寒凉,过用寒凉则病不受而人受之,气血为之冰凝不化,营气因而难和。常见痈疽初起过用清热解毒药和抗生素者,每致结块不消或成积乳性乳腺囊肿及脑疽结硬难脓、难消者多属此,临床家不可不察。内服如此,外用亦然。夏氏外科治阴疽、流痰、流注用一笔消法时,在膏上撒白降丹后和匀再撒十香散或丁桂散即是取其温通和营之功。

四、治疡当重顾护阴液

夏氏外科学术思想受温病学说影响较大,在其临床中不但较多地引用了高秉钧的“上焦多风热,中焦多气火,下焦多湿热”的学说,很多学术观点更是直接导源于温病学说。如其治风疹、荨麻疹、乳痈初起、流注初起用汗法,疔疮走黄、疽毒内陷用透热转气、凉血散血法则是渊源于叶天士《外感温热篇》的“卫之后方言气,营之后方言血。在卫汗之可也;到气才可清气;入营犹可透热转气,如犀角、玄参、羚羊角等物;入血就恐耗血动血,直须凉血散血,如生地、丹皮、阿胶、赤芍等物”。夏氏更从外证,特别是阳证疮疡发展过程中有与温病伤阴耗气相似的病机,推论外证多由火邪而起,火邪非但可腐肉烂筋,每易灼伤阴津,而津血同源,血以载气,为气之母,气血为疮疡化毒之本,脓毒之泄必然耗伤气血,外证肿痛,日夜无间,饮食自半,气血生化乏源,亦是形成气血不足之机。又如汤火暴伤创面大、渗出量大,痔疮出血,外伤大量出血,湿疹大量渗出津液,皆可见气血、津液虚损之证。附骨疽、流痰死骨不出、脓水涟涟,经年累月,虚热不清;颈部瘰疬溃破,脓出清冷稀薄,经久不收;急慢性红斑、紫癜皆见伤阴耗气之证。于治疗中处处顾护气阴,既见伤气便用参、芪补气;既见伤阴便用北沙参、麦冬、川石斛、天花粉、生地、知母等滋养阴液。而于外证火邪炽盛、尚未伤阴之际,急用大剂清热解毒之品,却热以护阴;热实入腑,大便秘结者,急下存阴;热入营血者,凉血护阴;急性外伤出血,痔疮出血者,皆用止血养血护阴;急性湿疹大量渗出,大面积烫伤大量溶出,可用利湿、收涩养阴。此皆为温病顾护阴液学说在中医外科中之发展应用。

五、外科之法,最重外治

夏墨农尝谓徐灵胎"外科之法,最重外治"之说并不是说治外证外治法比内治法重要,而是说外科疾病证治中比其他科来说特别重视外治法。重外治者,缘外证多见于体表,就近给药,直中病所,利于邪之早去也;重外治者,重视在不同外证的不同阶段,选用不同的外治法、外用药,以求速功也;重外治者,重视外用药物的炮制、修合、用法,外科器械的研制、应用,外治操作的手法也。如乳痈初起时用如意金黄散,应以茶汤和蜜或糖敷,敷宜厚,俟其药干,则频予更换之。若用药 3~5 日消之不退、势将成脓者则可用凡士林调膏围敷;药皆宜厚,如 5~7 mm 许,范围超过红肿处 10 mm 许。痛随肿势减轻,应逐渐减薄、减小,并使疮口周围留空,以吸附脓水,脓水少时可改用红油膏,或太乙膏薄贴。用散剂法,则未溃用红灵丹消退,刀溃或自溃后用八二丹蘸药线上插入腔,脓水渐少后改用九一丹,随脓腔渐小,药线亦渐缩短,至脓水清、药线上带出黏丝时,便撤去药线,用三石散撒疮口上,盖太乙膏薄贴,或白玉膏生肌收口。每日换药时,仅以干棉球拭去过多的分泌物即可依前法敷药,不必过多揩拭。如臁疮,急性炎症期红肿热痛时,用金黄膏外敷以消肿止痛;溃后,用九一丹或八二丹提脓祛腐;脓腐清后进入慢性溃疡期,用三石散加麻油调成糊剂,涂溃疡上,约厚 3 mm,盖以嫩油纸,每日一换,外用 6~7 cm 宽白棉布绑腿条自踝部缠缚至膝下,此皆辨证而更药法。夏墨农对外用药的修合炮制亦极是讲究。如制散剂,须将每味药各依法炮制,或炒,或炮,或焙,或水飞,或去油,去壳,去头足,然后称准分量和匀研末。有挥发油者须瓷瓶,密封收贮。如太乙膏制法,沪上各家或从肆购,或从《外科正宗》方,或取《证治准绳》方,而夏氏别有秘法。夏氏谓今用薄贴多取以盖疮或掺药,故将"膏与药分一为二",使可临证活变有但用膏,或但用药者,各取之,有须用膏药者修和之。夏氏家传方简明扼要,仅麻油 3 份,倾铜锅中,武火煎滚,文火熬 20 min,徐徐加入东丹 1 份,不断以木棒顺向搅拌之,待下丹完毕,再搅 5~10 min,离火搅至糊状,倾入陶钵之冷水中,候冷,打成小块,置水缸中,每日换去宿水,拔火 1 个月,取出晾干,备用。若做薄贴,置铜勺内化,摊于布或油纸上;若做膏药,按膏八药二量加入药末。此方较他方灵活、准确、简便。

夏氏善用白降丹,配方与诸家亦不同:水银 9 份,火硝 6 份,皂矾 6 份,明矾 6 份,白信 6 份,食盐 6 份。用法:

(1) 消散痈肿、丹毒。痈、无头疽、丹毒初起红肿坚硬,未成脓时,可用白降丹稀疏、均匀地撒太乙膏薄贴上,将膏烘烊,和匀至不见丹为度,贴肿块上,2～6 h 许,疮上作痒,揭开见起小水疱,去膏,挑破出水,以薄贴护之,其肿乃消。此隔皮吊毒泄也,丹毒用此一贴可永不复发。但皮肉薄嫩处,如面部,宜慎之。

(2) 拔疗。夏氏用白及浸汁调白降丹,搓成线香状,遇疗疮即以尖头刀当疗头切一"十"字形切口,痛者刺至不痛,不痛者刺至知痛,以微见血为度,插入"香头吊",触底退出少许,掐断露于皮外,盖以薄贴,次日揭去多成黑色,复以原膏盖之。再一日,揭去膏时,脓栓随膏脱出,疮底肉色鲜红,边缘整齐,四周微肿,可以薄贴盖之,或撒少许九一丹,1～2 日肿势退清,用生肌散薄贴盖之收口。

(3) 救治疗疮走黄。疗疮走黄,失护场,疮头干枯下陷,神识昏糊,急用 10 年以上陈白降丹 0.1 g,以馒头皮或豆腐衣裹,白开水送下,2～3 h 即神识清爽,疮头隆起,根盘紧缩。唯其应用时须严格控制剂量,裹实吞下,不准用新制降丹。

(4) 咬头代刀。若疮已成脓,按之应指,而畏刀针者,可用白降丹咬头出脓。用法:以清水调丹少许,点于化脓处,以薄贴盖之,次日揭开,疮即穿头出脓,有时还连脓栓一齐拔出。

(5) 起疮头。凡疮头平塌、阴疽根脚散漫者,以蓖麻油调丹少许,涂于疮面坚硬处,外盖薄贴。若次日患部转阴为阳者易治;涂丹数次,不能转阳者,难治。

(6) 脱腐。卸肉疗烂皮疗,来势迅猛,黑腐坏死,迅速展开,一旦确诊,即用棉花条浸湿,围定腐肉与正常皮肤交界处,用秃毛笔头蘸白降丹,撒于黑腐组织外圈,盖以太乙膏薄贴,1 日后揭起,改用升丹,即可控制溃势。凡溃疡经久不愈,浸淫腐烂,瘀肉重叠,或胬肉突出者,以蓖麻油调丹少许涂于疮面,外盖薄贴,2 日一换,在换药时即见疮面结成黑肉,再以药涂之,数次后,即见黑肉剥离,脓汁减少;至腐尽新生时,即改用生肌药物收口。

(7) 拔管。用降丹以白及汁调搓成比漏管略细、略短之锭子,或以纸捻用白及汁黏附白降丹,插入管内,外盖以膏,次日揭下膏药挤脓。隔数日复如法,管即化为脓汁排出,脓水净后,以生肌药收口,用垫棉压迫法助其黏合。

(8) 出多骨。溃疡日久,引流药线触及毛糙骨面,或 X 线见游离小骨片而不得出者,将纸捻上蘸白及汁黏附白降丹插入疮孔,外盖以膏,用药 1~5 次,多骨自随药线出。

(9) 蚀赘疣。寻常疣、跖疣大而难去者,将疣体周围皮肤用橡皮膏贴实以保护,以蓖麻油调白降丹成厚糊状涂于疣体上外盖薄贴,次日揭去,洗去附着降丹,疣下起水疱,剪去疱皮,疣随疱落,以生肌药收口。若未起疱者,可将原药盖好,两日必起疱。须注意起疱后当去疱皮,否则降丹继续渗入,疱液中含有降丹腐蚀籽肉,疼痛难当。

(10) 拔瘰疬。瘰疬有核未脱,无论已溃未溃,以米粒大降丹锁于伤上,外盖薄贴,7~10 日揭开,其核自随药脱出。瘰疬成瘘者,仿拔管法治。

夏墨农十分讲究外科操作技术的细节,如贴千捶膏、太乙膏薄贴时,必将四角修圆,周围放射形剪 4~6 条开口,则贴于不平之体位时,可随其形而紧贴皮肤,从而更容易发挥药效。

夏墨农尝谓:外疡治法,肿疡以消散为旨,脓疡贵在早期刀溃,溃疡当着力补养气血,出尽邪毒,使其早合。此三法各家争议多在脓疡,有的主张托毒以使自溃,庶免受刀之苦,而夏氏外科,则提倡早期刀溃为好。盖刀溃可使邪得早泄,肿痛早消;更要者,邪毒早出,庶免内陷之变,于病家、于医家皆无上功德之策,亦《内经》上工治未病之谓也。夏氏脓疡决脓法有 3 个特点:一曰早,主张早期切开,消肿定痛,防传变,早期愈合,缩短病程。二曰快,辨准脓腔,骤然出刀,不用麻醉,患者方觉疼痛,脓水旋即涌出,患处顿获重释,术后收口亦较麻醉下切开为快,乡俚美誉谓之"飞刀"。三曰准,即出刀部位准确,刀口大小合度,深浅适宜,引流通畅,不伤血脉,功能不损坏。操作时注意"四要诀":一稳,患者和医生情绪要稳定。二捷,动作要敏捷利落。三畅,术后引流通畅。四巧,要做到刀口部位、大小、深浅恰巧,需讲究不同部位的刀法,如眼皮外宜横切,眼皮内宜纵切口,否则易致吊眼皮;喉痛出脓,患者宜取仰卧头低位,以免脓水流入咽喉,其切口应做直切口,免伤血脉;耳前切口宜横,耳后做纵切口;托腮切口宜贴下颌骨下缘做平行切口,否则可致面瘫;四肢外疡宜做直切口,免伤筋脉;蛇头疔应取指端两侧做直切口;蛀节疔切开,刀口不能跨越关节线;托盘疔应掌面横纹切开;乳痈、肛痈应以乳头、肛门为中心做放射形切口。

切开后夏氏惯用桑皮纸药线黏八二丹、九一丹插入伤口引流。对脓水较多者,先仿《医门补要》法用铜制导脓管引流。

后夏氏到上海后感觉铜制导脓管太硬,容易碰痛伤口且易滑出,乃用橡皮胃管,交叉剪出许多小孔,插入脓腔,露出一端,剪去过多部分。用丝线双套结扎,以橡皮膏固定于皮肤上,外盖以吸脓敷料。此法引脓可由多孔引出,既可防止脓栓堵塞内孔,又可免硬物刺痛之苦,更能避免滑入或落脱,因其形如农家水车,故夏氏名之为脓车。

夏氏治疗肛瘘早年多采用家传鞋匠挂线法,至橡皮筋普及应用后改用橡皮筋紧缩挂线法。前者今虽已无人采用,但从历史的眼光看,夏氏在当时不采用切开法而是应用挂线法治疗肛瘘,既减少了出血又避免了肛门失禁。而在挂线下方用铅或铜坠,依据患者体质强弱、病情轻重,调节挂物重量以控制挂物时日,仍不失其科学性和先进性。

第二节　夏少农学术思想

夏少农治宗《内经》,擅用益气养阴法治疗外科疾患。他认为外科疾患,临床以阳证、热证为多,故易伤阴劫液;阴证及寒痰凝聚致疾者也有之,但总属少数。

正气不足者,历代医家多认为阴虚而生内热,血虚而生内风,阳虚而生内寒;一般益气之法多用于托痰生肌,其他方面则应用较少。夏少农认为,其实外科疾病属气阴两伤者并不少见,运用益气滋阴方法每多奏效。《素问》有"少火生气,壮火食气""阳生阴长"之说,对临床确有指导意义。外科虽以实热及阴虚内热者居多,气虚者亦不少见,他发挥气阴学说在外科中的应用,取得了良好疗效。

气血、阴阳乃是人体生命的物质基础。人之元气,系先天之肾精,后天之胃气及天地中之大气三者结合而成。元气流布于脏腑,则为脏腑之气而成五脏六腑气化之功能;流行于肌肤,则为卫气,有温养分肉、防御外邪之作用。人之阴,乃精血、津液之总称,来源于先天之精及后天水谷之精微,但是主要都藏蛰于肾。汉代仲景之后,金元期间李东垣曾谓:元气乃先身生之精气也,非胃气不能滋之。认为劳倦则能伤脾,以致元气受损,诸恙丛生,所以创立了"补气"学说。朱震亨以"阳常有余,阴常不足"立论,提出滋阴降火的治疗观点。他们对后世影响很大。明代张景岳则以人参、熟地相配,制订两仪膏,合奏益气养阴之功。《冯氏锦囊》外科部分,也颇重视益气养阴之法。但历代以气阴两伤作为指导临床的重要理论者,并不多见。外科疾患,临床上多以阳证、热证为多,故易伤阴劫液。阴证及寒痰凝聚成恙者虽也有之,但较之前者,总属少数。在正气不足者,医家多认为阴虚而生内热、血虚而生风邪、阳虚而成内寒。至于益气之法,多用于托疮生肌,在其他方面应用较少;而以益气养阴之法为主以治疗多种外科疾病,更属少见。

在多年临床中,夏少农发现外科疾病属气阴两伤者并不少见,运用益气滋阴方法每多奏效,始信《内经》所谓"少火生气,壮火食气""阳生阴长"之说,确具指导意义。外科虽以实热及阴虚内热者为多见,但气虚亦不少见,因热邪不仅伤阴而且耗气,同时,阴津之滋长又赖元气之充裕,且病情迁延日久者,多有气虚,此即《内经》所云"邪之所凑,其气必虚"之义。因此,气阴两伤在外科临床上甚为常见,在治疗上应标本兼顾,或以益气养阴治本为主。下面是夏少农用气阴学说指导临床的一些实践体会。

(一) 用于海绵状血管瘤

血管瘤中医称为"血瘤",分动脉和静脉两类,海绵状血管瘤属于静脉性血管瘤。《外科正宗》认为血瘤的病因是:"心主血……火旺迫血沸腾,加以外邪所搏而成。"《外科金鉴》按以上病因订立了"养血、凉血、抑火、滋阴"的治法。

但临床上用上法治疗血管瘤,常疗效欠佳。根据在气阴学说的理论可认为:血管瘤的病因是气阴两虚、血热夹毒而成。气虚不能帅血,则血无可依;阴虚则火旺,血热而迫血妄行,妄行之血上溢为吐衄,下渗为便血,且还可瘀滞于静脉之中,静脉逐渐扩张而成血管瘤。凡顽固难愈之外证,是为夹毒。故宜益气养阴为主,凉血化瘀攻毒为佐。

[验方]黄芪 30 g,党参 15 g,白芍 12 g,生地 12 g,紫草 9 g,牡丹皮 9 g,土茯苓 15 g,蜀羊泉 30 g,木馒头 30 g。

自 1973 年来用此法治疗 33 例。结果:血管瘤完全消失、无自觉症状者 2

例;血管瘤较原来缩小50%以上,症状明显改善者16例;血管瘤缩小20%以上,自觉症状减轻者10例;血管瘤缩小不到20%或无变化者5例;总有效率84.8%。

案1 时某,女,26岁

右颞部发现血管瘤8个月,头痛及肿块胀痛,经上海某医院诊断为海绵状血管瘤,因不能手术,转夏少农处门诊。连服上方药3个月余,血管瘤消退痊愈。

近年来发现上方如加用淫羊藿9g、玄参9g,疗效更为显著,即是取淫羊藿以促使阳生阴长,用玄参以监制其温性之理。

(二) 用于甲亢

甲亢,中医药文献中虽无此病名,但多数甲亢患者伴有甲状腺肿大或结节肿块及消谷善饥、形体消瘦之症,故属中医"瘿瘤"及"中消"范围。一般多用化痰、软坚、消散瘿瘤之法来治疗本病,但往往效果欠佳。夏少农通过几十年临床实践,对全身症状结合 [131]I吸碘超过正常标准,吸碘率及基础代谢同时高达30%以上的56位甲亢患者,进行了细致的辨证求因,认为乏力、自汗等属于气虚;口干、烦热、心悸、震颤及善饥等属阴虚火旺;甲状腺肿大及肿块属痰凝气滞。可用益气养阴为主、化痰疏气为佐的治则。其结果治愈率达32.1%,总有效率达96.4%。

[验方]甲亢一方:黄芪30g,党参20g,鳖甲15g,龟甲12g,首乌12g,生地12g,白芍12g,怀山药12g,夏枯草30g,制香附12g。适用于一般甲亢患者。

甲亢二方:黄芪30g,党参15g,怀山药12g,白芍12g,鳖甲12g,焦建曲12g,白术15g,禹余粮30g,夏枯草30g,制香附12g。适用于甲亢伴大便溏薄的患者,此乃属脾阳受损,故在"甲亢一方"中减少养阴药而增加健脾阳药物。在便溏已止而次数尚多者可在"甲亢一方"中加白术20g、炮姜3g、建曲15g治之,待脾阳得健,大便正常后则改用"甲亢一方"。

案2 俞某,女,32岁

神疲乏力,心悸气短,消中善饥,口渴烦热,[131]I吸碘试验增高,基础代谢30%以上,某医院诊断为"甲亢",曾用甲巯咪唑片(他巴唑)等治疗无效。来曙光医院中医外科门诊,用"甲亢一方"治疗半年余,症状消失,吸碘及基础代谢正常而恢复工作,随访8年,未见反复。

为了进一步探讨中医中药治疗甲亢的作用原理,夏少农曾与上海中医学院生化教研组同志一起进行了研究,认为此病之气阴两虚、阴虚火旺之火,又可分心火、肝火、胃火三类。虚火使阴损及阳、脾阳不健而致大便溏薄,次数增多。这一阴虚之中兼有脾阳受戕的症状,并在生化试验上找到了依据。在治疗便溏症状方面,发现炮姜、白术与香连丸合用有很好的疗效。

在此期间,夏少农据此又治疗了 50 例甲亢患者,取得了更好的疗效。

(三)用于皮肌炎

本症以皮肤、肌肉炎性酸痛为临床特征,中医虽无此病名,但《外科金鉴》及《疡医大全》均列有"酸痛"门,因此皮肤炎属于中医"肌肤酸痛症"的范畴。发病时可伴有全身乏力,皮肤、肌肉出现多形样红斑、结节性红斑或坚固永久性毛细血管扩张性红斑,脉象多见细小而微数,舌质红嫩。按辨证应属气阴两虚、血热沸腾。夏少农在临床上遇到不少病例,经西药激素治疗疗效不够理想,而改用益气养阴佐以凉血清热治疗后好转。

[验方] 黄芪 30 g,党参 15 g,首乌 12 g,北沙参 12 g,麦冬 15 g,大生地 12 g,紫草 9 g,牡丹皮 9 g,蒲公英 30 g。

案 3　陆某,男,40 岁

10 年前在上海某医院皮肤科明确诊断为皮肌炎,一直用激素治疗,症状未能控制。当时面部发红,肌肉酸痛,有医生认为患者恐难以拖延 5 年。后因面部浮肿、乏力、两臂酸痛,转来曙光医院治疗。经检查:面部颧颊呈黯红色,双睑浮肿,近端关节肌肉明显压痛,左上臂近肘关节处有表浅黄豆大坚硬之皮下小结节,脉象沉细,舌质淡红,尿肌酸 386 mg/24 h。用上方治疗 2 年余,面部红色减淡,肌肉酸痛渐减,尿肌酸检查正常,同时恢复全天工作。

(四)用于亚急性红斑性狼疮

系统性红斑狼疮,一般分急性、亚急性及慢性三类,可出现皮肤关节及心、肺、肝、肾、脑等多器官损伤。本节主要论述中医中药治疗亚急性红斑性狼疮的经验体会。

本病特点为面颊部红斑色如茱萸,亦如蝶状。《诸病源候论》"丹候"章中有茱萸丹(亦名"赤丹")的记载,称茱萸丹"发疹大者如连钱,小者如麻豆,肉上粟如鸡冠肌理……"与此病之皮肤斑疹形态、色素相似。本症全身出现神疲乏力,时有低热,肢节酸楚,脉多细数,舌质常呈红嫩,辨证求因属于正气虚弱,阴分不足。用益气养阴,佐以凉血退蒸治疗本病有较好疗效。

[验方] 黄芪 40 g,党参 20 g,黄精 15 g,麦冬 15 g,北沙参 12 g,白芍 12 g,地骨皮 30 g,青蒿梗 30 g,银柴胡 9 g,大生地 12 g,甘草 30 g,牡丹皮 9 g。

案 4 全某,女,35 岁

在前 3 年,患者面颧部及上下肢出现红斑、乏力、浮肿、午后潮热、关节酸痛等症。经上海某医院皮肤科检查,找到红斑性狼疮细胞,诊断为"亚急性红斑性狼疮"。用泼尼松(强的松)治疗,病情不能稳定,出现心律不齐,尿常规出现蛋白及红、白细胞,红细胞沉降率加快,同时发生心悸、腰楚等症状。用上方治疗后低热有所下降,面部红斑色素减淡,精神稍振。在一次月经临行时,突发癫痫摔倒,神志短时期昏迷,以后每逢经行时发作。夏少农认为癫痫在经行时期发作,恐与冲任有关,故在益气养阴法中加重补心肾,佐以调冲任等药物,上方加杜仲 15 g、金毛狗脊 20 g、青龙齿 30 g、蒲公英 20 g、王不留行 15 g、路路通 10 g 等治疗 2 年,目前低热退去,红斑消失,癫痫停发,精神振作,已能从事半天轻工作。但血红蛋白偏低,红细胞沉降率稍快,仍须与益气养阴为主,继续治疗,以善其后。

(五) 用于紫癜

紫癜中医统称"斑疹"。一般分两类:一类是血小板减少引起,一类是非血小板减少症。这里所要介绍的为血小板减少性紫癜。本症好发于下肢,一般初起多出现于下肢伸侧,逐渐延及躯干。此病因正气不足,则血失所帅,阴虚则血热,血热妄行,外溢脉外,瘀滞于皮肤之内,故而出现紫斑。治宜益气养阴为主,佐以凉血。

[验方] 黄芪 30 g,党参 20 g,大生地 12 g,白芍 12 g,紫草 9 g,牡丹皮 9 g,蒲公英 20 g,茯苓 12 g。

案 5 史某,男,26 岁

小腿伸侧出现出血性瘀斑,散布于皮肤表面,无不适感觉,但平时牙龈及鼻黏膜易出血,经某中心医院检验示血小板减少,诊断为血小板减少性紫癜。用西药维生素 C、维生素 K 及其他止血药治疗,疗效欠佳。曾经输血,而紫癜隐退,但不久又反复出现,求治夏少农。用上方治疗 2 个月余,紫癜逐渐隐退。后嘱服八珍丸以巩固之。对非血小板减少性紫癜症,如病期较长或伴发腹痛,也可用本法加疏气药治之,多有疗效。

（六）用于口腔扁平苔藓

本病病变以舌部为主,因其口舌生疮,形如苔藓,故中医称为"舌疳",是一种慢性而顽固的疾病,发病后很难消退。其病因多数认为系阴虚火旺,但如把本症单纯认为阴虚火旺,治以养阴清火之法,虽有疗效,但常欠理想,以用益气养阴法治疗最妥。

[验方] 金雀根 30 g,党参 12 g,川黄连 6 g,枸杞子 12 g,玄参 12 g,麦冬 12 g,知母 9 g,龟甲 12 g,牡丹皮 9 g,土茯苓 30 g,凤尾草 15 g,灯心草 5 g。

案6 金某,女,27 岁

口腔腮内患有白色扁平苔藓,舌质肥大变形,覆盖白色损害。自 1972 年起在上海不少医院口腔科诊治无效,病情日益增剧,舌质增大,活动欠利,饮食困难,言语不清,脉细微数,舌质红嫩。来夏少农处治疗。证属肾水不足,心火旺盛,但病久壮火则可食气,故在壮水制火药中宜加用益气之品。同时病情顽固属毒,应稍加清热攻毒之药。进上方治疗 10 个月余,口腔及舌部白色渐退,舌胖渐消,言语已清,后从事饮食行业工作。

（七）用于颈动脉瘤

颈动脉瘤属血管瘤之一,中医属"血瘤"范畴。由于本病上通脑部,故手术较难,中药治愈亦不易。多数认为其病因病机为阴虚火旺、血热妄行、瘀凝脉络,但用相应治则治疗,疗效不够理想。以气阴学说为指导,结合顽固病属毒的辨证,用益气养阴、攻毒之法治疗,疗效有所提高。

[验方] 黄芪 30 g,党参 15 g,枸杞子 12 g,龟甲 12 g,麦冬 15 g,北沙参 15 g,夏枯草 30 g,制香附 12 g,土茯苓 30 g,蜀羊泉 30 g,土木鳖 3 g(去壳切片)。

案7 吴某,男,35 岁

患者患颈动脉瘤后曾在上海某医院血管专科二度住院行割除手术,不久又反复,嘱第三次手术,遭患者拒绝,来夏少农处门诊。当时左颈动脉瘤块大 10 cm×12 cm,动脉搏动亢进,稍有酸痛,神疲肢软,时有头晕,脉细小带弦,苔薄。用上方治疗 1 年后,肿块缩小,精神振作。

（八）用于白塞综合征

白塞综合征又称为眼-口-生殖器综合征。有医者据《金匮要略》狐惑病之

"狐惑之为病,状如伤寒,默默欲眠,目不得闭,卧起不安,蚀于喉为惑,蚀于阴为狐,不欲饮食,恶闻食臭……"等记载,认为应属中医狐惑病,但无皮肤症状之描述。《外科金鉴》描写"青腿牙疳"之证为:牙龈腮部疳腐、两腿大小不一之紫黑云片等,与本病更为相近。本症的特点有皮肤起发皮疹,结节红斑;口腔、阴部黏膜破溃;眼睛病变,视力模糊等。在诊断上只要三者有二,即可诊断。但本病皮肤、眼睛等处病变,可全部出现,也可轮流出现。在治疗上,无论中、西医,均尚无很好的疗效。夏少农根据其发病特点,总结出一套行之有效的经验。

1. 辨证求因,气阴为本　中医对于本病的病因病机很早就有认识,《诸病源候论》认为本病"此皆湿毒所为也",《医宗金鉴》述:"每因伤寒后余毒……之为害也。"临床医者多认为本病乃与伤寒之后余热未尽、湿热邪毒内蕴相关,治疗多从湿热着手,或以清热为主,利湿为辅,或以利湿为主,清热为辅,但病情每多复发。夏少农结合自己多年的治疗体会,认为本病标在湿热,究其根本为气阴两虚,病位在肝、脾、肾。

宗于"邪之所凑,其气必虚"的理论,夏少农认为本病虽与湿热毒邪有关,但因其反复发作,经久难愈,火为阳邪,易耗伤正气,阴液亏损,肝肾之阴被劫,既济失调,虚火循经上蚀下注,可出现口腔、眼部溃烂,前后二阴生殖器溃疡;若充盈于外,气血凝滞,则浸渍肌肤、关节,出现四肢红斑结节,疼痛不适。本病的发病与肝、脾、肾三经有关。肝经之脉绕阴器,循少腹,网络胆府,散布于胁上,通咽喉口唇,开窍于目,故前阴、咽喉、眼的部位病多属肝;肾开窍于二阴,前后二阴的病多属肾;脾经之脉夹咽连舌,散舌下,开窍于口,其华在唇,主四肢肌肉,口唇四肢的病多属于脾。故临证还需结合脏腑辨证。所以气阴两虚为白塞综合征反复发作的根本,湿热为本病发病的外来邪气,本虚标实是发病的实质。

2. 重益气养阴,治病求本　夏少农秉承《内经》"正气存内,邪不可干"之旨,主张在治疗时重视益气养阴以治病求本,并结合病情适当选用清热利湿之品。常以黄芪、党参、首乌、北沙参、知母、玄参益气养阴,扶正固本,加川黄柏、金银花、牡丹皮、土茯苓等清热利湿。其中黄芪、党参健脾益气,首乌养血滋阴,沙参、知母、玄参滋阴降火,金银花清热解毒、托毒外出,土茯苓甘淡、开散降泄,合牡丹皮活血凉血消肿。若病发于下肢,常加川黄柏除下焦湿热。诸药配伍,旨在益气养阴、清热利湿、消散疮毒,使补虚不碍邪,泻火不伤阴,活血又凉血,起到了健脾益肾、提高免疫功能的作用,从而使病愈后不易复发。

[验方]黄芪 30 g,党参 15 g,首乌 10 g,北沙参 15 g,知母 9 g,玄参 9 g,川黄柏 9 g,金银花 12 g,牡丹皮 9 g,土茯苓 20 g。

案8　魏某,女,37 岁

患本病 3 年,经中、西药治疗 3 个月来,病情未见减轻,经服上方治疗 2 个月后,小腿结节红斑消退,口腔黏膜疳疮收口痛除,入院时阴唇黏膜溃腐范围较大,疼痛较剧,后也相继腐脱新生,疮口缩小,逐渐收敛,出院门诊随访。

可见气阴学说在中医外科临床上有一定的指导意义,益气养阴疗法对很多中医外科疾患有良好疗效。

第三节　夏涵学术思想

夏涵自幼随父夏墨农学医,打下了深厚的传统医学基础,其后又接受了正统的西医学教育,因此系统掌握了中西两套医学诊疗技术。一方面秉承了其父的学术思想和观点,临床治病基于整体观念,认为外科疾患的发生、发展俱与营卫失调、气血不和息息相关;主张外证形诸外而本诸内,正气为御邪之本;对于炎症性、过敏性皮肤疾病主张从心辨证、从血论治;提出顾护气阴是治疗口腔黏膜病的关键。另一方面,作为接受过西医学教育的中医世家子弟,夏涵比起传统中医来,眼光和思路又更为开阔、灵活,临床擅长治疗各种皮肤疾病和痛风性关节炎,主张内外并重,兼取各家之长,师古而不泥古,学西而不迷信。

一、以心为主辨治炎性皮肤病

《内经》云:"诸痛痒疮,皆属于心。"夏涵认为多数炎症性、过敏性,具有明显红斑、丘疹、鳞屑的皮肤病多与心有关。心属火,主血脉,因此凉血活血是此类疾病的基本治则;在经络辨证中,太阳经是阳气旺盛之经,主一身之表,总摄营卫,包括手太阳小肠经和足太阳膀胱经,分利小肠、清心导赤也是皮肤病血热型的治则之一;在卫气营血辨证中,入营则表明邪陷心肝,治当清热解毒、凉血平肝。

夏涵指出，从经络理论看，银屑病等红斑鳞屑类皮肤病主要相关脏腑经脉是手太阴肺经和手少阴心经，根据经络同名经、表里经理论，同名经"同气相求"，两经在脏腑气血性质上具有协同作用，能够疏经通络、调整相关脏腑功能；表里经之间具有阴阳互通、互补、升降、补泻的关系，又具有相对特异性，能够调节脏腑阴阳以达到机体平衡。手太阴肺经与足太阴脾经为同名经，与手阳明大肠经为表里经；手少阴心经与足少阴肾经为同名经，与手太阳小肠经为表里经。因此，从病位上看，治疗皮肤病当治肺，但勿忘治脾与大肠，治法上在清肺养阴的同时，要健脾益气除湿、通腑泻热；从病性上看，治疗红斑鳞屑当治心，但勿忘治肾与小肠，治法上在清心、养心、宁心的同时，勿忘清虚热、滋肾阴、分利小肠。在临床中，病势急、邪气盛者当以病性论治为主，病势缓、正气虚者，当以病位论治为主，结合不同情况，选择不同侧重的治法。

此外，在卫气营血的传变规律中，营分证系邪热入于心营，病在心与包络；血分证则邪热深入心肝，耗血、动血。指出了以"热"为主的红斑鳞屑性皮肤病病势入里的趋势和厥阴经中心包和肝之间的密切联系。

二、从"气阴两虚"角度辨治口腔黏膜病

复发性口疮、口腔扁平苔藓、慢性剥脱性唇炎等口腔黏膜疾病，诸家皆从"阴虚火旺"立论，即所谓"诸痛痒疮皆属于心（火）"。夏氏外科亦认同此观点，临床论治常用滋阴降火之法。但是夏涵在长期的临床实践中发现，单用滋阴降火一法有时临床疗效并不十分理想。夏涵认为，本病的核心病机为"阴虚火旺"并无不妥，因此采用养阴清热之法也常能奏效。然而部分患者，由于长期的虚火炽盛，一方面阴液愈亏，另一方面也渐致脾胃正气暗耗，此即《素问》所云："壮火之气衰，少火之气壮；壮火食气，气食少火；壮火散气，少火生气。"此外，还有部分患者因长期服用苦寒泻火之药，一方面苦寒日久化燥伤阴，耗伤正气；另一方面，苦寒之药败坏胃气，致使中焦健运失司，不能生养荣血，以致虚火愈盛，从而部分患者症状反复发作而不得控制。因此，夏涵认为不宜单用"滋阴降火"一法治疗口腔黏膜病，以免遏抑脾胃生机，而倡用健脾养阴之法治之。

治疗方面，夏涵一方面重用参、术、芪，以其味甘而补中，气温而益气，如此

扶持脾胃,补益元气,中焦得健,继而以冀阳生阴长、气血旺盛则虚火自降;另一方面则用芦根、麦冬、肉苁蓉养阴益肾,使阴液得复,虚火收敛;再兼淡竹叶、木通、人中黄清热泻火,利水通淋,邪有出路。

三、倡用"清利通络法"治疗痛风性关节炎

夏氏外科中以夏涵诊治痛风为初始。夏涵基于西医学教育的背景,敏锐地将痛风性关节炎从中医的"痹证"中鉴别出来,并加以详究;同时,深厚的传统医学素养又引导他从张元素治疗"湿热痹""脚气"的名方——"当归拈痛汤"中受到启发,提出了一整套治疗痛风性关节炎的理法方药。

夏涵指出:禀赋不耐是痛风的发病之本,但外感邪气也是不可忽视的重要方面。痛风患者往往先天为"湿热之体",加以嗜酒、喜啖膏粱厚味,以致脏腑功能失调,升清降浊无权,积生之湿热壅滞于血脉中难以泄化,再因外感邪气,侵袭经络,以致气血运行不畅,痰湿郁于骨节,客于肌肉、筋骨之间,则患处灼热红肿,痛不可触,日久瘀血凝滞,则致关节畸形,出现功能障碍。

概括地说,急性痛风是湿热内蕴与外邪侵袭交互作用的结果,初病在经在络,以邪实为主,热痹为先,湿热痰瘀是关键;久则深入筋骨,累及脏腑,致肝肾不足、脾胃虚弱。夏涵将其分为风湿郁热、湿浊内蕴、痰瘀痹阻和久痹正虚4个证型,同时强调预防与治疗相结合的理念,形成了一套完整的痛风性关节炎分期综合防治的诊疗方案,并且在全国率先设立了中医(中西医结合)痛风病专科门诊。

临床治疗上,夏涵以"清热利湿,祛风通络"为大法,仿张元素当归拈痛汤意,拟就虎杖痛风饮,药用虎杖、羌活、全当归、茵陈、黄柏、苍术、茯苓、川牛膝、猪苓、泽泻等。方中虎杖、羌活、全当归祛风胜湿、行血止痛为君;茵陈、黄柏清热除湿为臣;苍术、茯苓健脾燥湿,且防臣药苦寒伤胃,是为佐药;猪苓、泽泻上下分消,川牛膝引药下行为使。痛剧者可加徐长卿、延胡索;病在上肢者可加桑枝、片姜黄;肿痛渐退之后留有关节酸楚不适者可加海风藤、伸筋草、络石藤、威灵仙。

四、"凉血解毒法"治疗疔疮走黄

疔疮是外科中常见疾病之一,发病迅速,病情也较一般疮疡之症严重,往

往易致疔疮火毒越出局限,造成"走黄"而内传脏腑。陈实功论疔云:"火益其势,逼毒内攻,反为倒陷,走黄之症作矣。"已概括了所以"走黄"的基本道理。夏涵指出疔疮走黄的发生,除了易于内传攻心之外,亦可侵及他脏。《疡科心得集》说:"外症虽有一定之形,而毒气之流行无定位,故毒入于心则昏迷,入于肝则痉厥,入于脾则腹疼胀,入于肺则喘嗽,入于肾则目暗手足冷。"这说明了由于毒邪走窜的途径及侵害部位不同,发生的症状各不相同。

夏涵指出,疔毒内传的发生与否,以及传变的方向,均是取决于正邪交争的结果,而一般传变规律,不外相乘、相侮、母病及子、子病犯母和本经自病五个方面,由于疔疮走黄是火证,乃系实邪,故其中以传本经、相乘、母病及子三者多见,而子病犯母及反侮则少见。但若出现后者,则表明正气内伤,阳极转阴,乃逆证之兆。在传变过程中由于机体本身的病理生理调节以及治疗的影响,其传变途径不是固定不变的,临床表现是错综复杂的。

由于疔疮发生的主要因素为火毒,可由血分传入各个脏器,故治疗原则以清火、解毒、凉血为主。夏涵常用的方剂以黄连解毒汤、犀角地黄汤和五味消毒饮为主,但由于火毒传入各个脏器的不同,故临床症状亦不尽相同,因此治疗也有所异。如火毒传肺,须加清宣肺金之品,如鲜沙参、炙紫菀、鲜茅根等。火毒传肾,须加补养气阴之品,如人参、大生地等;火毒传肝,须加平息肝木之品,如石决明、天麻等。火毒传脾,倘大便溏泄者,加清肠之品如黄芩炭、金银花炭等;大便秘者,加清热之品如大黄等;呕吐者,加止呕之品如姜汁炒川连等。火毒传心,须加宁心安神之品,如安宫牛黄丸、紫雪丹等。

第四节　柏连松学术思想

柏连松早年师从夏少农,后又跟随夏少农长期工作在中医外科、肛肠科医教研一线。他全面、系统地掌握了夏氏外科的学术思想,并致力于肛肠病研究,将夏氏外科的学术思想与肛肠病特点相结合,形成了具有夏氏外科特色的肛肠病理论体系;同时将传统肛肠病理论与西医学相结合,积累了丰富的临证经验,发明了治疗肛肠病的新药,创新了许多治疗方法,丰富和发展了夏氏外科的学术思想和内涵。

柏连松学宗《内经》，推崇《外科正宗》，以夏氏外科的学术思想为指导，临证用药尊夏氏外科用药之旨，提出了肛肠病病因病机新观点；临证注重顾护正气及脾胃之气，注重整体观念，强调肛肠病局部辨病必须与整体辨证相结合，手术时强调疾病治疗和肛门功能保护并重等。

一、脾胃虚弱是肛肠病发生的内在病机

《内经》云"正气存内，邪不可干""邪之所凑，其气必虚"，人的正气是外邪侵袭人体后是否患病的决定因素，故正气充沛，"虽有大风苛毒，弗之能害"。脾胃为后天之本，脾胃运化的水谷精微彪悍之气与肺吸入的清气形成宗气，不断滋养肾的元气，肾为元气，为先天之本、五脏之本。柏连松认为脾胃之气和肾之元气共同构成了人的正气，人出生后虽先天之气充沛，而后天失养，损伤脾气，久病及肾则伤其根本。肛肠病虽疾病位于大肠和肛门，但与脾胃功能密切，脾胃受损主要由于：一为先天禀赋不足，先天脾胃功能虚弱，致脾胃消化功能柔弱，脾胃难以将水谷精微物质消化吸收并上输肺脏为人体所用。二为饮食不节，损伤脾胃，暴饮暴食，或过食生冷发物及长久饥饿，均可损伤脾胃。三为久思劳倦，损伤心脾，久思则气郁，肝失疏泄，影响脾胃升降气机，清阳不升、浊阴不降则中焦气满。脾胃功能受损则外感湿热之邪易直中脾胃。柏连松治疗肛肠病以益气健脾为治疗大法，以甘温之黄芪、党参、白术补益脾气，以苦温之苍术燥湿，以甘平之白茯苓渗湿利水、健脾和胃，以辛温之陈皮、枳壳等理气健脾，辅以醒脾开胃之品如炙鸡内金、谷芽、六神曲等，以恢复脾的运化功能。

二、湿热之邪是肛肠病的主要致病因素

柏连松认为由于人体自身禀赋及脾胃功能的差异，六淫外邪均可导致肛肠病的发生，而以湿热之邪为肛肠病的主要致病因素，久病及术后多伴气血及肝肾不足。其中湿为阴邪，湿性重浊，湿性下渗，易侵人下部，阻遏中焦气机；脾胃虚弱，脾失健运，寒湿内生，湿滞久郁化热。肛肠病的湿热之邪主要来源于：湿热之邪由表伤者，十之一二；湿热之邪由口鼻而入者十之八九；太阴内伤，湿饮停聚，内外相引，故病湿热。胃为阳土，故易从阳热化，脾为阴土，故易从阴寒化。加之饮食不节，过食辛辣发物及膏粱厚味，湿热下移大肠。肛肠病

病位在大肠,湿热之邪致下焦气机壅滞,传导失常,气血瘀滞而形成肛漏、痔疮等肛肠疾病。如肛瘘本由肛痈和痔疮久治不愈而来,多因过食辛辣发物、肥甘厚味,损伤脾胃,湿热蕴积,下注肛门,溃后湿热下注,余毒未尽,故有长期肿痛出脓。中医认为脓为气血所化,故肛痈溃后气血均已耗损,瘘者往往久病不愈,脓血淋漓不尽,久病则气血必虚,故古人云:肛瘘者皆属肝、脾、肾气血不足。肛瘘手术为金刀器伤,术中气血流失,术后患者少气懒言,易自汗或盗汗,皆为正气受损,阴血耗损所致,术后创面出血、渗液皆为人体气血津液所化,故气血亏虚为本。故柏连松治疗肛肠病,急性期多以黄柏、蒲公英苦寒清热燥湿,以赤芍、牡丹皮等凉血和营,慢性期以黄芪、山药补益脾气,以女贞子、制黄精之滋肝补肾,滋肾润肺,以白芍、当归补血养血,以白茯苓、泽泻淡渗利湿为治则。

三、肛肠疑难杂症以脾胃虚弱、运化失健为本,瘀毒湿热为标

柏连松认为各种肛肠科疑难杂症均以脾胃功能虚弱、脾失健运为发病的内在病因病机,六淫之邪伤人,脾胃功能失调皆能致泄,以湿邪为主要致病因素。湿为阴邪,易阻气机,脾为太阴湿土,喜燥恶湿,湿邪致病易伤脾气和脾阳,导致脾胃纳运失常,清浊不分,润燥失济,水谷精微不能运化游溢为精气,而化为痰湿,加之膏粱厚味、气机不畅所致之瘀阻等,郁久生热化火。他认为此类疾病必伴有瘀、毒、湿、热,导致寒热错杂,病情缠绵难愈,投药难以速效,或变证丛生。又因慢性疾病多有情志抑郁,肝气郁结或肝失疏泄,故柏连松治疗慢性肠炎、结直肠良恶性肿瘤等疾病,以黄芪、太子参、怀山药、山茱萸、女贞子扶助正气,以紫苏梗、藿香梗、大腹皮、佛手、枳壳等理中焦气机,使脾升胃降功能恢复正常,以柴胡、香附、白芍、当归等疏肝理气,养血柔肝,使脾胃受纳功能恢复正常,将清热利湿和燥湿健脾同用,以蒲公英、白花蛇舌草等攻毒久用而不伤正气,桃仁、虎杖活血化瘀,同时辅以醒脾开胃,化食积促运化。

四、肛肠病需局部辨病与整体辨证结合,注重内外并治

柏连松继承了夏氏外科的学术思想,亦推崇《外科正宗》的外科病"外之症则必根于其内也"的观点,提出了肛肠病形诸外而本诸内,需局部辨病与整体辨证结合,注重内外并治,手术治疗与功能保护并重的学术观点。他认为肛肠

病虽为局部疾患,但与整体气血失调、脾胃虚弱及感受湿热之邪有关,而且肛门部位的疾患,术后的创面愈合有别于其他外科疾病及其他部位的疾病,创口的愈合具有一定的特殊性,能直接反映全身的气血阴阳状态。所以柏连松认为肛肠病多从整体出发,主张局部辨病与整体辨证有机结合,局部的治疗与全身辨证治疗结合,内外治疗并重,通过调整患者气血阴阳状况,才能缩短病程,促进恢复。柏连松认为肛门部位的结构和功能具有特殊性,肛门周围的括约肌均为环状,肛门周围的手术对肛门的口径和肛门的括约功能均有不同程度的影响,柏连松重视肛肠疾病的治疗,同时注重肛门功能的保护,只有两者并重才能达到最佳的治疗效果,使患者的肛门功能最大程度趋于正常,两者不能偏废任何一方面。柏连松强调达到最佳效果主要在于:合适的适应证,合适的手术时机,合适的手术方式,合适的手术程度。柏连松注重两者之间的平衡,不主张因追求根治或达到最佳手术效果而过度损伤患者的正常组织,对患者造成难以恢复的损害。

第五节　孙世道学术思想

孙世道早年师从夏涵,受其影响,他在之后漫长的临床实践中,除了继续学习中医经典外,也不断学习西医学的新成果、新疗法和新技术,治疗患者不单单拘泥于中医中药,有时常常中西并举。除了夏涵以外,他还先后得到夏少农、石光海的指导,亦获益匪浅。他擅治中医外科疾病,尤其在诊治各种皮肤病、结缔组织病、甲状腺病、血管病方面,博采众长,融贯中西,有着独到的见解和经验,为推进夏氏外科学术的发展做出了新的贡献。

一、病证合参,谨守病机

孙世道认为,辨证与辨病两者是不可分割之统一体,但证每多变而病常不变,故辨证当以辨病为前提。孙世道指出,外科临床,首重辨病,有病始有证,证是附于病的,在辨病的基础上加以辨证,这既是临床治疗的需要,也是医疗安全的需要。外科疾病大多以外在的局部病变为主要临床表现,有时症状表现相似而转归、预后以及治疗大不相同。例如局部皮下肿块,可以是良性也可以是恶性的肿瘤,预后不同,必须诊断明确;又如局部红斑、水疱、刺痛,可以是带状疱疹也可以是接触性皮炎,前者消退后有可能遗留神经症状,后者消退后局部仅有暂时性色素沉着;再如同是脱发,斑秃成片脱落而多能复生,脂溢性脱发无明显边界伴有皮脂溢出而不易新长,头癣脱发则见有残根、鳞屑,非抗真菌药而不能痊愈……强调辨病,目的在于明确疾病的诊断,掌握其发生、发展的演变规律以及转归、预后;而辨证的目的,则在于揭示患者疾病刻下阶段的主要矛盾和个体特殊性,进而对病变的病因病位、病变机制、功能状态进行综合分析、归纳、判断,从而确立治则治法、遣方用药。

孙世道强调在明确疾病诊断的基础上进行辨证论治,但是外科疾病该如何辨证?局部症状和全身症状主次如何?六经、八纲、三焦、脏腑、卫气营血各种辨证体系如何运用?照搬教科书分型论治、对号入座是否就是辨证论治?孙世道指出,临床辨证论治过程中,包括了四诊合参、审察病机、立法遣方等环节,而在外科疾病的临床论治之中,审察病机是当务之急。所谓病机,是指疾病发生、发展、变化的机制,包括病性、病位、病势、脏腑气血虚实变化及其预后等。所谓辨证的过程,其实就是在收集四诊信息的基础上,对疾病病机进行推理、归纳,对证候产生的机制进行分析与判断的过程。因此辨证的过程,非常重要的一点就是探求证候的病机。例如寻常痤疮,表现为面部粉刺、炎性丘疹,都表现出一派热象。再进一步仔细收集四诊信息,发现有的患者伴有局部皮疹灼热痒痛,便秘溲赤,舌红苔腻,对这些信息进行分析、归纳,推知其病机当为过食辛辣、肥腻,积生湿热,蕴于肺胃,下不能通降,上阻于肌肤;有的患者局部皮疹无明显痒痛,伴有口干欲饮,五心烦热,烦躁易怒,舌红而少苔,推知其病机当为肝气不畅,郁而化火,伤津耗液,血中蕴热,相火上炎。上述虽同见热象,但不同的病机变化即导致不同证候的诊断,进而决定了治则治法与遣方用药的不同。因此孙世道指出,要提高外科疾病临床辨证论治水平,实质上就是要提高分析、归纳病机的能力。审察病机是临床辨证论治过程中所要解决的首要问题,把握病机是提高中医临床疗效的关键。

二、除邪务尽,顾护气阴

外科疾病多阳证、实证,表现为局部红斑、肿胀、包块、结节、水疱、脓腐,自觉灼热、瘙痒、酸胀、麻木或疼痛,究其所起,或热毒,或湿浊,或气滞,或痰瘀,常胶着为患,日久则多从热化。因此孙世道每多推崇河间学派"六气皆从火化"之说,秉承夏氏外科夏墨农"就近出邪"之主张,在临证时善用清热凉血、逐邪外出之法。对于多种过敏性、炎症性皮肤病,如湿疹、银屑病、痤疮等,孙世道提出"血分热盛"为其主要病机,以凉血清热为大法贯穿到多种皮肤疾病的诊治过程中。如对于湿疹、银屑病,孙世道提出"血热为病之本,阳浮为病之标"是其关键病机,立法当清热、凉血、潜镇:苦寒凉血,血热清则痒自安;重镇潜阳,浮阳潜则痒自宁。又如痤疮,传统多认为"肺经风热"为其主要病机,孙世道则指出,痤疮皮损多为红色丘疹或伴红斑、小脓疱,患者每多伴有心烦、不寐、便秘等症,而无明显瘙痒,故风热实为血热,疏风应以凉血代之,遂以清肺凉血为法,临证每多效如桴鼓。

张从正言:"病之一物,非人身素有之,或自外而入,或自内而生,皆邪气也。邪气加诸,速攻之可也,速去之可也……"孙世道指出虽然张从正攻邪善用汗、吐、下三法,然而散邪之道远不止此三法。在外科病领域中,热毒壅滞之痈疽,清热和营即为散邪;湿热浸淫之湿疹,清热除湿即为散邪;瘀血阻络之带状疱疹后遗神经痛,化瘀通络即为散邪;气滞痰凝之甲状腺腺瘤,行气化痰即为散邪。总之,外科治法与内科本同一理,医家应尽早使邪实消散,或从肌表外达,或随二便而出,或使气血通畅而消,或因脏腑调和而化,这与王洪绪"以消为贵"之主张可谓异曲而同工。

刘完素为代表的河间学派,阐发《内经》之病机十九条,认为人体致病皆为火热,治病倡用寒凉。至其再传弟子朱震亨,则在刘完素"火热病机论"的启发之下,逐渐演变、发挥为"阳有余阴不足"之阴虚火旺病机说,于是提出养阴泻火之法,史称"滋阴派",更成为后世温病学说之肇端。孙世道认为,上述观点并不矛盾,而是人们认识事物、探索疾病规律的渐进过程,其与外科疾病的演变、发展过程是一致的。《内经》云:"诸痛痒疮,皆属于心。"外科疾病多由火热之邪而起,初起以阳证、热证居多。而火热之邪日久易伤津耗液,而津血同源,血为气母,故至后期多出现气阴两伤、阴虚火旺之象。因此孙世道指出,在追求攻邪务尽的同时,注意顾护正气,特别是注意顾护阴液在外科病的治疗中尤为重要,见伤气则用党参、黄芪、太子参补气,见伤阴便用珠儿参、生地、沙参、麦冬、石斛、天花粉、知母等滋养阴液。至于原发于真阴不足、相火偏旺之病如白塞综合征、系统性红斑狼疮、皮肌炎、口腔扁平苔藓、甲亢等,更是要注意益气养阴治法贯彻始终,此乃阴阳互根、气阴化生之故。

三、衷中参西,融会新知

对于中西医结合的理解,孙世道从一个临床医学家的角度提出了3个层面认识。

1. 中西药合用 在这一层面,可以细分为3种情况:一是中西药同时运用,如系统性红斑狼疮急性活动期、大疱性皮肤病、重型药疹等,糖皮质激素还是首选药物,但糖皮质激素带来的种种不良反应以及疾病本身的不适症状,通过中医中药确能有明显改善或缓解,两者同时运用既能发挥治疗作用,患者也能耐受不良反应,即所谓减毒增效,两者之间的关系往往可以借鉴中医君、臣、佐、使的方剂配伍原则来阐释,此时中药即起到反佐药和臣药的作用。二是分不同病程阶段运用,如带状疱疹,初起时簇集状红斑水疱伴有针刺样疼痛,使用抗病毒药物如伐昔洛韦疗效确切、起效迅速,这一阶段的治疗可以不用中医药参与;但如出现后遗神经痛时,西药多疗效不佳,副反应较大,而此时中药、针灸等传统疗法就显示出其优势,此为取长补短。三是根据"急则治其标,缓则治其本"的中医治则,对某些慢性疾病在急性发作期,以西药治标控制急性期病情,缓解后再以中医药辨证施治巩固疗效、防止复发,如系统性红斑狼疮、皮肌炎等,急性期采用糖皮质激素控制症状,至缓解期则采用补肾活血、益气健脾、调养气阴等中药以图本。

2. 利用现代中药药理学的研究成果,有选择性的遣方用药 但是在利用现代中药药理学的研究成果来指导用药时,孙世道还是有一定原则,即同时要符合中医理论体系。如在治疗白塞综合征时,他既遵循《金匮》记载,以甘草泻心汤、苦参汤、赤小豆当归散化裁运用,也常会根据白塞综合征的发病机制和现代药理学研究成果,选择一些具有抗感染和免疫抑制剂样作用的清热解毒药和活血化瘀药,如土茯苓、苦参、白花蛇舌草、徐长卿、丹参等,在临床治疗中取得了比较好的疗效。孙世道指出,一般而言中药应该在中医理论体系的指导下,遵循药物的性味、归经,在辨证论治原则的指导下使用,但这并非是一成不变的定规,如果西医学、药理学的研究确有疗效则大可不必拘泥。如有研究表明,生地、甘草具有糖皮质激素样作用,在湿疹皮炎治疗中应用广泛,但若见患者渗出淋漓、舌苔厚腻、大便黏滞不爽等湿浊之象较为明显和严重之时则断不可用。

3. 辨证的微观化　孙世道指出,由于受到历史条件的限制,中医在发展的过程中比较依赖于主观方面的望、闻、问、切,从医学发展到今天来看,望、闻、问、切虽然还是中医诊治患者不可偏废的手段,但在有些方面存在一定的局限性,孙世道在这方面充分利用了西医学发展提供的良好的检测方法,通过必要的实验室检查来及时了解患者的病情变化以及疾病对患者各个脏器的影响程度,这有助于了解疾病的预后,调节药物的种类和用量。

第四章
临 床 经 验

第一节　夏墨农临床经验

一、匠心独运，辨证巧出机杼

1. **辨脓法**　欲早泄毒，辨脓为疡医的绝技，夏墨农验肿块，大者，以两手指并拢，取相对应位置，按于肿块两边内方，上下、左右、垂直方向更换位置接触；略小者，以两指相对放接触，更小者，不能用两手检查法，可用左手示指、拇指分开固定于肿块两侧，以右手示指按压脓腔中央，手按下后，固定手指感觉液体冲击波者为应指。应指者为肿疡已转为脓疡。验活动性肿疡时，应先用一手固定肿块；验肌肉丰厚处肿疡时，两手不宜放在同一水平线上，应上下放，否则即使内未成脓，亦可有应指感，而误诊为有脓。

2. **辨成漏**　辨肛痈时，令患者咳，未溃者，咳则痛加；已溃或成漏者，咳则不痛。辨肋疽成管后，取一薄纸遮贴疮口上，令患者作深呼吸。纸随呼吸扇动者，则已穿膜成管。

3. **辨损骨**　肿疡损骨，局部胖肿光亮，间有浅表青筋或红丝显露者，多损骨。溃疡损骨，凡疮口经久不愈，胬肉外翻若蕈状者，多损骨。指疗损骨，指疗初起皮肉中现黑点者，多损骨。

4. **察指螺辨肺痈法**　肺痈患者，手指必饱满若蚕蛾之腹，且随病情进退而胀，病趋重时，指螺日见鼓隆；病向愈时，指螺渐复如常。

5. **察脐色而辨肠痈法**　大肠痈，肚脐周围皮肤颜色应无变化。小肠痈患者脐色呈黄色者，多凶。盘肠痈患者脐色鲜红者，可治；脐色紫黑者，多凶。

二、急性阳证疮疡清热解毒为图本之治

夏墨农所治急性疮疡最多,凡头面疔疮,手足疔疮,红丝疔,烂疔,疫疔,痈,脑疽,发背,丹毒,流注,附骨疽,痄腮,蛇丹,中药毒,漆疮,粉刺,酒皶,汤火伤,毒虫咬伤,毒蛇咬伤,急性湿疮,乳痈,子痈,囊痈,脱囊,瘰疬,热疮,肛痈,脱疽,臁疮溃脓等皆以热毒为主,以清热解毒为图本之治。制清热解毒汤主之,而又细加辨病、分证以变化出焉。

川黄连 9 g,金银花 15 g,牡丹皮 12 g,绿豆衣 9 g,紫花地丁 12 g,草河车 12 g,连翘 12 g,栀子 12 g,赤芍 12 g,鲜生地 15 g,生甘草 4.5 g。

本方特色为气营两清,解毒护心。凡毒势甚者加山慈菇 12 g、甘中黄 9 g、大青叶 15 g;若见高热不退、神昏谵语、烦躁不安、发斑者加犀角粉 1~2 g(或水牛角粉代),金汁一酒杯,清热解毒,凉血定惊。

疔疮乃火毒为患,可用此原方。手足疔疮,红丝疔加丝瓜络,后期加络石藤、伸筋草伸筋通络。烂疔、疫疔毒重,见证即用提毛菇、犀角、金汁,热盛伤阴者用西洋参、玄参、鲜生地顾护阴液。

夏墨农非常认同高锦庭关于部位辨证之论述,即:"盖以疡科之证,在上部者,俱属风湿风热,风性上行故也;在下部者,俱属湿火湿热,水性下趋故也;在中部者,多属气郁、火郁,以气火之俱发于中也。"如治痄腮、大头瘟、骨槽风、粉刺酒皶多用桑叶、杭白菊、僵蚕;流火、臁疮、脱疽、肛痈、囊痈、子痈、脱囊多用利湿药,如萆薢、生薏苡仁、车前草、猪苓、茯苓、泽泻等药;乳痈多用紫苏梗、香附、青皮等疏气药。

夏墨农又有以脏腑、经络辨证用药者,如正脑疽,发背肿势限于中者,但属火毒易治;若旁起,或展开累及太阳经者,名偏脑疽,太阳经为寒水所司,气血每易冰凝,其毒难化,故治必以托,药不可过寒,更须参用和营药以化毒。又如囊痈、子痈、脱囊皆属足厥阴经所络,故每佐以龙胆草、车前草、萆薢清利肝经湿热,又须用川楝子、台乌药、荔枝核、橘叶、橘核、制香附以疏肝理气。若伴阳明气热炽盛者以石膏、知母清气,伴阳明腑实者以承气泻热。

夏墨农对各种阳证、外证,既按其病的病因制订全病程治则,又根据各个阶段的病机转化制订其分期治则。如乃火热为患,病机为气血壅滞。头痈伴风热夹痰,用疏风清热化痰法。乳痈伴气郁,以紫苏、香附行气;囊痈、肛痈、腿

痈,乃湿火、湿热所成,必以萆薢、生薏苡仁、猪苓、茯苓、车前草等利其湿,使两邪分解也。至其脓成难溃时参以透脓散,托里透脓。脓毒既泄,逐日减少清热解毒药而加重其和营药;疮面将敛时,若见气血不足,当用八珍汤法补益之。

夏墨农认为:各病有各病的特点,治法各自有特色。如治疔,在疱顶划一“十”字切口,继用“香头吊”拔疔,此夏墨农之法可谓独领风骚,既可缩短疗程,又可免走黄之变。治疽贵乎托,内以托毒聚肿,外用“一笔消”吊出毒邪,多能聚毒,使毒移深就浅,而得消散,有头疽然,附骨疽亦然。疔疮,脓成贵乎早切而治疗贵明虚实兼夹。热疔出脓便好,当清利暑湿;顽疔多有糖尿病,当清热解毒兼顾消渴。发际疮,此愈彼起,以清气、凉血、解毒之品为伍,愈后服 3 个月方愈。蟮拱头,多发体弱幼儿,须健脾益肾、补气养血与清暑利湿同用,待其次第熟开,宜用卧刀切开,切忌挤脓,以粗食盐置脓腔内,2～3 日揭开盖膏,脓毒已清,便可收功。流注固以清热解毒、和营通络为总纲,余毒流注当偏重清热解毒;湿热流注则当佐利湿;伤筋流注偏重和营通络;瘀血流注侧重活血化瘀;暑湿流注偏重清化暑湿,当用豆豉、豆卷、青蒿、荷叶、藿香、佩兰之属。

夏墨农治疗疮,因及早以“香头吊”提毒,故极少见走黄之变。而初诊即有走黄之虞者,夏墨农家传治以水蛇头,当即斩下,用豆腐衣裹吞下,每日 2～3 次,多可活人。故夏墨农家常置水桶,使人捕小指粗水蛇伺之备用。若无水蛇时,则以陈年白降丹 0.1 g,用馒头皮或豆腐衣裹,白开水送下,2～3 h 即神识清爽。

三、和营利湿消散湿毒流注

湿毒流注是对称发生于小腿伸侧的鲜红色或紫红色的结节性皮肤病。疏散分布,大小不一,高出皮面,界限清楚,如数枚融合亦可形成大片硬结,按之微痛。此消彼起,多易复发。《医宗金鉴·外科心法要诀》谓:“此证生于腿胫,流行不定,或发一二处,疮顶似牛眼,根脚漫肿,轻则色紫,重则色黑。由暴风疾雨、寒湿暑火侵袭腠理而肌肉为病也。”田野村夫,劳力之后,冒暑经风,坐湿涉水,多能患此,其他证与今结节性红斑颇相似。夏墨农以其初起结节鲜红,谓之赤瘰,伴有发热、头痛等症状用凉血清热、利湿通络之品清其血热,药用广西角粉、牡丹皮、赤芍、桃仁、泽兰、牛膝、金银花、生薏苡仁、赤小豆等。待其斑色转褐,寒热渐清后改用和营活血、利湿通络之品以化瘀散结,药用当归、赤芍、白芍、鸡血藤、泽兰、牛膝、桑寄生、王不留行、蒲公英、赤小豆、生薏苡仁、萆薢。并嘱注意卧床休息,治愈后继续服药2～3个月,一般可以不再复发。

四、附骨疽与流痰损骨用壮骨托毒法

附骨疽、流痰损骨现今多以 X 线摄片诊断,昔时但凡关节胖肿,以纸捻探及毛糙骨面以确诊,夏墨农认为以附骨疽局部肿胀光亮,间有浅表青筋或红丝显露者,多损骨;流痰疮口经久不愈,胬肉外翻若蕈状者,多损骨。死骨既见,一当以降丹药线引流以出死骨。二当用象牙屑、补骨脂、骨碎补、续断等入托毒方中壮骨托毒,俾死骨得出,活骨得壮而伤口自敛。

第二节　夏少农临床经验

一、感染性疾病的经验治法

(一) 清热凉血法治多发性疖

疖肿易被认为是小病而被轻视,多发性疖因其反复发作,缠绵顽固,治疗后往往不能防止其复发,从而引起患者与医家的注意。多发性疖发于项后发际肉厚而多折纹处,故又名发际疮。

[验方] 黄连 6 g,黄芩 6 g,黄柏 9 g,栀子 9 g,广西角 3 g,鲜生地 30 g,赤芍 6 g,牡丹皮 9 g,白术 6 g。

治此病欲取得疗效,应注意以下方面:① 治疗需清气凉血同用,故选黄连解毒汤与犀角地黄汤合方,前者可苦寒泻火解毒,后者可凉血清热散瘀,非一般轻剂可治。无犀角故代以广西角或水牛角。但本方频服较长时期,恐清凉药伤脾胃,故加用白术。② 必须注意祛邪务尽,不可因疖肿暂时消失而轻易改弦易辙,一般此病需服上药 3 个月左右,特别是在疖肿消除后,必须继续服药 3 周,若没有新发,方可认为痊愈。若未到 3 周,应按上法至此疖消除后,再续服 3 周,如此类推,多数可以治愈。此两点必须在治疗前对患者讲清,以便配合。

临床上多发性疖的治疗尚需与热疖、暑疖、顽疖相区别。疖肿发于暑天名"暑疖",发于其他季节名"热疖",糖尿病并发者名"顽疖"。一般热疖宜用清热

解毒法,以黄连解毒汤为主方。暑疔因暑必夹湿,故必须清暑利湿,以《温病条辨》的清络饮为主方,而用治热疔之法则疗效不显,反之亦然。顽疔则首先应控制糖尿病,后加用清热解毒法方可获效。

(二) 轻可去实法治暑湿流注

流注属阳证,与阴证之流痰为相对之病。流注大体可分3种:一种是余毒流注,因疔疮、痧子、痢疾等余毒所引起,一般以疔疮引起为最常见,故又叫"疔毒流注";一种是瘀血流注,由外伤瘀阻或产妇瘀滞造成;一种是暑湿流注,发于暑天,因暑湿之邪外不出于皮肤而为痱疖,内不入于脏腑而为痧胀,阻于肌肉之内,经络之中,营气不从则成本病。

暑湿流注虽属阳证,发病快,肿痛剧,体温高,但也有类似阴证之表现,如肿为漫肿、痛为酸痛、皮色不变等。如不辨明起发季节,不掌握发病迅速等特点,常易被误认为阴证。在治疗上也有它的特点,它虽为阳证,但不能单纯用清热药治疗,否则很难见效,需用"轻可去实"法,内服清暑宣达、利湿和营之品,外敷白降丹布膏。

[验方] 大豆黄卷 12 g,淡豆豉 12 g,青蒿梗 30 g,荷叶 9 g,西瓜翠 12 g,冬瓜皮 7 g,当归 12 g,赤芍 12 g,白芍 12 g,益元散 12 g(包),炙穿山甲片 9 g,忍冬藤 15 g,金银花 15 g。

案9 朱某,男,38 岁

四肢及臀背结块 6 枚,高热酸痛,收住西医外科病房诊断为"多发性深部脓肿",用抗生素无效,后邀夏少农会诊。中医诊断为"暑湿流注",用"轻可去实法"治疗。服上方,10 剂左右,肿块消散,唯臀部一枚稍出些脓液,用拔毒收口药而愈。

【按】此方取豆卷通达宣利,又能清解湿热,合豆豉以增透达之力。青蒿、荷叶、益元散、西瓜翠、冬瓜皮清暑利湿,当归、白芍和营,忍冬藤、金银花清热;炮山甲,《纲目》谓能通经脉、消痈肿,以助流注之消退,《成方便读》称其有脓则托,无脓可散之功。临床上对抗生素治疗无效者,应用上法常可取效。

(三) 引火归原法治慢性咽喉炎

慢性咽喉炎常见于文艺、教育工作者及工人,虽非大病但不易治愈。其证:咽喉经常干痒燥痛,有时吞咽有梗塞感,查其咽喉潮红。一般多用养阴清热利咽润喉之法,如增液汤、养阴清肺汤等出入。夏氏外科认为此病虽为阴虚喉痹,但却属火不归原所致。因咽喉虽是肺胃之门户,却为足厥阴肝经、足少阴肾经循行所过,肾中龙火寓之,肝中雷火寄之,肾阴不足则水不寓火而龙雷升腾,烁灼津液而成阴虚喉痹。此时仅用养阴清热难奏良效,必须引浮动之虚火归入肾原,方属治本之法。

[验方] 肉桂粉 3 g(另吞),大生地 12 g,麦冬 20 g,北沙参 15 g,金石斛 9 g,龟甲 12 g,磁石或牡蛎 30 g,炒黄柏 12 g。

案 10 辛某,男,59 岁

患慢性咽喉炎已 3 年,经中西医治疗无效,中医曾用大剂壮水制火法亦无良效。改用引火归原法,治疗 2 周余,咽喉干痛消失而愈。

朱丹溪创大补阴丸以"壮水之主以制阳光";尤在泾立肉桂七味丸治阴虚阳浮、下寒上热之证;魏玉璜制一贯煎,宗"乙癸同源"以治肝肾阴虚、木不条达诸病。夏氏外科家传此方乃参合各方之意,在养阴清热基础上加肉桂以同性之热药引火归原,更佐以重镇收敛之磁石、牡蛎,使归原之火不致重行上浮,故其效更佳。

(四)滋阴清透法治额窦炎

额窦炎又名"脑漏",属中医鼻渊中的一种疾病。其证:鼻流秽脓浊涕,色黄腥臭,头额隐痛,眩晕健忘。其病因,多认为系风热袭肺、胆热移于脑所致。《疡科心得集》论其病源属"肾阴虚而不能纳气归原,故火无所畏,上逼肺金,由是津液之气不得降下,并于空窍,转为浊涕,津液为之逆流矣"。夏氏外科治此病,集诸家之说,制订滋阴清透法,以滋肾阴为主,清透风热为佐。一般治疗 1～2 个月,多数病例浊涕转清,腥臭可除,头清鼻适。

[验方] 大生地 12 g,潼蒺藜 9 g,白蒺藜 9 g,枸杞子 12 g,北沙参 15 g,金石斛 9 g,炒白芍 12 g,辛夷花 9 g,冬桑叶 9 g,桑白皮 20 g,金银花 12 g,牡丹皮 9 g。

案 11 施某,男,40 岁

鼻孔时流浊涕,呈黄绿色,有臭味,眉心部胀痛头晕,记忆力减退,脉弦细,舌苔薄黄腻。其病因为肺热及胆火上攻于脑所致。治宜养肺清胆。用上方治疗 2 个月左右,症状消失而愈。

本方以生地、潼蒺藜为君,枸杞子、白芍、沙参、石斛为臣,乃参六味地黄合一贯煎之意,滋肾阴兼以柔肝濡肺。桑叶、桑白皮、金银花、牡丹皮泻肺凉肝清金制木以治胆热为佐,辛夷辛透肺脑之风热,通透鼻窍为使。

(五)釜底抽薪治疗阳明实证

外科临床上治疗实火之法,可分为两种:一种清火法,即扬汤止沸法;一种是泻火法,即釜底抽薪法。如热在阳明经,则用清火法,热在阳明腑,则用泻火法。在外科中与阳明有关之病,釜底抽薪是常用法。如面部丹毒,咽喉部的喉风以及乳房的乳痈等,上述诸证多属阳明,用扬汤止沸每多无效,而用釜底抽薪,其效显著。同时热在大肠之肠痈,胆道病腑气梗阻不通,非用清泻阳明不可,使上部及肠道之火随大便分泄。

[验方1]生大黄12 g(另浸冲),芒硝12 g,薄荷6 g,牛蒡子12 g,僵蚕蛹10 g,金银花12 g,牡丹皮12 g,赤芍6 g。

案12　朱某,男,32 岁

面部起发丹毒,红肿热痛,身热脉数,用祛风清热法,症情未减,相反延蔓,大便不畅,加用釜底抽薪法,用上方(大承气汤加减)攻下,腑通则红肿消退。连服4 剂,症消病愈。

[验方2]羊蹄根30 g,紫苏梗12 g,金银花15 g,忍冬藤15 g,赤芍12 g,白芍12 g,蒲公英30 g,生大黄15 g(另浸冲),芒硝12 g(另冲),王不留行15 g,路路通12 g,制香附12 g。

案13　李某,女,26 岁

左乳房结肿疼痛,皮色不变,形寒身热,经用清热行瘀、和营通络之法,一块未退,又起一块,形成传囊乳痈之势,身热渐高,大便不畅,用釜底抽薪治之,服上方后大便通畅,身热得减,结块逐见消失,肿痛即减,经7 剂治疗后,块消肿散,症获痊愈。

[验方3]射干6 g,马勃3 g,西藏果5 g,挂金灯5 g,薄荷9 g,牛蒡子12 g,金银花12 g,牡丹皮10 g,生大黄15 g(另浸冲)。

案14　马某,男,35 岁

风束太阳,身热脉数,火升阳明,咽喉红肿,风火相搏,咽红且痛,壮热不已,治拟釜底抽薪,以上方攻下治之,病得痊愈。

【按】咽喉肿痛一般以清火法治之,本例原先应用清火法,用之无效,改用泻火法,服3 剂,药到病除,收效显著。

(六) 壮骨托毒法治慢性骨髓炎

慢性骨髓炎,中医称"附骨疽"。其证:局部漫肿坚硬,皮色不变,痛在深部。初起可有身热脉数,若治疗及时,可使邪去病除,如治之不当或拖延时日,则由急性转化慢性,进而骨髓损伤,骨质破坏,形成死骨,影响病部功能,治愈困难。《内经》曰:"邪之所凑,其气必虚。"骨属肾,肾阴不足则骨弱,而寒湿之邪易于侵袭,稍久则蕴蒸化热致成本病。其治疗宜用滋肾壮骨、益气和营之药以扶正补托,佐以清热凉血之品拔毒生肌,可获一定疗效。

[验方] 大生地 12 g,补骨脂 15 g,骨碎补 12 g,川续断 12 g,生黄芪 12 g,全当归 12 g,大白芍 12 g,象牙屑 12 g,金银花 12 g,牡丹皮 9 g。

案 15　张某,女,28 岁

左小腿胫骨患骨髓炎已近年,初起局部酸痛,伴发高热,经用抗生素治疗后,身热退,但左胫骨部存留肿块未能消除,行动不利,久立或行动则疼痛增剧,经 X 摄片证实为骨质损坏。经上方治疗 2 个月,酸痛显减,X 片复查骨质损坏区缩小,续以原法治疗近半年,肿痛消失,又经 X 摄片,证实骨质骨膜已向好的方向转变。

附骨疽乃难治之外科疾患之一。处方中生地甘寒滋肾,合以补骨脂、川续断、骨碎补益肾强骨之品,共成补肾壮骨之功;生黄芪益气补托,归、芍养血和营,牡丹皮、金银花凉血清热,合奏托毒清热之效;象牙屑甘寒清热,《开宝本草》谓:"诸铁及杂物入肉,刮牙屑和水敷之立出。"其为拔毒生肌之要药。多年来用此法治慢性骨髓炎,使症状常有改善。

二、皮肤病的经验治法

(一) 重镇法治疗皮肤病痒痛及疣

重镇法具有镇惊安神、降逆止呕及平肝息风作用。北宋徐之才归纳为"重可镇怯"。一般在外科中并不常用。多年临床中,运用镇逆平肝、清化软坚的重镇药物,结合辨证治疗皮肤痒痛的疾病,如带状疱疹、皮肤瘙痒症,辄能取得意外疗效。

1. 疣　又名瘊子,好发于青少年的面部,疣面作痒,色呈紫红,有些患者常因精神紧张而发作增剧。疣生于足底,因着地疼痛而妨碍行动和工作。临床上针对病因加入重镇药物,可获较好疗效。

[验方]定名"四重汤":灵磁石30 g,代赭石30 g,紫贝齿30 g,左牡蛎30 g。

方中灵磁石辛寒能镇惊宁神;代赭石苦寒,牡蛎咸寒可平肝镇逆;贝齿咸平镇肝息风,与牡蛎又能清化痰热;共成镇惊平肝、清化软坚之功。

2. 带状疱疹 属心脾毒火,当以清火解毒佐以重镇。

[验方]黄连5 g,金银花12 g,牡丹皮9 g,蒲公英20 g,绿豆衣9 g,川黄柏9 g,加四重汤。

案16 吕某,女,41岁

3日前腰胯部皮肉自觉刺痛,旋即出现成簇小水泡,渐向胸胁部蔓延,形如蛇缠,皮肤红、微痒、刺痛,服上方后,痒痛即减,皮损终止蔓延并渐痊愈。

3. 带状疱疹后遗疼痛 属余热未清、营血不和,治予清热和营佐以重镇。

[验方]忍冬藤12 g,金银花12 g,赤芍12 g,白芍12 g,牡丹皮12 g,丹参12 g,当归12 g,加四重汤。

案17 陈某,女,60岁

4年前腰肋部曾患带状疱疹,消退后皮肉刺痛持续,痛极难忍,曾服中西药物无效,夜寐不安,精神不安。投以上方,3周后疼痛消失。

西医认为痛痒属神经兴奋范畴,中医属风属火,故用寒性重镇药物有效,对带状疱疹尚有控制初发疱疹蔓延、缩短病程及避免后遗疼痛之功。

4. 老年瘙痒症 老年瘙痒症是一种发于老年人,以皮肤瘙痒较剧,发作时无明显皮损的疾病。证属血虚风燥,皮肤失濡,宜养血活血,佐以重镇。

[验方]当归12 g,丹参12 g,白芍12 g,生地12 g,熟地12 g,首乌12 g,加四重汤。

案18 朱某,女,50岁

患瘙痒证3年,天冷更剧,皮肤干燥脱屑。先用养血活血法治疗经久无效,后加重镇法,服药2周,瘙痒全除。

5. 扁平疣 属血热火升之证,宜清火凉血佐以重镇。

[验方]紫草15 g,白芍12 g,桑叶6 g,升麻9 g,川黄柏9 g,加四重汤。

治扁平疣63例,治愈率52.4%,有效率80.9%(《中医杂志》1963年第十期)。

6. 跖疣　属血热瘀滞之证,宜凉血活血,佐以重镇。

[验方]地骨皮 30 g,牛膝 9 g,红花 3 g,桃仁 9 g,山慈姑 9 g,加四重汤。

疣属血热瘀滞,用凉血化瘀佐以镇静软坚,疗效更佳。

案 19　某,女,22 岁

左跖疣 2 周,增长迅速,疼痛妨碍行走,疣形绿豆大计 12 颗,微高出皮肤,色黄,表面发亮,有成群倾向,压痛明显,属多数性跖疣。用上方 2 剂后,跖疣转软;6 剂后表面硬皮剥落,行走不痛。检查疣已全平,质软无压痛,再予原方 6 剂,随访 1 年,未见复发。1964 年曾与上海市华山医院皮肤科协作,加用重镇法,共同治疗 14 例跖疣,获较好疗效。此方治寻常疣也有一定疗效。

(二)温中疏气法治荨麻疹

荨麻疹民间称"风疹块",是一常见的变态反应性疾病。《素问·四时刺逆从论》说:"少阴有余,病皮痹隐轸。"故有的中医据此称此病为"瘾疹",后世中医著作多称之为"痞瘰"。《外科金鉴》描述其证:"初起皮肤作痒,次发扁疙瘩,形如豆瓣,堆累成片。"甚合临床见症。较重者除皮疹外,尚可见脘腹胀痛、嗳气、呕恶诸证。本病时发时退,一日间可反复发作,数月或数年不能痊愈除根,故有人说:"风疹不时举发,致成终身之累。"究其原因,《活人录》认为由风邪外中、湿热并发于表所致。故后世多以皮疹多变而痒盛属风,斑红属血热,疹状突起作痒属湿,而用疏风利湿、凉血清热之剂治疗。而对肠胃诸证多不加细究,故对一些反复发作肠胃症状明显之荨麻疹常出现有时有效、有时无效的情况。夏少农在多年临床中,对皮疹外有脘腹胀痛者,归为肠胃型荨麻疹,细加辨证,认为其寒湿气滞互阻中州,乃其病之本,遇风引发逆于肌表乃病之标,故用温中疏气、调理中焦之法给予治疗,对久治不愈者也辄能奏效。在临证中,按其不同表现,又分为三型。

1. 胃寒型　除皮疹外,以胃脘疼痛、得暖则减、泛吐清水、苔白腻、脉弦缓为主证,病属寒湿中阻,治用温中化湿之法。

[验方]肉桂粉 3 g(另吞),白术 12 g,砂壳 6 g,吴茱萸 3 g,青皮 6 g,陈皮 6 g。

案 20　周某,女,25 岁

风疹时发时退已经 1 个月,兼见胃寒诸症,用疏风清利之法疗效不显。服上方 10 剂,脘痛消失,风疹渐减而愈。

2. 气郁型 除皮疹外,以腹胀腹痛连及两胁、嗳气频频、情志抑郁、苔薄脉弦为主证,治用疏肝理气之法。

[验方] 制香附 12 g,广郁金 9 g,陈皮 12 g,炒枳壳 6 g,白豆蔻 3 g。

案 21 胡某,女,71 岁

风疹 4 个月不愈,每发于傍晚,兼见肝气郁结诸证。服上方 1 周,症状消失。

3. 混合型 为兼见寒湿及气郁症状者,治用温中疏气法。

[验方] 吴茱萸 5 g,肉桂粉 3 g(另吞),姜半夏 9 g,砂壳 6 g,制香附 12 g。

案 22 施某,女,21 岁

风疹屡发,已历 10 余年,曾经中西多种药物治疗未效。后由急诊转入皮肤科病房,辨证为混合型,用温中疏气法 6 剂,风疹停发。出院后经门诊随访 3 个月,未见发作,一日服冷饮后,风疹又起,仍用上方加川厚朴 9 g,服药 3 剂,又获消退。

风疹虽系小恙,但有时不易速愈,一般在辨证时多重皮疹而认为风湿热之为患,而忽视肠胃之寒湿气滞。夏少农认为在腹胀、腹痛等症明显时,应以此为主要辨证依据,不应拘泥于皮肤之红痒,不仅不用疏风利湿、凉血清热之品,反用温中疏气之法常辄奏效。各方选药虽极平淡无奇,但都属"治病必求其本"之法,故其疗效显著。

(三)从阴引阳法治银屑病

银屑病系一顽痼难愈之皮肤病,中医属"白疕""松皮癣"范畴,其形态或呈点状,或如钱币,或成红片状,上有鳞屑极易脱落。虽四季可发,但以冬季较剧,至夏多能缓解和隐退。其病因,属阴血不足,血不养肤,而病顽难治则为毒。治疗以养阴补血攻毒为法,但有时有效,有时无效。细究其冬剧夏减之由,可知冬寒时腠理致密,肤燥无汗,阴血难于外行而润肌肤,故而易发,夏令则反之。故夏少农在前法之基础上试加辛温发散之品,用治 14 例儿童银屑病,均获较好疗效,后用于成人也可取效。

[验方] 生麻黄 15 g,桂枝 15 g,当归 12 g,白芍 12 g,大生地 12 g,北沙参 12 g。

此方以养血之四物去川芎加沙参而成，以养阴补血之剂为基础加入辛温发散之品。

麻、桂相伍乃仲景辛温发汗之重剂，不但辛温宣肺，而且能温通血脉。《内经》谓肺主皮毛而司开阖，故能带领原养血滋阴诸药，从阴引阳，开腠理，透毛孔，润肌肤而得效。治银屑病时麻、桂量较大，成人每味为 15 g，儿童每味为 9 g，并未见大汗出，但腠理必开，银屑皮损常能很快消减。而麻、桂用治外感风寒，用量过重确有汗多损伤阴阳之弊，夏少农曾作自身试验不假也。

（四）益肾法治利氏黑皮病

利氏黑皮病，属于中医"黧黑斑"范畴。好发于面部，《外科金鉴》描述该病初起如尘垢，日久黑如煤形，枯暗不泽。其黑斑之形态有大、小、长、圆等不同，但与皮肤相平，与利氏黑皮病的记载颇相类似。玄属肾之本色，且患此病者多有肾虚之见证，故当用益肾法治之，按其证候之不同，可分为三型。

1. 阳虚型　除皮肤黑斑外，可见阳痿、形寒等阳虚诸证。

[验方] 淫羊藿 12 g，巴戟天 12 g，黄精 12 g，大熟地 12 g，怀山药 12 g，当归 15 g，白芍 12 g，补骨脂 15 g。

2. 阴虚火旺型　皮肤黑斑伴有灼热感微痒，面有升火或五心烦热。

[验方] 大生地 12 g，首乌 12 g，麦冬 12 g，北沙参 12 g，夏枯草 20 g，川芎 6 g，金银花 12 g，牡丹皮 9 g，知母 9 g。

3. 肾虚型　除皮肤黑斑外，可无全身阴虚或阳虚见证。

[验方] 生地 15 g，熟地 15 g，玉竹 12 g，菟丝子 12 g，当归 15 g，白芍12 g，夏枯草 20 g，桑叶 9 g，补骨脂 9 g。

对利氏黑皮病之治，要抓住肾色上泛之法，用益肾之品每可取效，但病属缠绵，疗程较长，在益肾之同时并宜重视养血和营为要。

（五）清利化瘀法治结节红斑

结节红斑好发于小腿，夏氏家传称为"赤垒"。西医根据病理变化不同，一般分为脂膜炎及动脉周围炎两大类型。因其病损处皮色鲜红故属热，凝聚成节故为瘀，位在下肢故夹湿，所以多用清热利湿、凉血化瘀之法治之。曾与上海市华山医院皮肤科协作治"赤垒"数百例，深感治此病必须加重行瘀活血之品，同时当与辨病相结合。治动脉周围炎当以凉血清热为主，治脂膜炎当以清气分之热为主，如此则疗效较高，反之，则疗效较差。

1. 脂膜炎型结节红斑

[**验方**] 川黄柏 12 g,川草薢 12 g,防己 9 g,生薏苡仁 30 g,牛膝 9 g,忍冬藤 12 g,金银花 12 g,牡丹皮 9 g,泽兰 9 g,蒲公英 30 g。

案 23 黄某,女,31 岁

两小腿结节红斑,疼痛,痛剧时行动欠利,身热脉数,西医诊断为"脂膜炎"。病经 6 年,曾用中西药治疗无效。用上法 3 个月余,结节红斑逐渐隐退。

2. 动脉周围炎型结节红斑

[**验方**] 鲜生地 30 g,水牛角 30 g,蒲公英 30 g,牡丹皮 12 g,赤芍 9 g,泽兰 9 g,王不留行 15 g,桃仁 12 g,牛膝 12 g,赤小豆 30 g。

案 24 阮某,女,30 岁

两小腿结节红斑,此起彼落,无身热,脉弦数,舌尖红,苔黄腻,西医诊断为"动脉周围炎",病历 5 年。经上法治疗不久,结节全部消退,随访至今,未曾发作。

脂膜炎之结节红斑起发时多有全身发热,而动脉周围炎之结节红斑则常无发热。治疗上同是凉血清利,但实践发现前者当重在清利气分,故选川黄柏、草薢、薏苡仁、防己为主,四者相配伍对下焦湿热诸证常有较好疗效;而后者重在凉血,故以犀角地黄汤为主。而蒲公英既可清气凉血,又能消肿散结,为外科要药,故均用以重剂。

三、养阴疏化法治甲状腺腺瘤、甲状腺囊肿和慢性腮腺炎

甲状腺腺瘤和甲状腺囊肿在外科并非少见,中医归在"瘿瘤"中,多认为系肝经风热痰凝气滞之阳证。一般治疗多从疏肝理气、软坚化痰之法,以海藻玉壶汤为主方,然后结合 5 种瘿瘤分属五脏而行加减。通过长期临床探索,夏少农对本病产生了新的看法。此病虽发于颈项两侧属足厥阴肝经循行所过,但肝脏体阴用阳,易升易亢,欲使肝阳不致妄动,必赖肾水之涵养,故应属阴虚痰瘀气滞之阴证,宜用养阴疏气化痰之法。曾于临床治疗 30 例患者,治愈率达 30% 左右,总有效率 90% 以上。

腮腺炎中医称"痄腮",有急慢之分,急性者易起易消,有传染性;慢性者虽不传染,但消散治愈较难。其证:腮部漫肿隐痛,皮色不变,起病缓慢缠绵难

愈,可有牙关开合不利之感,如急性者而用普济消毒饮等清热解毒、祛风化痰之剂,多难取效,宜用养阴疏气化痰之法治之。

[验方] 甲状腺腺瘤及甲状腺囊肿方:白芍 15 g,玄参 9 g,夏枯草 30 g,海浮石 30 g,制香附 12 g,白芥子 12 g。

慢性腮腺炎方:白芍 12 g,北沙参 15 g,夏枯草 30 g,桑叶 6 g,制香附 12 g,僵蚕 12 g,海浮石 30 g,瓦楞子 20 g。

治甲状腺腺瘤和甲状腺囊肿方,在软坚化痰药中,不用含碘的海藻、昆布等药物,与一般治法迥异,且有利于应用核素检查进行动态观察。在临床治疗 30 例患者的疗效基础上,又在上方中加入僵蚕 12 g 以搜经络之风痰,泽漆 15 g 以增化痰之力,重楼 20 g 清热攻毒,疗效及消散率又有提高。

治慢性腮腺炎经验方,一般服用 3～6 个月炎肿即可消散。

四、其他疑难杂病的经验治法

(一) 壮阳法治外科疑难病

壮阳法原是一种用温补肾阳之品,以治肾阳不足、命门火衰的治疗方法。夏氏外科经数十年探索,认为此法不仅可治肾阳虚衰之患,在辨证基础上,与其他治法同用可具调冲任、通气血,甘温治大热之功,而用治真性脂膜炎、肠粘连、肢端皮炎、乳房小叶增生等,经用一般治法无效之外科疑难杂病,以本法治疗,常可获意外之效。

[验方] 仙茅 12 g,淫羊藿 12 g,巴戟天 12 g,肉苁蓉 12 g,知母 9 g,黄柏 9 g,玄参 9 g,生牡蛎 30 g,灵磁石 30 g。

此方用仙茅、淫羊藿、巴戟天、肉苁蓉四味壮阳药为主,壮阳调冲任力大。知母、黄柏、玄参三清滋药为辅,以阴阳共济,共成调补冲任之功;且可监温燥之性,以免伤阴之弊。佐以二味重镇药以抑壮阳药温热之性上扰,免除头晕、咽燥等不良反应。为便于应用,名曰"壮阳二、三、四"方,加入原辨证论治方剂中使用。

1. 用治真性脂膜炎

[验方] 当归 15 g,赤芍 12 g,白芍 12 g,蒲公英 30 g,紫草 9 g,加"壮阳二、三、四"方。

案 25 姚某,女,38 岁

遍体起发结节红斑疼痛,经行失调,反复高热,经久不退,经上海某院病理切片,诊断为"真性脂膜炎"。曾用激素及清热凉血法治疗无效,后在原清热凉血方中加用"壮阳二、三、四方",发热渐退,结节红斑相继消去。

真性脂膜炎与脂膜炎都可见结节红斑,但真性脂膜炎有反复高热,经久不退,病理切片可资鉴别。患真性脂膜炎女性患者多有月经不调症状,此乃冲任不调之表现,而冲、任、督、带四脉与肝肾经脉相连。高热红斑用清热凉血久久不退,乃王冰所谓"寒之不寒"之象,合其冲任不调,乃引动肝肾之阴火上潜。治气虚之阴火当用补中益气法甘温除热,治此肝肾之阴火可用壮阳调冲任之法。

2. 用治肠粘连

[验方]延胡索 12 g,川楝子 12 g,青皮 9 g,陈皮 9 g,枳壳 6 g,当归 12 g,丹参 12 g,赤芍 12 g,白芍 12 g,加"壮阳二、三、四"方。

案 26 某,女,25 岁

因急性阑尾炎在上海某市级医院手术,后因严重肠粘连,疼痛颇剧,前后共经 3 次手术及服西药治疗,但疼痛不能缓解,来邀会诊。查腹部柔软,痛势时缓时剧,转侧不安。先投疏肝理气、和营止痛之剂无效,后在上剂中加用"壮阳二、三、四"方,服药 1 周,疼痛显减,2 周出院,后在门诊随访 2 次,痛止而缓解。

肠粘连乃腹部手术后常见并发症,有时治疗颇为棘手,一般因其腹部胀痛而多用理气和营之法治疗,也有用通便攻下者,但不少仍难取效。思痛乃气血失其调畅所致,所谓"不通则痛"。《素问·生气通天论》曰:"故天运当以日光明。"可知清代叶天士所云"阳动则运"之义。故用壮阳之法,合以理气活血之品,以疏通其气血,较之一般用法更胜一筹。

3. 用治肢端皮炎

[验方]广西角 9 g,鲜生地 20 g,金银花 12 g,牡丹皮 9 g,川黄连 9 g,生石膏 20 g,鲜石斛 20 g,加"壮阳二、三、四"方。

案 27 某,男,1 岁

两手指及面唇部患脓疱溃烂,高热,体温达 40℃左右,病已 3 个月,经重用激素及大量维生素 E 治疗,高热不退,脉来细数,舌起红刺。证属气血两亏。投以大剂犀角地黄汤合黄连解毒汤,但治疗无效,邀夏少农会诊。改用上方治疗,1周后体温降至正常,皮损逐渐消退。

此方乃清瘟败毒饮变化而来,具清热解毒、凉血散血之功,合以"壮阳二、三、四"方,乃因其高热日久,寒之不寒,属引动肝肾阴火,立意与治真性脂膜炎相同。

4. 用治乳房小叶增生　乳房小叶增生,中医属"乳癖"。其症状为乳房结块呈不规则形状,按之表面光滑,可以移动,多数不痛,偶可胀痛,与皮肤不相连,皮色不变,也不发热,也不破溃,西医多取手术方法,中医可冀内消。

[验方]淫羊藿9g,肉苁蓉9g,玄参9g,白芍9g,橘核9g,橘叶9g,广郁金10g,陈香橼20g,佛手6g,当归12g。

案28　朱某,女,25岁

2年来左乳外侧发现不规则肿块,每逢行经前则局部胀痛,臂难高举,经净之后,胀痛逐渐缓解,但肿块不能全消,经用上方治疗3个月,块消痛止而愈。

此乃疏肝理气、和营消肿方药合部分"壮阳二、三、四"方而成,以调其冲任。因乳房属足厥阴肝经、足阳明胃经所循,肝经多血少气,胃经多气多血,故气易滞,血易聚,用疏肝和营本系对症之法,但此症多与经期有关,故宜合调理冲任为治。

(二)阴阳寒热转化证治验

《内经》曰:"阳胜则热,阴胜则寒。""阴虚则生内热,阳虚则生外寒。"此言阴阳偏胜之一般表现,若偏胜太过则可互相转化,而见阴损及阳,阳损及阴,或寒极生热,热极生寒之象,致使病情错综复杂。有人认为这种阴阳寒热转化的情况,在外科中并不多见。然夏少农在临床上感到在外科的某些疾病中,如动脉粥样硬化闭塞症、硬皮病、骨结核等一些疑难杂症中决非少见,此时多属病之后期,局部出现脓腐、溃破糜烂,在治疗上若仅治其阴或单治其阳,疗效往往欠佳,而必须阴阳兼顾,寒热同治,方可奏效。

1. 动脉粥样硬化闭塞症　脉管闭塞症大抵可分两类:一类为血栓闭塞性脉管炎,一类为动脉粥样硬化闭塞症。后者多见于老年人,由动脉粥样斑块的发展所造成。其病多见于腿部,一般先有患处皮肤苍白和皮温降低,患者常有形寒怕冷的全身症状,久之则局部肤色青紫,进而转为黑腐,下肢疼痛难忍,行动不利。中医辨证乃属老年阳气虚衰,阳虚生寒,寒盛瘀阻,日久则阳损及阴,阴虚火旺,寒极生热,热盛则肉腐成脓,损筋坏骨。治疗应益气和阳,养阴清热,和营活血,以阴阳兼顾,寒热并用。

[验方] 生黄芪 15 g,党参 15 g,鹿角霜 12 g,怀山药 12 g,大生地 12 g,全当归 12 g,赤芍 9 g,白芍 9 g,泽兰叶 9 g,桃仁 9 g,牡丹皮 9 g,金银花 12 g。

案 29　郭某,男,75 岁

2 年前两小腿怕冷,皮色初苍白,继而紫滞,行动过多则有隐痛,后左足痛势增剧,初以为冻疮,故未治疗,天气转暖则诸症减轻。近年疼痛剧增,左足第四趾背部溃破疼痛日夜不止,难以行动,溃疡大小为 2.5 cm×2 cm,苔薄腻,质微红,脉细小。请上海某医院血管外科会诊检查,并做超声波血管搏动测验示:左足背动脉搏动完全消失,诊断为"动脉粥样硬化闭塞症"。经用上方连服 2 个月余,溃疡腐脱新生,完全愈合,足冷转温,足背动脉恢复轻微搏动,继续服药 3 个月,已能行动自如。

2. **硬皮病**　本病以皮肤板硬为特点,形态有滴状、片状、节状及弥漫型等多种,病情分为三期:初期为浮肿期,中期为硬化期,后期为萎缩期。中医学有"皮痹"病,载有"皮肤顽厚,肌肉酸痛,寒搏皮肤则皮肤急"等症状,与此病相似,认为系寒凝为患,需用温通法,但见局部溃破糜烂者临床用之,疗效并不显著,改用阴阳兼顾,寒热并用,时可获效。

[验方] 补骨脂 15 g,淫羊藿 15 g,黄芪 30 g,麦冬 15 g,首乌 15 g,天花粉 15 g,广西角粉 2 g(另吞),牡丹皮 9 g,赤芍 12 g,白芍 12 g,当归 20 g。

案 30　华某,女,35 岁

患弥漫性硬皮病,经西药治疗,疗效不显,改服中药。开始因神疲形寒,皮肤板硬,肌肉关节酸痛,认为系气阳不足,寒凝瘀阻,治予温阳散寒、益气活血法治疗 1 年余,皮肤板硬逐渐转软,肌肉渐丰。但后右踝部溃破糜烂疼痛,久不愈合,后经反复辨证,始感此病初起虽为阳虚寒凝瘀阻,但久则阳损及阴,寒化为热,故单用温阳行瘀或清热解毒均不合拍,应改用上法治疗,服药一段时间后,溃腐渐去,疮口渐敛,取得较好效果。

3. **骨结核**　中医称"骨痨",又称"穿骨流痰",是一种较难治愈的疾病。初起常无特殊不适,局部皮色不变,久之或可出现酸痛。如生于腿部,可有行动乏力,故常被患者忽视,在偶一不慎而跌扑之后,则突然疼痛,肿势明显。此因该病病灶在深部,当骨质破坏,疾病透及皮肉时,方出现肿势,实则内已化脓。辨证上,初起属阳虚寒痰凝阻,治以阳和汤为主,可有疗效。待溃脓之后,则已阳损及阴,寒已化热,治则当予转变,除减少和阳散寒之药外,必须加用养阴佐以清热之品。

[验方] 早期:鹿角霜 15 g,补骨脂 15 g,骨碎补 12 g,大熟地 15 g,麻黄 1.5 g,白芥子 12 g,炮姜 3 g,当归 15 g,杜仲 12 g,川续断 12 g。

后期:鹿角霜 12 g,生地 12 g,熟地 12 g,补骨脂 12 g,骨碎补 12 g,象牙屑 12 g,首乌 12 g,白芍 12 g,杜仲 15 g,北沙参 15 g,生黄芪 30 g,白芥子 12 g,蒲公英 20 g,牡丹皮 9 g。

以上 3 种疾病,初起都是阳虚而寒盛,久之则阳损及阴,阴虚生火,寒化为热,此与一般内科之阴阳两虚、虚火上浮不同,其所化之热可使病处肉腐化脓,损筋坏骨,乃外科之一特点,故《疡医大全》对此在《内经》病机十九条之基础上有所发展,提出"诸痛痒疮疡皆属心火"之说,其义不仅限于疮疡之初起,更主要在阐明虽阳虚寒盛之证,到后期也可有火化之变,乃不可不知也。

(三) 通补督脉法治脊椎肥大症

脊椎肥大症是临床一种常见病,其症状因发病部位不同而异。发于颈椎则颈部活动不利,进而手臂麻木或见眩晕,发于腰椎则腰背酸痛,牵掣下肢而妨于行动,此病在中医可属于"痹证""腰痛"范畴。《难经》曰:"督脉起于下极之俞,并于脊里。"可见脊椎乃督脉经循行之部,而"督脉督一身之阳""督为阳脉之海",元阳不足则风寒湿邪易于侵袭,以致营血涩而不行而成此病,所谓"痹者闭也"。治疗上宜用通畅督脉之法,虽不能使肥大之脊椎复常,但却可能使症状消失。

[验方] 鹿角霜 12 g,杜仲 12 g,川续断 12 g,狗脊 20 g,补骨脂 12 g,黄芪 20 g,怀山药 12 g,麦冬 15 g,当归 12 g,赤芍 9 g,白芍 9 g,威灵仙 15 g。

案 31　黄某,女,47 岁

2 年前曾行甲状腺腺瘤手术,后觉颈项部牵掣不舒,两手麻木,初以为术后粘连所致,治疗数月无效,经 X 线摄片,发现第四、第五、第六颈椎增生肥大,椎体高突,局部压痛,右手麻木,用上法治疗 2 个月,症状消失。

清代叶天士立通补法,治奇经空虚之腰髋酸痛,常用鹿角、枸杞子、炒黑小茴香等为主药,师其意,增入益气和营、祛风通络、强筋健骨之品,多数患者在服药 3～6 个月内,症状可冀好转或消除。

(四) 引血归经法治血肿

引血归经是夏氏家传治疗"血肿"的治法,适用于外伤皮肉,特别伤在头部引起皮下血管破裂,血液外溢的血肿,夏氏家传称为"血涌"。对本病中、西医治疗多用抽血压迫法,但难以很快消退,夏氏内服引血归经结合外敷,疗效较好。

[验方]内服:黄芪 30 g,牡丹皮 12 g,当归 12 g,赤芍 12 g,白芍 12 g,青葱管 2 根。外敷:金黄散,醋调。

案 32 吕某,女,30 岁

因铁板撞及头顶,头部突起肿块,按之绵软,边缘可触及头骨,局部有胀痛感,经中、西药治疗半年,血肿未消,由外地来沪治疗。经用夏氏家传治法内服、外敷,3 周血肿消退,愉快返乡。

方以黄芪益气使气能帅血而不外溢;牡丹皮凉血,使血缓行;归、芍和营理血,使营血正常运行;主要借青葱管辛温透发之力,引血归经,使溢血归络。金黄散为外科之常用药,有清热消肿、活血散瘀之功,借醋调敷,不仅能助药力之透入,且具酸以收敛,敛极散之之力。夏氏家传治法,历代相袭,愈人颇多。

(五) 分型施治法治乳岩

乳岩以其乳部肿块高低不平,坚硬如石,推之不移,形如岩石而名之,因此病难消难愈,每多危及生命,故《疡科心得集》称之为四大绝症之一。乳岩之发病多由内伤七情,抑郁过度引起,而乳头又属足厥阴肝经循行之所,故与肝郁气滞有关,又因其病常与月经、生育有一定联系,且顽固难愈,故辨证上又可属冲任失调或属"毒"。

以其症状之不同,临床上可分为四型。

1. 肝郁气滞型 凡发病有寡居、分居、离婚、年轻丧偶、晚年失子以及精神刺激者属本型。

[验方]制香附 12 g,橘核 6 g,橘叶 6 g,八月札 9 g,青皮 6 g,白芍 12 g,陈香橼 15 g。

2. 冲任失调型 凡患者兼有不育症、多产、临经前乳胀痛或发病在围绝经期者属本型。

[验方] ① 温性：仙茅 12 g,淫羊藿 12 g,肉苁蓉 12 g,巴戟天 12 g。② 凉性：蒲公英 30 g,王不留行 15 g,丝瓜络 12 g,路路通 12 g。③ 平性：当归 15 g,白芍 12 g,熟地 12 g,川芎 9 g。

临床上根据不同表现,选用①、③或②、③,但温性与凉性很少合用。

3. 恶毒蕴结型　凡发病与以上两型无明显关系者就称本型。

[验方] ① 全蝎 6 g,露蜂房 12 g,蛇蜕 5 g,蜈蚣 2 条,土木鳖 3 g(去壳切片),外科蟾酥丸。② 鹿衔草 20 g,凤尾草 20 g,白毛藤 30 g,刘寄奴 15 g,铁树叶 30 g。

以上二组药合用。

4. 混合型　兼见肝郁气滞及冲任失调二型的症状,治疗上也综合二型的药物同用。

临床上使用疏肝理气药应按不同的发病部位来选用。一般治颈、胁、乳部宜用香附、橘叶、青皮、枳实、路路通等;用于小腹及睾丸部宜用延胡索、川楝子、乌药、荔枝核、茴香等。

攻毒药可分两类:一类为以毒攻毒药,如治恶毒蕴结型的第一组药;一类为清热攻毒药,如此型的第二组药。

调冲任的药物,可分为三类:一类为壮阳药,如治冲任不调型的第一组药或"壮阳二、三、四"方;一类为清热通乳络药物,如治冲任不调型第二组药,此组药物也可用于亚急性红斑狼疮;一类为和营理血药,如治冲任不调第三组药,即以四物汤为代表。

根据 33 例患者的临床观察,乳岩早期以疏肝、调冲任法起效较快,晚期以疏肝攻毒法疗效较好,其中显效者 3 例,进步 12 例,稳定 15 例,恶化 3 例,总有效率 45.5%。

(六) 养阴攻毒法治腮腺混合瘤

腮腺混合瘤是一种由黏液性组织及骨组织等多种组织混合而成的肿瘤。初起多属良性,但也有部分病例可转变成恶性,本病西医多需手术治疗,缺点是少数病例肿瘤组织摘除不净,仍可复起。此病辨证属慢性阴证,系阴分不足。局部皮色不变属痰凝,病久顽固难愈属毒,且用养阴化痰攻毒法。日久正气必虚,应稍加益气之品。

[验方]白芍 20 g，麦冬 20 g，玄参 9 g，夏枯草 20 g，白芥子 12 g，黄芪 30 g，制香附 12 g，土茯苓 20 g，龙葵 15 g，蜀羊泉 20 g，土木鳖 3 g（去壳切片）。

案33 吴某，女，51 岁

左腮起发肿块后 2 年，曾经某大医院手术，切片诊断为"腮腺混合瘤"。4 年后肿块又起，嘱再手术，患者拒绝，要求服用中药，行非手术治疗。当时发现左腮有肿块 4 枚，大小不一，质介于木石之间，牙关开合欠利。用上方治疗 2 个月，肿块缩小 70% 以上，牙关开合自如。

曾用此法在临床上治疗不少病例，一般服药 2～3 个月后，症状多可较明显减轻，肿块不久能逐渐缩小甚至消散。

第三节　夏涵临床经验

一、当归拈痛汤治疗痛风性关节炎

夏涵认为痛风性关节炎属中医的"痹证""白虎历节风"的范畴。关于本病的病因病机，夏涵认为禀赋不耐是其发病之本，加之平素过食膏粱厚味，以致湿热内蕴，兼因外感邪气，侵袭经络，致气血运行不畅，故而出现关节灼热红肿，痛不可触，日久瘀血凝滞，则致关节畸形，出现功能障碍。临床表现为关节红肿剧痛，转动不利，多于夜间猝然发作，或伴有发热、汗出不解、口渴喜饮、心烦不安、溲黄、舌红、苔腻、脉滑数等症。关于此症之病机，夏涵常援引《格致余论·痛风论》中记载："痛风者，大率因血受热已自沸腾；其后或涉冷水，或立湿地，或扇取凉，或卧当风，寒凉外搏，血热得寒，污浊凝涩，所以作痛，夜则痛甚，行于阴也。"

治疗上，以清热除湿、祛风通络为大法，仿张元素当归拈痛汤意，拟虎杖痛风饮，方药如下。

羌活 9 g，独活 9 g，防风 9 g，防己 9 g，粉葛根 15 g，宣木瓜 12 g，忍冬藤 30 g，油松节 9 g，全当归 12 g，赤芍 9 g，炒苍术 9 g，绵茵陈 15 g，虎杖根 15 g，生甘草 5 g，猪苓 9 g。

方中羌活苦辛,透利关节而胜湿;防风甘辛,温散经络留湿;葛根苦辛平,味之薄者,阴中之阳,引而上行,以苦发之也;苍术体轻浮,能去皮肤腠理之湿;血壅而不流则痛,取当归、赤芍温以散之,使气血各有所归;甘草甘温补脾养正气使苦药不伤胃;茵陈以苦泄之,治肢节烦痛;治湿不利小便非其治也,故取猪苓甘淡平,淡以渗之。此外,方中加虎杖味苦辛平,活血通络以止痛;忍冬藤味甘性寒,能清热通络治风湿痛;油松节其味苦性温,以祛风燥湿,活络止痛;宣木瓜味酸性温,舒筋活络,皆以助祛风通络、清热利湿之功。

对于痛风急性发作之后的无症状间歇期以及尚未有过关节症状的单纯的高尿酸血症期,夏涵指出,缓解期的治疗,降尿酸并不是唯一目标,更重要的是要尽可能地延长这一无症状的间歇期,减少急性发作的次数,或减轻下次急性发作时的症状,缩短急性发作的时间。临床上此期患者除血尿酸异常以外,往往无任何关节不适症状,因此似乎存在着一个无证可辨的境况。夏涵就此指出:"有诸内者必形诸外。"此时固然无外在的宏观症状可以作为辨证依据,但却必定有一个微观证据存在——高尿酸血症,这是痛风的发病基础,也即是本病病机中内蕴之"湿热",抓住这一点,谨守病机,治法备矣。故而治之以利湿降浊,拟茵连痛风饮,药用:

茵陈,连钱草,白术,茯苓,土茯苓,泽兰,秦艽。

方中茵陈、连钱草清利湿热为君,白术、茯苓健脾化湿为臣,佐以土茯苓、秦艽、泽兰通利关节,共奏清利湿浊、通利关节之效,以预防痛风的急性发作。若伴关节酸楚隐痛,屈伸不利,可酌加伸筋草、络石藤、宣木瓜;伴腹胀便溏,纳食不香可加紫苏梗、藿香、佩兰。

二、凉血祛风法治疗类银屑病

类银屑病是一组病因未明的红斑鳞屑性皮肤病。夏涵认为,本病皮损泛发全身,乃属风邪;皮疹色红或紫褐,系血分有热。故究其源,为风邪、血热相搏,客于肌肤所致,因而治当凉血祛风。夏涵治疗此病基本方如下。

生地 12 g,牡丹皮 9 g,黄芩 9 g,槐花 9 g,紫草 9 g,大青叶 15 g,生薏苡仁 15 g,白蒺藜 12 g,茯苓皮 12 g,生甘草 5 g。

伴微痒者,可加珍珠母 30 g、灵磁石 30 g、佛耳草 15 g。服法:每日 1 剂,分头汁、二汁煎服,另当嘱患者忌鱼腥发物及饮酒。此外,夏涵发现用此方法治疗玫瑰糠疹,亦具有异病同治之妙。

三、凉血重镇法治疗扁平疣

扁平疣是一种病毒性皮肤病,表现为分散分布、质地柔软、顶部光滑、粟粒至绿豆大、淡褐色或高出皮肤表面的扁平状丘疹。好发于面部、手背部等暴露部位,极其容易传染。中医学对疣的认识早在《内经》中即有记载,如《灵枢·经脉》云:"手太阳之别,名曰支正,上腕五寸……虚则生疣……"巢元方《诸病源候论·疣目候》载:"疣目者,人手足边忽生如豆或如结筋,或五个或十个相连,肌粗强于肉,谓之疣目,此亦风邪搏于肌肉而变生也。"明代陈实功《外科正宗·枯筋箭条》云:"因忧郁伤肝,肝无荣养,以致筋气外发,初起如赤豆大,枯点微高,日久破裂,趱出筋头,蓬松枯槁。"《薛己医案·外科枢要》载:"疣属肝胆少阳经,风热血燥,或怒动肝火,或肝客淫气所致。"夏涵在上述论述基础上认为,扁平疣及其他多种疣类疾病之发生,应责之于血热引动肝风,治宜凉血解毒、重镇息风之法,基本处方如下。

灵磁石 30 g,代赭石 30 g,紫贝齿 30 g,生石决明 15 g,生牡蛎 30 g,生白芍 6 g,紫草 9 g(最多可 30 g)。

方中金石类药物应先煎 0.5 h,成人与儿童剂量相同。皮损多发于面部者加桑叶 5～9 g,或加升麻 6～9 g;皮损发于下部者加黄柏 3～9 g,金银花 9～12 g。部分病例在皮损消退前常诉局部瘙痒加剧,而皮损呈现枯萎脱屑状,抓之随手脱落。疗效一般在服药 6～14 剂后开始出现,若连服 14 剂后无变化者,则继续服用亦多无明显效果。

四、痰毒煎治疗颌面部急性化脓性淋巴结炎

颌面部急性化脓性淋巴结炎是临床常见病,致病菌大多为金黄色葡萄球菌,其次为溶血性链球菌等。夏涵认为,此病属痈病范畴,乃由风热、痰毒搏结于少阳、阳明之络所致,治宜散风清热、化痰消肿,常用处方如下。

牛蒡子 16 g,莱菔子 15 g,连翘 15 g,杏仁 9 g,薄荷 6 g,荆芥 9 g,夏枯草 15 g,僵蚕 9 g。

除内服煎剂外,局部外用药物敷贴,一般用金黄膏或玉露膏,每日一换;有波动感或疑有波动感者,外用千捶膏,3 日一换;自行溃破或切引后则按中医外

科常规换药处理。

五、从"痹证"论治缝匠肌筋膜炎

缝匠肌筋膜炎又名风湿性肌炎,因病变累及筋膜,故亦称筋膜炎,多见于有风湿性或痛风性疾病而嗜食肥甘厚味并缺乏运动的中年人。临床表现为突发肢体疼痛,进行性加重,不伴发热等全身症状。站位时患肢稍屈曲,足弓外翻着地;坐位时患肢向后屈,足尖着地。站立或坐下时均需手撑桌面。患处无明显红肿,肤温亦无明显变化,从髂前上棘内侧沿缝匠肌至膝内侧有明显压痛。夏涵认为此证属于中医"痹证"的范畴,乃由气血为邪闭阻所致,方选扶正祛邪之独活寄生汤加减,使得邪气祛而气血流畅,达到通则不痛的之目的,基本处方如下。

独活 9 g,桑寄生 12 g,当归 9 g,秦艽 9 g,宣木瓜 12 g,汉防己 12 g,威灵仙 9 g,海风藤 15 g,牛膝 9 g,防风 9 g,天仙藤 15 g,生甘草 6 g。

六、清热祛风化痰法治疗颌下腺结石

涎石病的发病一般认为与涎液滞留、异物、细菌等局部因素有关,而颌下腺涎石在涎石病中最为常见,除极小涎石可自行排出以外,一般均需行外科手术疗法。本病临床表现为颌下局部肿胀,导管口黏膜红肿,挤压时有脓液流出,全身时有发热,舌苔多薄黄腻,脉象多弦滑数。治疗方面,夏涵多以散风清热、化痰排石为治则,基本处方如下。

牛蒡子 15 g,连翘壳 10 g,虎杖根 15 g,连钱草 30 g,猪苓 15 g,制蜈蚣 10 g,夏枯草 10 g,法半夏 10 g,威灵仙 30 g,生鸡内金 3 g。

肿胀明显者加五味子 5 g、酢浆草 15 g;伴脓性分泌物加胡黄连 3 g、金银花 12 g;伴高热加柴胡 10 g、黄芩 10 g;无发热去连翘,加紫丹参 10 g;口臭加淡竹叶 15 g、天花粉 15 g;口干加细生地 15 g;舌苔垢腻加制苍术 10 g。夏涵曾观察此法治疗颌下腺涎石患者 20 例,排石者 13 例。因此,在治疗中观察到凡结石小、部位在导管前或者导管中者疗效较好;而结石较大、部位在导管后或者腺体内者,经治疗虽然消肿止痛,但结石不能排出或者颌下结块不能完全消退。

第四节　柏连松临床经验

一、治疗痔瘘旨在保护肛门功能

（一）治疗高位复杂性肛瘘应以彻底治疗、保护肛门功能为主旨

高位复杂性肛瘘是肛肠外科手术的一个难点，还存在着许多问题：① 复发率高，复发的原因是未能找准内口和彻底清除干净原发感染病灶。② 并发症后遗症较多，其中最严重的是损伤肛门外括约肌深部及耻骨直肠肌引起的肛门不完全失禁和完全失禁，以及由于肌肉断开引起的肛门向前移位变形，肛门直肠弯曲消失而引起的黏膜及直肠脱出，大面积瘢痕引起的直肠狭窄和创面肉芽水肿久不愈合等。③ 癌变较多，黏液癌占多数，一般认为与长期慢性炎症的刺激有关，硬结形成，黏液分泌及疼痛常为癌变的先兆，10 年以上者癌变率较高，值得引起充分的重视。

柏连松认为，肛瘘的手术治疗原则是：① 针对肛门腺感染是肛瘘形成的主要原因，应彻底切除感染的肛隐窝、肛门腺导管和肛门腺作为肛瘘根治的关键。② 根据肛瘘主要是"肌间瘘性脓肿"的新理论，在肌间寻找瘘道并清除病灶。③ 应把保护肛门括约肌及肛门功能作为总的原则。

柏连松经长期临床探索，经验总结，对此肛肠科难治之症首先独创了"双线切挂法"，即在夏氏祖传鞋匠挂线法的基础上，以橡皮筋和丝线同时贯穿瘘管管道，分别结扎。"双线切挂法"治疗各种高位复杂性肛瘘，既简化了操作步骤，又缩短了手术时间，总有效率达 95％以上，而且避免了复发以及肛门失禁等手术并发症、后遗症的发生。近年来柏连松仍不断进行探索，在原有手术基础上又增加了"隧道法"治疗高位复杂性肛瘘，使该病的治疗方法日臻完善。所谓"隧道法"，就是在手术中剥离清除肛门直肠环后方及上方的瘘管管壁组织，避免挂线所造成的肛门直肠环肌的损伤及避免挂线给患者带来的痛苦。这两种新技术、新方法疗效确切，大大提高了高位复杂性肛瘘的治愈率，并杜绝了术后肛门失禁的后遗症。

（二）倡导、优化硬化注射法治疗痔病，避免手术创伤

注射疗法是治痔的一种有效方法，由于各医家对注射液的剂量、浓度及操

作不同,往往疗效不显。柏连松通过数万例的临床实践,多次进行操作技术的改进、药物的筛选,研制出"曙光Ⅰ号"注射液。"曙光Ⅰ号"硬化萎缩剂是柏连松根据中医学"酸可收敛,涩可固脱"的理论,利用五倍子与明矾味酸涩的特性,治疗各期内痔,具有良好的收敛固脱、止血、抑菌作用。其作用机制:注射早期由于硬化萎缩剂不易被组织吸收,注入痔血管丛间隙的硬化萎缩剂可产生较长时间的压迫作用,减少血流而不阻断血流;后期,由于硬化萎缩剂产生的致炎作用,使局部组织产生无菌性炎症及纤维化,痔血管紧缩、闭塞或栓塞,但并不导致痔组织坏死,可能在组织修复过程中,有再生血管和纤维化同步形成。因此,自注入硬化剂后至纤维化完成的过程中,痔组织内始终没有完全阻断血供,所以硬化萎缩剂注射疗法是一种"阻而不断,塞而不死"的治疗方法,是一种非摧毁性治疗,这就是与坏死疗法的根本区别。根据局部解剖的特点,柏连松根据局部解剖的特点,分三步注射治疗各期内痔,取得显著的疗效。这种方法具有无痛苦、无并发症、病程短、见效快的优点,基本达到一次治愈,病程仅为1周左右,特别适用于年老体弱,或兼有其他严重慢性疾病不宜手术者。

柏连松经长期临床经验总结,对混合痔的手术治疗采用四联疗法(外切、内扎、注射及长效麻醉疗法),即在常规混合痔外切、内扎的基础上增加了痔动脉区的黏膜下痔动脉周围注射术(注射液为柏连松研制的"曙光Ⅰ号"内痔注射硬化萎缩剂),以及肛周注射长效麻醉剂(利多卡因及亚甲蓝)。此手术方法具有减轻痔手术患者的痛苦、减少混合痔术后大出血、加速痔核脱落、缩短病程、延缓痔复发等优点。

二、肛肠疾病治疗重在治脾

(一)健脾益气清利法治疗炎症性肠病

慢性溃疡性结肠炎和克罗恩病,历来是内科、肛肠科难治之症。由于其发病原因不明,反复发作,与中医"肠澼""痢""滞下"或"泄泻"诸证皆相类似。柏连松认为,"痢疾""泄泻"之证其病因有内因、外因、不内外因。早在《三因极一病证方论·泄泻叙论》曰:"湿热之气,久客肠胃,滑利而下,皆外所因;喜则散,怒则激,忧则聚,惊则动,脏气隔绝,精神本散,必致溏泄,皆内所因;其如饮食生冷,劳逸所伤,皆不内外因。"外感六淫,内伤七情,或饮食不节,恣食生冷,醉饱入房,自戕脏腑之气,以致脾胃受伤,运化失司,湿热内蕴,下注大肠,则生泄泻。柏连松认为六淫之气伤人,肠胃失调皆能致泻,湿邪为发病的主要因素,且常兼夹寒、热、暑等病邪,湿邪影响脾胃运化,脾恶湿喜燥,湿盛则脾不能正常运化而成泄矣。由于炎症性肠病病程较长,久病体虚,脾胃虚弱,运化失健,水湿不化,湿浊内生,湿热内蕴,下注大肠所致,故治则以健脾益气、清热利湿为主,常用经验方为:党参、炒白术、怀山药、炙黄芪、黄柏、马齿苋、白花蛇舌草、鸡内金、谷芽等加减。方中党参、白术、怀山药、黄芪健脾益气,培补脾胃之元气以固本,黄柏、马齿苋、白花蛇舌草清利湿热以治标。全方标本兼顾,共奏健脾益气助运、清利下焦湿热之功,经此药治疗颇能得到满意的疗效。

（二）益气健脾润肠法治疗慢性便秘

中医学认为人是一个有机的整体,便秘这一症状虽发生于大肠,但与脏腑经络、气血津液、精神情志皆有密切的关系,是人体阴阳、脏腑、气血、情志失调的一种局部表现。所以对便秘的治疗历来强调从整体出发,针对病因,调节饮食、起居、情志,合理用药。反对滥用泻剂,伤气耗液。柏连松认为不管是何种原因引起的便秘,时间久后必导致脾气虚弱,运化失健。脾司运化水谷,输布津液,脾虚运化无力,脾燥津液过耗,故便秘难愈。尤其久服苦寒泻剂,耗气伤津,使中气伤而肠道蠕动减弱,津液耗而失濡润滑利,致越泻越秘。故柏连松提倡以益气健脾润肠法来治疗慢性便秘。常用方药:炙黄芪、党参、白术、肉苁蓉、生首乌、火麻仁、枳壳、枳实、全瓜蒌、大腹皮等。方中黄芪、党参、白术益气健脾;肉苁蓉、生首乌、火麻仁益精养血,润肠通便;枳壳、枳实、全瓜蒌、大腹皮行气导滞,滑肠通便。处方通补皆施,有益气健脾、益精养血、润肠通便之功,对治疗慢性便秘,尤其是老年性便秘有很好的疗效。

三、肛肠疾病注重内外并治

肛肠科疾病除用手术治疗,应注重整体观念,配合中药口服、外用,内外并治,提高疗效,多用于手术前后,以增强患者体质,减轻症状,控制病情发展或为手术创造条件。由于肛肠科疾病有一定的特点,如其病位在下,其致病因素多为"风、热、燥、湿"等,故临床治疗有一定规律可循,其常用的内治法可归纳为清热凉血、清热解毒、清热利湿、清热祛风、清热化湿、清热攻下、润肠通便、活血化瘀、软坚散结、滋阴润燥、益气升提、温阳散寒、涩肠固脱、托里透脓、扶正补虚等法。中医肛肠科外用方法众多,有外敷、塞药、灌肠、熏洗、药线、热烘等方法,需根据不同病情酌情使用。

1. 熏洗法 熏洗法是中医常用传统外治法,源远流长,应用甚广,具有简便有效的特点。早在《五十二病方》中对此就有较详尽的文字记载,认为熏洗法治疗肛肠疾病具有清热解毒、祛风止痒、益气升提、燥湿杀虫、活血生肌、收敛固涩等作用,通过抑菌,减少炎症因子的分泌,改善局部的组织血运,促进伤口组织再生和愈合等方面,达到治疗目的。积数十年之经验,研制成的熏洗方由虎杖、大黄、蒲公英、黄柏、苦参等中药组成。柏连松运用中医辨证施治理论,认为肛肠病多与湿热血瘀有关,故治疗应以清热利湿、活血化瘀为主。

对于痔疮肿痛及痔瘘术后患者,柏连松将熏洗方煎成药液 2 000 ml,到水温冷却至 40℃左右时,让患者将患处浸入药液中 15 min,每日早晚各 1 次,直到痔核肿痛消退、手术伤口愈合。通过长期临床观察,柏连松发现痔科熏洗方治疗效果令人满意,在用药 5 次后,患者对疼痛、肿胀、瘙痒、渗液等症有明显的改善,说明痔科熏洗方具有良好的消除痔核肿痛和痔瘘术后伤口不适症状的作用。柏连松还观察到,患者伤口肉芽组织颜色鲜红,上皮爬行出现较快。使用熏洗方的患者创面愈合情况较不接受坐浴的患者有提前愈合的倾向,说明熏洗方具有加速伤口愈合的作用。

2. 湿热敷 近来柏连松提出采用益气滋阴、清热利湿中药,湿热敷创面,使药物的有效成分直接作用于患部,药效直接、迅速、持久,加速创面愈合,从而缩短疗程。

肛肠病患者术后一般表现为气阴亏虚、邪毒未尽、湿热内蕴征象。根据辨证结果选择组方用药,将内治法的辨证思维充分运用于外治法中,使药物的有效成分直接作用于患部,药力直接、迅速、持久。通过攻补皆施,气阴双补,散敛并举,从而使正气来复,湿热邪去,气血通畅,创面愈合加速。

使用方法:将药液倒在热毛巾中央(毛巾以半干半湿,能绞出少许水为度),敷于肛门创面上,外用热水袋保持温度,维持 10 min,使药物的有效成分直接作用于创面,同时保持一定的温度,借着热力的作用,促进药液吸收。最后,剩余药液用薄棉块湿敷创面,使药力持久,从而达到促进创面愈合的目的。与传统中药熏洗相比,湿热敷具有的优点是:首先,对患者来说使用更简便、更舒适,因为术后患者一般活动不便,特别是年老体弱者,要求其坐在盆上熏洗 10 min,十分不便,而湿热敷,患者在床上侧卧即能进行,体位舒适,患者乐于接受;其次,熏洗时多采用蹲坐位,肛门受腹压较大,不利于血液回流,尤其对于肛门局部水肿患者,会加重水肿,而湿热敷不会出现这种情况。

3. 灌肠法 柏连松除用中药内服治疗结直肠炎,还研制了用中药灌肠剂——炎宁灌肠液配合治疗,并做了剂型改革。他遵循"中医外治之理即内治之理,外治之药即内治之药"的原理,通过病位给药使药物直达病所,充分发挥作用。虽属外治却与内服殊途同归。同时,由于给药方式的改变,不经口服,可以避免消化液酸碱度和酶对药物的影响和破坏,以及减少某些苦寒药物的刺激而造成胃肠反应的副作用。药用大黄、黄柏、五倍子等药制成开塞露样灌肠液(即炎宁灌肠液)。方中大黄荡涤肠道、推陈致新、通利水谷,五倍子涩肠止泻、收敛元气,大黄与之配伍,一通一敛,张弛有道。本方具有清热解毒、燥湿止血的功效,达到了使用方便、操作简便、疗效佳的目的。经研究发现本中药灌肠方能有效地改善结直肠黏膜局部的血循环,对湿热下注型结直肠炎,尤其对直肠炎、直肠溃疡疗效显著。

第五节 孙世道临床经验

一、从"湿、热"论治湿疹皮炎

湿疹皮炎是一类由多种内外因素所引起的急、慢性变态反应性瘙痒性皮肤病,是皮肤科的常见病和多发病,然而往往也是缠绵难愈的一类疾病。关于此类疾病,在我国古代医学典籍中有着丰富的记载,其描述多散见于湿毒疮、浸淫疮、干(湿)癣、四弯风等病名下。如《素问·玉机真脏论》:"夏脉……太过则令人身热而肤痛,为浸淫。"又如明代申斗垣《外科启玄》:"湿毒疮,凡湿毒所生之疮,皆在于二足胫、足踝、足背、足跟,初起而微痒,爬则水出,久而不愈。"

关于湿疹皮炎,一般医家多以湿热浸淫、脾虚湿盛、血虚风燥 3 个证型分别对应于湿疹的急性期、亚急性期和慢性期,分别以清热利湿、健脾除湿和养血祛风之法治之。而孙世道对此有不同见解,认为上述分类过于机械化、简单化,看起来条分缕析、言之有理,但与临床实际多有脱节。孙世道指出,湿疹皮炎类疾病的发生,主要责之于"血热、湿热"这两个主要病机,在病程的不同时期、不同阶段,可能存在者"热"或"湿"的偏盛,但可以说"热"与"湿"始终贯穿于湿疹、皮炎病程的始终。

其中,"热"主要责之于"血热"。血热的概念源于温病学,本指血分有热而引起的诸多症情,如发热、神昏、出血、发斑等为主要表现的证候。其中有关皮肤的表现传统上多认为主要是皮下出血即紫癜,此即所谓"血热发斑"。而孙世道则在临证实践中将一切表现为红色的炎性斑疹、丘疹、风团、紫癜等皮损表现均纳入"血热发斑(疹)"的范畴,从而扩大了血热证在皮肤科疾病辨证论治中的应用范畴,如急性湿疹皮炎(主要表现红斑、丘疹且无明显水疱、渗出)、荨麻疹(红色)、痤疮(红色炎性丘疹)、药疹(表现为红色斑、丘疹)、病毒疹(麻疹、风疹、水痘等)、细菌疹(猩红热等)等既往认为属于"风热证"的疾病,临床采用清热凉血法施治均取得了良好的效果,惯用药物如生地、黄芩、牡丹皮、丹参、赤芍、徐长卿、紫草、大青叶、羊蹄根、一枝黄花、重楼等。

"湿"是湿疹皮炎类疾病的另一大主要病机,通常与"热"相合共同为患。湿邪所致的皮肤病,通常有其共同的特点:其一,湿性重浊、下趋,故可见头重如裹,周身困重,多发于下肢、会阴等人体下部,瘙痒无度,其皮肤可表现为疱疹糜烂、浸淫流水等症;其二,湿性黏滞,临床或表现为病程较长、易反复发作、缠绵难愈,或其症状多黏滞而不爽,如排出物及分泌物多黏稠、滞涩而不畅。故此,凡湿疹皮炎类疾病见有水疱、渗液、糜烂、浆痂、结节、斑块等表现时,皆可责之于湿邪为患。治法方面,孙世道尊崇古人"理脾、清热、利小便"之法,若湿邪在上在外者,可表散微汗以解之;在内在下者,可芳香苦燥以化之,或甘淡渗利以除之;而体虚湿盛者,又当祛湿、扶正两者兼顾。常用药物如黄柏、黄连、苦参、苍术、龙胆草、泽泻、土茯苓、薏苡仁、地肤子、白鲜皮等。

综上所述,湿疹皮炎类皮肤病,无论急性、亚急性或慢性,其病机之中血热、湿热贯穿始终,故此"凉血除湿"的治疗原则也应当一以贯之。

当然"热"与"湿"两者之间也存在强弱之分,"血热"偏盛时,症见多形性皮损,在红斑基础上有针头到粟粒大小的丘疹、丘疱疹,皮损常融合成片,向周围扩延,境界不清楚,边缘区有少量多形性皮疹散在分布。通常两侧对称分布,严重时可扩展全身,自觉瘙痒无度,遇热尤甚。脉象濡滑,舌红赤,苔薄腻。孙世道惯用"芩珠凉血汤":

黄芩 12 g,生地 15 g,牡丹皮 15 g,丹参 15 g,赤芍 15 g,大青叶 15 g,苦参

15 g,黄柏 15 g,地肤子 15 g,白鲜皮 15 g,当归 12 g,珍珠母 30 g(先煎),灵磁石 30 g(先煎),生甘草 3 g。

全方以生地、黄芩为君,性寒,善清中上焦和血分之热,血热清则痒自安。牡丹皮、丹参、赤芍、大青叶为臣,凉血活血,助生地、黄芩以增凉血之功,且凉血不留瘀。佐以苦参、黄柏、地肤子、白鲜皮清热燥湿,祛风止痒;灵磁石、珍珠母咸寒重镇,阳潜则痒自宁。

"湿热"偏盛时,症见皮损分布多呈对称,局限或泛发,在红斑基础上有针头到粟粒大小的丘疹、丘疱疹和水疱,水疱经搔抓破后形成点状糜烂面,有明显浆液性渗出,时轻时重,经久不愈。日久则可见患部皮肤逐渐肥厚、粗糙,发生苔藓样变,呈干燥、暗红色的浸润肥厚的斑块,或苔藓样斑片,或角化性皲裂性斑块。自觉奇痒难忍,常可影响睡眠和工作,病程长,可数年不愈。脉象濡滑,舌红赤,苔黄腻。孙世道惯用"三黄理湿汤":

黄芩 12 g,黄柏 12 g,黄连 6 g,蒲公英 30 g,白花蛇舌草 30 g,一枝黄花 20 g,土茯苓 30 g,苦参 15 g,生薏苡仁 30 g,白鲜皮 15 g,地肤子 15 g,车前子30 g。

方中以三黄合用苦寒直折、泻火燥湿为君;蒲公英、白花蛇舌草、一枝黄花助君清热,土茯苓、苦参、生薏苡仁助三黄祛湿,共为臣药;佐以白鲜皮、地肤子祛风止痒,车前子渗湿利水,使邪有出路。若为皮损在红斑丘疹基础上见水疱、渗液,则可在此基础上再加重凉血清热之力,如大青叶、板蓝根、牡丹皮、赤芍之属。

需要指出的是,对于一些慢性顽固性的湿疹、神经性皮炎或结节性痒疹,虽然表现为皮损肥厚、干燥、粗糙、脱屑等一派血虚失养、生风化燥的现象,但切不可机械地按照书本教条地以熟地、当归、玄参、玉竹、黄精、麦冬、首乌等润燥之品一拥而上,这势必造成病情的反复,而仍应以清热凉血除湿为主,酌情使用上述养血滋阴药物。此外,对于一些顽固性瘙痒的患者,孙世道还善用"重镇潜阳"法。此法一般在皮肤科中并不常用,是为夏氏外科特色经验用药。夏氏外科在临床中,运用镇逆平肝、清化软坚的重镇药物如灵磁石、牡蛎、紫贝齿、代赭石等,结合辨证治疗皮肤痒、痛性疾病,如带状疱疹、皮肤瘙痒症、湿疹等,常能取得意外疗效。方中灵磁石辛寒能镇惊宁神;代赭石苦寒,牡蛎咸寒可平肝镇逆;紫贝齿咸平镇肝息风,牡蛎清化痰热,诸药合用共成镇惊平肝、清化软坚之功。西医学认为瘙痒属神经兴奋范畴,中医属风、属火,故认为使用寒性重镇药物,对因风、火等所致的皮肤瘙痒、疼痛有着较好的止痒、镇痛效果。

二、从"血"论治银屑病

银屑病,中医称之为"白疕",是一种常见并易复发的慢性炎症性皮肤病,皮损特点为红色丘疹或斑块,其上覆盖多层银白色鳞屑;有一定季节规律,冬重夏轻,非传染性。根据本病的临床特征,一般分为寻常型、脓疱型、关节病型和红皮病型。同时根据病程演变可分为进行、静止、退行三期。

1. "血分有热"为本病的关键病机 孙世道认为,本病发生的主要原因是血热。血热则热灼血络,血络受损,血溢脉外,壅于皮肤,则发为红斑;热盛血燥,肌肤失养,则皮肤脱屑、瘙痒。而血热的形成,或因外感风湿热毒之邪,以致肺热炽盛,肺气郁闭,热伤营血;或因肝郁气滞,郁而化火;或因思欲太过耗伤心脾;或因饮食不忌过食辛辣腥发之品,以致痰火内生。若病程日久,或燥热之邪久羁,耗伤阴血,血虚津枯难以濡养肌肤,皮肤干燥、瘙痒,皮损浸润明显。日久不去,或久病脾失运化,痰湿内生,皮损反复迁延,增生肥厚、脱屑、瘙痒明显。若血热炽盛或治疗不当,外受毒邪刺激,则火毒内盛充斥肌肤,气血两燔,以致经络阻隔,气血凝滞,通体潮红,发为红皮病型银屑病;若风湿热毒之邪侵袭关节,则关节红肿疼痛,甚则畸形,发为关节型银屑病;若患者素体脾虚湿盛或外感风湿之邪,湿热之邪发于皮肤,则成脓疱型银屑病。

此外,少数患者因调治不当,兼感毒邪,热毒流窜,入于营血,造成气血两燔,耗伤阴血之证。病久则经络阻隔,气血凝滞,故皮损厚硬。

2. 早期血分有热,凉血为先 孙世道认为"血分有热"实际是由热在气分,郁久化毒,波及营血而成,与温病的"热入营血"不同。若患者素体血热,或复感风热之邪,或过食腥发之物,或七情内伤化火,导致疏泄不通,透发不畅,两阳相合,燔灼血液,怫郁肌腠,发为白疕。

血热型多见于进行期或红皮病型银屑病。临证常见新皮疹不断出现,旧皮疹不断扩大,鳞屑厚积,炎症明显,周围有炎性红晕,痒感较著,可伴有发热等全身症状,舌红、苔黄、脉数。治宜清热凉血,常用药物:水牛角、土茯苓、板蓝根、大青叶、生地黄、白茅根、紫草、丹参、赤芍、鸡血藤、白花蛇舌草等,大便秘结者加生大黄,痒甚者加白鲜皮。

3. 中期血瘀为主,活血为要 孙世道指出,许多疾病发展到一定程度,常会导致气血运行不畅,从而出现血瘀的共同脉症。白疕病患者多由于外感、内伤、情志失调等多种因素导致体内气机郁滞,血液运行受阻;抑或是病情日久反复,血热炽盛,导致血行不畅,热结血瘀,血瘀难荣肌表,导致皮肤浸润性肥厚,颜色紫暗或者暗红,舌质紫暗或者瘀斑。

血瘀型患者皮损多融合成浸润斑块,呈暗红色,浸润较明显,鳞屑附着较紧,时有瘙痒,面色发暗、唇色青紫,舌质暗红,有瘀斑、瘀点,苔薄白,脉细涩。治宜活血化瘀,佐以行气补气,临床常用鸡血藤、鬼箭羽、桃仁、红花、赤芍、丹参、三棱、莪术、黄芪、茯苓、陈皮、枳壳等药物。

4. 后期血虚为患,养血为主 孙世道认为,白疕病病程迁延,数十年而不愈,血热日久,或风邪燥热久羁,阴血暗耗,夺津灼液则血枯难荣于外,反复发作耗伤阴血,津血同源导致肌肤不荣。正如吴鞠通所谓“热之所过,其阴必伤”。

本型多见于老年患者或关节病型白疕病、静止期寻常型白疕病,或病久不愈者。患者多表现为面色无华或萎黄,唇色淡白,爪甲苍白,常有爪甲病变或凹陷点或增厚;皮肤干燥脱屑,基底白屑迭起,痒较甚,伴有头晕目糊、心悸失眠、手足麻木、腰酸乏力、关节酸痛;舌苔白,脉细弱。治宜养血润肤,常用药物有熟地黄、黄芪、丹参、制首乌、鸡血藤、乌梢蛇、当归、炙甘草等。

5. 从阴引阳法治疗白疕病 白疕病是皮肤科顽疾之一,虽四季可发但以冬季较剧,至夏多能缓解和隐退。细究其因,冬寒时腠理致密,肤燥无汗,营血难以外润肌肤而易发,夏令则反之,故在凉血解毒或养阴活血之基础上试加辛温发散之麻、桂等药,均获较好疗效。

麻、桂相伍乃仲景辛温发汗之重剂,不但辛温宣肺,而且能温通血脉。《内经》谓肺主皮毛而司开阖,故能携养血滋阴诸药,从阴引阳,开腠理,透毛孔,润肌肤而得效。治疗白疕病时麻、桂剂量宜大,成人每药为 15 g,儿童每药为9 g,并未见大汗出,但腠理必开,皮损常能很快消减。而麻桂用治外感风寒,用量过重确有汗多损伤阴阳之弊。

第五章

优 势 病 种

第一节 痔

痔是直肠下端和肛管特定区域黏膜及皮肤下层的静脉曲张引起的如出血、脱出症状的疾病,鉴于近年来对痔、肛垫、痔病三者之间的概念相互混淆,夏氏外科认为"痔"为病理状态,如指正常的解剖概念,则引用现在的"肛垫",即可区别两种不同状态下的生理和病理结构。

国内痔在人群中的患病率约 50%,男女皆可发病,女性患病率高于男性,任何年龄都可患病,以 20~60 岁的人群较为多见,60 岁后发病率逐渐降低,随着生活水平的提高,饮食结构和人群生活习惯的巨大改变,痔的发病率、发病年龄和病证特点已有明显改变。

近 30 年来痔的治疗方法有了很大发展,主要体现在基于"肛垫下移学说"的以吻合器为主要方法的微创手术方法和基于传统理论基础的"混合痔外剥内扎术"为主要方法的传统手术方法;有些学者认为前者对肛门的结构"肛垫"的破坏少,对局部的结构损伤小;有些学者认为后者尽管治疗的病程比前者长,但总体疗效和并发症远比前者要少。夏氏外科认为传统的痔切除术经过数十年的临床验证,只要合理掌握适应证,其远期疗效已得到临床的检验。现在医学科学研究也印证了夏氏外科对痔手术的观念。

一、特色分析

(一) 夏氏外科关于痔的病因病机理论

夏氏外科关于痔的病因病机理论立足于中医学关于痔的病因病机理论,

并根据夏氏外科的学术思想对痔的病因病机有所发展。

（1）外邪致病因素中湿邪是主要的致病因素，故肛门疾病多夹湿，而湿为阴邪，湿性重浊，湿性下渗，易侵人下部。

（2）生活不节，瘀毒损络。夏氏外科认为，肛门痔的增大，是痔形态的增大，痔内血管的增生，痔核脱出成块状，有块则必有瘀，故临证治疗时多辅以清热解毒、凉血散瘀，多能取得较好的疗效。

（3）脾胃虚弱、气阴不足为本。夏氏外科认为痔属慢性病，病势缠绵，日久损伤人的元气，脾胃为后天之本，故夏氏外科在治疗包括肛肠病在内的外科疾病时，以益气健脾指导外科疾病的治疗，能取得显著的疗效。

（二）夏氏外科治疗痔疮的方法

痔的治疗初期以中药保守治疗以消除症状，保守治疗不能缓解症状并影响生活和工作时需行手术治疗。夏氏外科治疗痔有外敷法、洗涤法、枯痔疗法、结扎疗法。

1. 外敷法　外敷法是将中药粉按一定比例溶于凡士林等溶剂中。主要有白玉膏、消痔膏、三石膏等，治疗时将膏剂敷涂于肛门局部，使药力直达患部。

2. 洗涤法　凡外疡和皮肤病，多数需要保持皮肤洁净，故洗涤法颇为重要。在外科上不仅仅是一种清洁作用，同时用药汤热洗，有疏通血脉功能，可加快外科病的治愈。

（1）适应证：洗涤法有清洁和滋润皮肤作用，适用于肛门痔、漏等病。

（2）用法：将中草药煎成汤剂，对肛门痔漏用五倍子汤洗，有消肿收敛作用，每日坐浴 1～2 次，有较好疗效。

3. 枯痔疗法　夏氏外科的枯痔散是砒剂，主要用于腐蚀内痔。

（1）适应证：枯痔散适用于第二、第三期内痔。

（2）用法：凡见内痔未能脱出，先用骨针或竹针，将枯痔散与乳香对拼搽进肛内，1 日后内痔即自动脱出，然后每日用枯痔散直接敷在痔核上，药量视痔核大小而定，每日 1 次，每日约 0.6 g。枯痔散对痔疮腐蚀力比白降丹缓和。

（3）注意事项：夏氏外科对白降丹和枯痔散进行了对照比较，发现枯痔散腐蚀快，疼痛较轻；白降丹腐蚀力差，疼痛较重。同时白降丹和枯痔散含汞和砒,对皮肤黏膜都可有过敏反应,尤其是砒,可损伤肾脏。

4. 结扎疗法 用线结扎阻断血液的流动,使病灶腐死脱落。

(1) 适应证:用于内痔、息肉等。

(2) 用法:治疗内痔,用外科缝线,穿以消毒线,穿过痔核根部,把线打成"8"字形结,使痔核血行阻断,约1周后脱落。

二、诊疗方案

(一) 诊断依据

1. 临床症状 内痔的主要症状是出血和脱出,可并发血栓、嵌顿、绞窄及排便困难。根据内痔的症状,其严重程度分为4期。

Ⅰ期:便时带血、滴血,便后出血可自行停止,无痔脱出。

Ⅱ期:常有便血,排便时有痔脱出,便后可自行还纳。

Ⅲ期:可有便血,排便或久站及咳嗽、劳累、负重时有痔脱出,需用手还纳。

Ⅳ期:可有便血,痔持续脱出或还纳后易脱出。

外痔的主要症状是肛门部有软组织团块,可有肛门不适、潮湿、瘙痒或异物感,如发生血栓及炎症,可有疼痛。

混合痔主要表现为内痔和外痔的症状同时存在,严重时表现为环状痔脱出。

2. 体征

(1) 肛门视诊:肛门视诊可检查有无内痔脱出,肛门周围有无静脉曲张性外痔、血栓性外痔及皮赘。必要时可行蹲位检查,观察脱出内痔的部位、大小和有无出血以及痔黏膜有无充血水肿、糜烂和溃疡。

(2) 肛管直肠指诊:肛管直肠指诊是重要的检查方法。Ⅰ、Ⅱ期内痔指检时多无异常;对反复脱出的Ⅲ、Ⅳ期内痔,指检有时可触及齿状线上的纤维化痔组织。肛管直肠指诊还可以排除肛管直肠肿瘤和其他疾病。

(3) 肛门直肠镜:肛门直肠镜可以明确内痔的部位、大小、数目和内痔表面黏膜有无出血、水肿、糜烂等。

(4) 实验室检查:① 大便隐血试验:这是排除全消化道肿瘤的常用筛查手段。② 全结肠镜检查:以便血就诊者,有消化道肿瘤家族史或本人有息肉病史者,年龄超过 40 岁者,大便隐血试验阳性以及缺铁性贫血的痔患者,建议行全结肠镜检查。

3. 鉴别诊断 即使有痔存在,也应该注意与结直肠癌、肛管癌、息肉、直肠黏膜脱垂、肛周脓肿、肛瘘、肛裂、肛乳头肥大、肛门直肠的性传播疾病以及炎性肠病等进行鉴别。

(二) 治疗

夏氏外科在长期的临床实践中不断总结和发展,将夏氏外科的诊疗理论体系应用于中医肛肠病的诊断和治疗,从而形成了独有的夏氏外科肛肠疾病诊疗特色,总结出中药"在痔不同阶段使用不同治法"治疗痔的规律,确立了"益气健脾、清热利湿"的内治大法,确立了"益气养阴、清热凉血治疗Ⅰ期内痔便血,益气健脾、清热利湿治疗Ⅱ、Ⅲ期以脱出症状为主的内痔"的治疗原则,总结和应用富有特色的夏氏外科肛肠病治疗特色制剂,以"熏洗Ⅰ号"的中药湿热敷方治疗痔术后诸症。临床有痔病专方:痔血宁合剂、四味痔血汤、曙光Ⅰ号熏洗颗粒剂、消痔锭(复方消痔栓)。

1. 内治法

(1)风邪挟热证

[主证]下血鲜红,或便前便后,或量多量少,或如射如滴,伴见口渴尿赤,便秘。舌苔黄,脉弦数。

[治则]清热凉血,祛风润燥。

[方药]槐角丸加减。选用槐角 15 g,地榆 15 g,当归 30 g,防风 10 g,枳壳 10 g,黄芩 12 g 等。

(2)湿热下注证

[主证]便血血色鲜红,量较多,肛内块物外脱,伴肛周瘙痒。舌苔黄腻,脉弦滑。

[治则]清热渗湿,凉血止血。

[方药]二妙丸加减。选用黄柏 10 g,苍术 10 g,茯苓 15 g,薏苡仁 12 g,牡丹皮 10 g,虎杖 30 g,炒槐角 15 g,地榆炭 15 g,侧柏炭 10 g 等。

(3)脾虚气陷证

[主证]肛缘肿物隆起,肛门坠胀,似有便意,神疲乏力,纳少便溏。舌淡胖,舌苔薄白,脉细无力。

〔治则〕健脾益气摄血。

〔方药〕补中益气汤加减。选用炙黄芪30 g,党参30 g,炙甘草6 g,怀山药30 g,陈皮6 g,升麻10 g,柴胡10 g,白芍30 g等。

(4) 气滞血瘀证

〔主证〕肛缘肿物突起,排便时可增大,有异物感,可有胀痛或坠痛,局部可触及硬性结节。舌紫暗,舌苔薄黄,脉弦涩。

〔治则〕活血化瘀,理气止痛。

〔方药〕凉血地黄汤加减。选用生地黄30 g,黄柏10 g,炒槐角15 g,赤芍10 g等。

(5) 气阴两虚证

〔主证〕便血血色鲜红,量较多,肛门有胀痛或坠痛,口干,舌红,边有齿痕,舌苔薄黄腻,脉细滑。

〔治则〕益气养阴,清热凉血。

〔方药〕四味痔血汤加减。选用黄柏10 g,仙鹤草30 g,黄芪30 g,生地30 g等。

2. 外治法

(1) 熏洗坐浴法:痔疾洗液及曙光医院经验方"熏洗Ⅰ号",熏洗坐浴。

(2) 外敷法:消痔膏外用消肿止痛。

(3) 湿热敷疗法:用于湿热敷的药物包括:痔疾洗液、煎服剂药渣浓煎液、熏洗经验方或根据病情拟定的专用方均能收到良好的效果。

(4) 栓剂:主要有普济痔疮栓、复方消痔栓、马应龙麝香痔疮栓、九华痔疮栓等,其中复方消痔栓是柏连松研制的纯中药中成药,含煅田螺壳、煅橄榄核、五倍子、冰片等,具有清热凉血、消肿止痛的功效。栓剂多于坐浴后外涂润滑药膏,须塞入肛管内3～4 cm至直肠壶腹部内,以防滑出肛门。

3. 手术疗法　夏氏外科遵循痔手术的原则,即没有明显症状及体征的痔均不予手术治疗。在长期的临床实践中,夏氏外科认为:痔的手术应合理、适度、适时,合理即不同的疾病阶段采用合理的手术治疗方法,适度即采用适当的手术方式和适度的手术,防止过度治疗。过度治疗即不适当的手术方式、手术治疗的范围增大、预防性手术治疗。适时即在痔疮发展到一定的程度后即可手术治疗,以阻断病情的进一步发展,以达到最佳的治疗效果,减少并发症的出现。

Ⅰ、Ⅱ期内痔的出血经保守治疗后不能缓解时，采用内痔一步注射法，以达到止血的功效；如患者内痔出血伴有肛门块物脱出，经保守治疗不能缓解时，则采用内痔三步注射法，通过三步注射法使脱出的痔核硬化萎缩。内痔的注射疗法对内痔出血和脱出的近期疗效显著，远期疗效稍差。

Ⅲ、Ⅳ期内痔经药物保守治疗后疗效不显，且病情的发展已影响患者的日常生活和工作时，须及时手术，以阻断病情的进一步发展。

夏氏外科认为：尽管Ⅲ、Ⅳ期内痔的手术治疗也可以采用内痔注射疗法，但由于内痔注射疗法对Ⅲ、Ⅳ期内痔的近期和远期疗效不理想，如取得较好的治疗效果，必须行更广泛和深度的注射，使内痔区形成更广泛的纤维瘢痕组织和内括约肌的硬化萎缩，以引起肛门括约肌功能的下降。同时广泛的注射疗法引起肛门痔区的广泛纤维硬化，影响以后痔疮的其他手术方式的治疗效果，故夏氏外科强调内痔注射疗法的适度和合理。

夏氏外科的痔手术疗法有痔注射法和痔结扎疗法、混合痔四联疗法。

第二节 肛门直肠周围脓肿

由于人们饮食习惯改变，对饮酒、辛辣饮食的偏爱，工作节奏加快，加班、疲劳，不良生活习惯，久坐、熬夜等，使人体内环境发生改变，体内湿热蕴结，体质下降，故而极易发生肛门直肠周围脓肿（以下简称"肛周脓肿"），而且脓肿的范围、深度、复杂性较过去都有较大幅度的提升。

对于肛周脓肿早期的治疗，目前大多还是以中医中药或抗生素治疗为主；脓成后采用手术治疗。有学者主张采用一次性根治手术，认为彻底清除感染的原发病灶（内口），是根治肛周脓肿和防止后遗肛瘘的关键。有学者认为如果病情重、发展快，脓肿范围过大、过深，一次根治易损伤过多的正常组织，从而破坏肛门局部解剖结构，影响肛门功能，还是主张分次手术。还有学者提倡分次手术，即在急性期脓成后，先及时切开引流，待局部炎症消退或局限、瘘管形成后再进行肛瘘切除术，这样可以减轻局部的创伤，减少伤口愈合时间。

一、特色分析

根据夏氏外科理论,发病的病因在人体分布上与内科有所不同,外科是将体表分为上、中、下三部。因此,外科病的体表分布方法,在辨证求因中有相当的意义。肛门部疾病位于人体的下部,下部以湿为主,因湿性下渗之故,唯阳证属湿热,阴证属寒湿而已。肛周脓肿在临床上以阳证占绝大部分,在发病初期以清热解毒、消肿散结、透脓托毒的口服、外敷为主,如部位深隐,可配合保留灌肠,待局部脓成后,及时切开引流。

切开法:夏氏外科祖传使用卧刀或弯钩刀切开脓肿,排脓外溢。适用于一切阳证、阴证的脓肿。脓肿切开之前,可用麻药外搽或注射,使皮肤麻木。如不用麻醉药,须掌握脓肿深浅(一般只用于浅部脓肿),在脓肿皮肤最薄处,一举快速切进退出,用血管钳扩张,使脓较快排出。

手术切开应注意以下几点。

(1)思想准备:要耐心、细心,认真辨别脓肿的有无、深浅和范围。

(2)器材准备:准备麻醉药及手术必需器材,以备用。

(3)开口方向:一般以放射状直切为主,深部脓肿应弧形切口,避免损伤括约肌。

(4)开口部位:尽量在脓腔2/3以下,以防袋脓。

(5)切开手法:中医切开用刀具,多数采用以上所说的卧刀和钩刀。切开时用右手持刀柄,刀根抵在鱼际部,进刀时可用力,刀进脓腔后,然后将刀锋向上挑起,可以扩大创口。一般进刀须在脓肿的下1/3处,向上斜进。

(6)切开注意点:在切开过程中需注意如果出血较多,一般用局部压迫法即可止血。

引流法:凡脓肿切开必须引流,以冀脓液早日排清。引流方法颇多,如用脓车、药线、橡皮管等。目前临床上以纸线引流居多。

纸线引流:纸线是用桑皮纸或绵纸搓成大小不等线状,使用时将纸线蘸上药膏或药粉插入溃口脓腔内。

二、诊疗方案

(一)诊断依据

肛痈(西医病名:肛周脓肿)是由位于肛隐窝底部的肛腺感染引起的肛门

直肠周围组织间隙化脓性感染。其特点是：发病多急骤，肛周红肿热痛，常伴有发热，破溃后多能形成肛瘘。

1. 症状

（1）疼痛及肛门肿块：无明显原因肛门肿块伴疼痛，并进行性加重，肿块逐渐增大，低位感染初期可及肿块，疼痛可不显著，随着肿块增大，疼痛加重。高位感染初期肿块不明显，肛门疼痛先于肿块出现，1周后局部出现明显肿块。

（2）发热及全身症状：低位感染局部症状明显，无明显发热及全身症状。高位感染出现寒战、高热、乏力、脉数等全身症状。多位于提肛肌以上间隙，属高位肛周脓肿。

2. 体征

（1）视诊：肛门外局限性肿胀高突，皮肤㿠红发亮，病位较深者，初期可不明显，或皮色改变不显。脓肿溃破后可见局部溃口等。

（2）触诊：肛门直肠局部灼热，压痛或触痛，有波动感或肿块，病位较深者肛管紧张，肛管皮肤灼热，肛管壁饱满。

3. 辅助检查

（1）血常规：白细胞、中性粒细胞计数升高。

（2）脓肿穿刺抽出脓液。

（3）肛门直肠超声检查：可明确脓肿的方位、深度、部位、范围、有无液性暗区及与肛管、直肠、括约肌之间的关系，深部脓肿 B 超检查对脓肿定位切开有指导参考意义。

（二）治疗

1. 内治法　施治原则：肛痈初起宜用轻剂解散，求其内消；中期宜托里透脓，清化湿热；溃后宜补气养血，兼清湿热。

（1）火毒蕴结

［主证］肛门周围突然肿痛，持续加剧，肿块质硬，伴有恶寒、发热、便秘、溲赤。肛周红肿，触痛明显，质硬，表面灼热。舌红，舌苔黄，脉数。

［治则］凉血清热解毒。

［方药］黄柏 9 g，牡丹皮 9 g，赤芍 12 g，蒲公英 30 g，金银花 15 g，半枝莲 30 g，虎杖 30 g，水牛角片 60 g（先下），鲜生地 30 g。

（2）热毒炽盛

［主证］肛门肿痛剧烈，可持续数日，痛如鸡啄，夜寐不安，伴有恶寒发热，口干便秘，小便困难。肛周红肿，按之有波动感或穿刺有脓。舌红，舌苔黄，脉弦滑。

［治则］清热解毒，透脓托毒。

［方药］生黄芪30 g，炙穿山甲片9 g，皂角刺9 g，当归尾9 g，桃仁12 g，薏苡仁12 g，黄柏9 g，赤芍12 g，牡丹皮9 g，虎杖30 g。

（3）气阴两亏，热毒内蕴

［主证］肛门肿痛，灼热，表皮色红，溃后难敛，伴有神疲肢软，午后潮热，心烦口干，纳食不馨。舌质胖边有齿印，少苔，脉细数。

［治则］益气养阴，清热解毒。

［方药］黄芪30 g，太子参15 g，炒白术12 g，北沙参15 g，天花粉15 g，麦门冬12 g，杭白芍30 g，炙鸡内金9 g，香谷芽30 g，黄柏9 g，牡丹皮9 g，虎杖30 g。

2. 外治法

（1）外敷法：阳证肛痈，用黄柏膏，每日2～3次。阴证肛痈，用冲和膏，每日2～3次。

（2）保留灌肠：高位肛痈的位置深，炎症范围广泛可用金黄散30 g，病变范围大者，金黄散可加至60 g，用藕粉少许，调成薄糊状保留灌肠。

脓肿一旦成熟，应及时切开引流，以防感染向深部和周围组织蔓延扩散。

3. 手术疗法　手术治疗注意事项。

（1）脓肿切开的适应证：肛周脓肿一旦成熟，即可采用中医方法切开引流。

（2）脓肿切开的禁忌证：有严重凝血功能障碍者。

（3）切口选择：低位脓肿选择放射状切口，高位脓肿做弧形切口，如脓肿范围大则可做2个或2个以上切口。

第三节　肛　瘘

肛瘘是肛门直肠瘘的简称，是指直肠、肛管与肛门周围皮肤相通的病理性管道,中医称之为肛漏。肛瘘多于肛门直肠周围脓肿破溃或切开引流后形成,一般由原发性内口、继发性外口、内口与外口之间相通的管道三部分组成,但也有只有内口或外口者。肛瘘是临床常见的疾病,在我国发病率占肛门直肠疾病的 1.7％～3.6％,国外为 8.0％～25.0％。任何年龄、性别均可发生,但以青壮年多见,男性多于女性,婴幼儿发病者亦不少见,主要见于男孩,女孩少见,男孩与女孩的比例为 5：1。

我国是认识"瘘"病最早的国家。瘘之病名,最早见于《山海经·中山经》"合水多鳝鱼,食之不痈,可以为瘘"。战国时期的《庄子·则阳篇》有"并溃漏发不择所出",《淮南子》有"鸡头已瘘",《周易》有"瓮散漏",《素问·生气通天论篇》有"陷脉为瘘"。古人依据本病主要症状是脓血污水,不时淋漓而下,如破顶之屋,雨水时漏,而命名为漏或瘘。《丹溪心法》有"漏者,诸瘘之遗漏也。狼瘘、鼠瘘、蝼瘘、蛄瘘、蜂瘘、蚍蜉瘘、蛴螬瘘、浮咀瘘、转筋瘘,古所谓九瘘是也"。可见瘘可发于人身各处,因证候不同而有许多命名。《神农本草经》首将本症命名为"痔瘘",《疮疡经验全书》称为"漏疮",《东医宝鉴》则称为"瘘痔",《太平圣惠方》曰:"夫痔瘘者,由诸痔毒气,结聚肛边,有疮或作鼠乳,或生结核,穿穴之后,疮口不合,时有脓血,肠头肿痛,经久不差,故名痔瘘也。""肛漏"之名则见于清代《外证医案汇编》,是近百年才采用的。民间又俗称为"偷粪老鼠疮",似属于古代"鼠瘘"之名。《奇效良方》有"且夫痔与漏,初致之由虽同,所患之病实异,初生肛边成癗不破者曰痔。破溃而出脓血,黄水浸淫,淋漓久不止者,曰漏"。

夏氏外科经长期的临床实践及经验积累,对于肛瘘已形成一整套完整而疗效确切的诊疗体系,且充分发挥中医药治疗的特色和优势。

一、特色分析

(一) 适时选择手术时机

肛瘘要根治必须手术,所以选择最佳手术时机十分重要。以前肛周脓肿切引术后,一般主张过 3～6 个月再行肛瘘切除术。但夏氏外科经过长期临床观察,发现有很多患者在这期间肛周脓肿反复发作,如引流不畅,可在肛瘘主管周围发生新的脓肿,继而可生成支管,肛瘘由简单性变为复杂性。所以夏氏外科认为,只要局部炎症基本消除或局限,瘘管管道可触及,内口存在,即可进行手术。

（二）选择最佳术式

肛瘘的发生部位与肛门括约肌有密切的关系，有经过外括约肌皮下部之下，或皮下部与浅部之间，或经过浅部与深部之间，或侵犯肛管直肠环，更有超过肛管直肠环的。又因患处的瘘管走行方向各不相同，若手术方法不当常造成肛门失禁后遗症。所以必须熟悉解剖生理特点，根据不同性质的肛瘘，选择适应本病的损伤最小的最佳手术方法，按病施术，把保护正常肛门扩约功能作为总的治疗原则。低位肛瘘，瘘管在肛管直肠环下方通过，可采用切开或切除法，一次性清除内口及瘘管。高位肛瘘，瘘管通过肛管直肠环的上方，就不能鲁莽的一次性切开或切除全部瘘管，必须根据情况选用挂线法或隧道法。如通过肛管直肠环以上瘘道未穿破直肠壁，即未在直肠壁形成继发性溃口者，可以选用隧道法，就是彻底切除感染的原发病灶——感染的肛隐窝、肛腺导管和肛腺，低位瘘管切除呈开放创面，高位瘘管（即肛管直肠环后方及上方的瘘管）潜行剥离清除呈隧道状。如通过肛管直肠环以上瘘道穿破直肠壁形成继发性溃口者，必须选用挂线法，夏氏外科采用"双线切挂法"，就是橡皮筋、丝线交错加固结扎挂线的手术方法，在保证疗效、保护肛门功能的基础上，又简化了操作步骤，缩短了手术时间。小儿肛瘘虽多为低位肛瘘，完全切开后虽无肛门失禁之忧，但患儿换药常不合作，创口易桥形粘连，形成假性愈合，故以切开配合挂线法为好。

（三）重视术后换药及护理，促进创面愈合

肛瘘治愈的关键除了手术彻底清除病灶，术后换药、护理也是十分重要的，采用中药内外并治，辨证施治，充分体现中医中药的特色和优势。

1. 中药外敷直达病所，促进创面愈合、减轻疼痛、缩短疗程　依据《理瀹骈文》"内外治殊途同归之旨，乃道之大原也"的外治机制，运用中医辨证施治理论，认为肛瘘术后多与湿热血瘀有关，故治疗应以清热利湿、活血散瘀为主，选用黄柏、虎杖、蒲公英等中药，药味精简，清解与苦降并举，利湿与行血皆施，可使湿热去，瘀血行。如年老体弱，或盆腔肿瘤放疗后的患者肛瘘术后，出现创面肉芽不鲜或灰白、凹陷、脓腐多、疼痛、迁延不愈，加用黄芪、生地等益气滋阴、生肌敛创，从而攻补皆施，使正气来复，湿热邪去，气血通畅，创面愈合加速。

以上药汁对创面熏洗坐浴或直接湿热敷,使药液中的有效成分通过体表直接作用于机体,直达病所,既避免了药物的损耗,又提高了药物的利用度,药效直接、迅速、持久,同时借助药力和热力的作用,使局部腠理疏通,气血流畅,从而促进创面愈合、减轻创面疼痛、缩短疗程。

熏洗坐浴的具体方法:将药液倒入坐浴盆中,加入温热开水,量可根据盆的大小及患者部位而定,以臀部能浸于水中为宜,先借用蒸发的热气熏蒸病灶局部,待药液不烫手时,再将整个患部完全进入药液中,整个过程一般 15～20 min。

湿热敷的具体方法:将药液倒在湿热毛巾中央(毛巾湿度以拧至不滴水为度,温度以不烫手为度),患者侧卧位,将毛巾敷于肛门创面,外用热水袋保持温度,热敷时间随病情而定,一般维持 10～20 min。

2. 术后注重换药技巧及辨证选药 肛瘘的疗效,手术是一个关键,换药是第二个关键。首先应防止创面发生假性愈合,需先用生理盐水清除创面及其周围的分泌物及污物,然后用消毒棉球吸干,涂药时须将创面完全敞开,将药物敷于基底部,使创面从基底部开始生长,防止表面过早粘连闭合,形成桥形愈合。注意填塞引流物松紧适当,以利引流。操作要轻柔,避免重擦、搔刮而致创面出血及损伤肉芽组织。对线头等异物及时去除,以免被周围肉芽包埋。临床常见换药过程中因怕患者疼痛,在创口缘换药而不深入换药,而致桥性粘连,形成假性愈合的现象。对粘连的桥形创口,必须及时切开,以防后患。术后愈合过程中创腔需自始至终做到引流通畅,避免粘连、假性愈合及死腔形成,这需要医者的精心、细心和恒心,而且需要医者有洞察一切、把握时机之眼,能及时纠正治疗偏差和愈合不利等问题。

其次,根据创面的不同愈合阶段及表现辨证选用不同的药物促进愈合,初期腐肉未脱、渗液较多时用红油膏等祛腐生肌药膏,腐肉脱尽后改用三石散油膏、白玉膏等生肌长肉药膏,肉芽长平后用三石散等长皮收口散剂,直至伤口完全愈合。

3. 中药口服扶正祛腐生新,加速术后恢复 肛瘘大多病程较长,长期溃破流脓或脓血,脓、血均为气血化生,日久必耗伤气血阴液,且加之手术,致术后正气不足,气阴两虚,局部创面红肿疼痛,腐肉未清,渗出较多,愈合缓慢。夏氏外科针对手术后出现的这些情况,选用炙黄芪、党参、炒白术、怀山药等药以益气健脾,北沙参、石斛、川黄柏、虎杖等养阴清热,赤芍、桃仁等散瘀止痛,诸药配伍,以助术后正气恢复,气血阴阳调和,促使创面腐祛新生,加速愈合。一般连续服用1～2周,疗效显著。

二、诊疗方案

肛漏(西医病名:肛瘘)系肛痈自溃或切开后所遗留的腔道,又称"痔漏""漏疮"等,是指肛腺感染引起的肛门直肠周围组织间隙化脓性坏死,经切开引流或自溃后形成的慢性感染性通道。与肛痈是同一疾病的不同阶段。以反复肛旁肿痛、流脓、瘙痒为临床特征。本病发生于任何年龄,但以20～40岁的青壮年居多,男性多于女性。婴幼儿也时有发病。

(一)诊断依据

1. 症状

(1)有肛周脓肿病史。

(2)具有肛旁流脓或脓血、肛门反复胀痛、肛周皮肤瘙痒等典型的症状。

2. 体征

(1)肛门视诊:可见肛门外肛瘘外口的数量、位置、形态及其与周围组织的关系。外口多于两个常见复杂性肛瘘,外口距肛缘3.5 cm以上,提示有高位肛漏的可能。

(2)触诊:肛外触诊检查瘘管的走向,外口之间的关系。肛内指诊检查瘘管的走向,内口的位置,肛内炎性肿块的部位、深度,有无肛门直肠环改变。

(3)肛管B超检查:检查肛瘘的内口,肛漏的范围、深度,与周围肌环的关系,深部肛瘘急性发作期可以探查脓肿的位置。

(4)盆腔MRI成像:对高位肛瘘可以检查瘘管的深度和范围,了解瘘管与周围组织的关系。

(二)治疗

1. 内治法

(1)湿热下注证

[主证]肛周经常流脓液,脓质稠厚,肛门胀痛,局部灼热,肛周有溃口,按之有索状物通向肛内。舌红,舌苔黄,脉弦或滑。

[治则]清热利湿。

［方药］黄柏9 g,牡丹皮9 g,虎杖30 g,苍术12 g,红藤30 g,蒲公英30 g,车前子30 g(包煎),茯苓12 g。

（2）正虚邪恋证

［主证］肛周流脓液,质地稀薄,肛门隐隐作痛,外口皮色暗淡,漏口时溃时愈,肛周有溃口,按之较硬,或有脓液从溃口流出,且多有索状物通向肛内,可伴有神疲乏力。舌淡,舌苔薄,脉濡。

［治则］托里透毒。

［方药］黄芪30 g,党参30 g,穿山甲10 g(先下),皂角刺10 g,当归10 g,杭白芍30 g,炒白术12 g,茯苓12 g。

（3）阴液亏虚证

［主证］肛周有溃口,颜色淡红,按之有索状物通向肛内,可伴有潮热盗汗,心烦口干。舌红,少苔,脉细数。

［治则］养阴清热。

［方药］牡丹皮9 g,知母9 g,生地30 g,北沙参15 g,天花粉15 g,青蒿梗15 g,鳖甲9 g。

2. **外治法**　外敷:实证肛瘘,用黄柏膏或金黄膏;虚证肛瘘用冲和膏。

3. **手术治疗**

（1）肛瘘切除术:适用于低位单纯性或低位复杂性肛瘘。

（2）肛瘘切开术:适用于低位单纯性或低位复杂性肛瘘。

（3）肛瘘切开加双挂线术:适用于高位肛瘘,通过肛管直肠环以上瘘道穿破直肠壁形成继发性溃口者。

（4）隧道法:适用于高位肛瘘,通过肛管直肠环以上瘘道未穿破直肠壁,即未在直肠壁形成继发性溃口者。

4. **肛瘘手术注意事项**

（1）彻底清除肛瘘原发内口:这是肛瘘手术成败的最关键所在。内口的切除应适当扩大范围,向上延伸并结扎内口两侧的黏膜,而达到彻底清除感染的相关区域。挂线术时,由于橡皮筋对内口及内口边缘的勒割,内口达到相对彻底的破坏。

（2）肛管直肠环区的处理:高位肛瘘由于脓肿范围广泛,直肠环区发生纤维化。纤维化程度和范围,与管道的单纯与复杂、管道距肛管的远近、疾病的难易程度有关。高位肛瘘给直肠环带来的硬变损害,降低了其弹性,减弱了括约肌功能,但硬变本身却给手术治疗创造了有利条件。此时若将其切断也不会引起肌纤维的回缩而使大便失禁。但注意切口要在硬结组织范围内,而且切开后尽量少修剪,如切除范围超过硬结组织,软组织可回缩,加深缺损,并影响肛门括约功能,导致后遗症的发生。

(3)肛瘘管道的处理:瘘管的处理要设计合理,主次分清,暴露充分,先切主管后切分支,彻底清除,同时还需注意切口整齐,损伤组织少。对于病情复杂,病程长,反复手术不愈的肛瘘,往往有潜行重叠管道、死腔,需多次、反复、细致查清,处理妥善,彻底清除病灶,才能根治。

(4)管壁的处理:肛瘘管壁是纤维结缔组织,而管壁下方之疏松脂肪组织抗感染力较差,一旦感染,较易扩散。保留管壁,对下方脂肪起到保护作用,病菌不易侵入。但全部保留纤维结缔组织,必然影响新肌生长,对生肌不利,所以对管壁只要切除很薄一层纤维化组织即可。而且对大而深的伤口,在刮去腐烂肉芽组织后,将管壁间断切断,使新肌在其断离处向外生长而促进愈合。如管壁下层为脂肪组织感染,可呈黄白色硬结,如无空腔,可不切除,否则脂肪组织外露。若手术时遇脂肪组织外露,不必修平,待清理完纤维化组织后再修剪,避免反复露出,加深切口肌肉间隙,或术毕加压包扎亦可。

(5)切口的设计:应根据以下4个方面设计手术切口。① 彻底清除病灶。② 使括约肌损伤最小。③ 引流通畅。④ 便于换药,方可收到如期效果。

根据管道的深浅,决定切口的长度、宽度,切口过短、过窄则不利于引流,过长、过宽则愈合时间长或迟缓愈合。优选放射状切口,不宜呈斜形切口,特殊可弯曲或半弧形,但要距肛缘远一些,防止肛门狭窄。不论切口深浅,保持引流通畅至关重要,特别是弧形和左右后方的切口,要查清确无死腔、支末管道及内口。深部空腔要做到完全彻底显露,切口宜呈半球形,不宜呈三角形,要求做到外口大,内口小,呈喇叭状,保持引流通畅。为防止粘连和分泌物储留,特深的切口可放置纱条引流,尽量不缝不结扎血管及避免使用药粉、海绵等,减少异物刺激与残留。如涉及肛尾韧带的切断,可以纵行切开,但不能横切,否则会造成肛门塌陷向前移位或稍偏病变重的一侧。

第四节　痛　风

痛风是嘌呤代谢紊乱及(或)尿酸排泄减少所引起的一组疾病,其临床特点为高尿酸血症,特征性反复发作的急性关节炎、痛风石沉积、痛风石性慢性关节炎和关节畸形,后期常累及肾脏而导致慢性间质性肾炎和尿酸性肾结石的形成。近年来,我国痛风发病率呈显著上升的趋势,以上海地区为例:1980年方圻等在北京、上海、广州 502 名成年人中进行的调查没有发现一例痛风;1997—1998 年,戴生明等在上海市杨浦区调查发现痛风的发病率为 0.22%;2001—2002 年,史方等报道这一数字已达 0.28%,由此可见对于防治痛风的研究已是十分迫切。

痛风性关节炎的治疗包括两方面:急性期要快速、安全地控制疼痛及功能障碍;而缓解期则应积极寻找引起高尿酸血症的原因及痛风相关的疾病,予降尿酸治疗并预防其复发。就目前的医疗水平而言,痛风尚属无法根治的疾病,其容易反复发作的特点决定了其需要长期的药物治疗。因此,防治痛风性关节炎的药物势必要求有较高的安全性。西医学治疗痛风性关节炎主要有:急性期用非甾体类抗炎药(NSAID)、秋水仙碱、糖皮质激素,缓解期用苯溴马隆、别嘌呤醇等药物。虽然上述药物的临床疗效可靠,但长期应用有较大毒副作用。因此,寻找治疗及预防痛风性关节炎的安全、有效药物,制定防治痛风性关节炎规范、合理的诊疗方案,便成为摆在广大医学研究人员面前的迫切任务。

一、特色分析

痛风作为夏氏外科优势病种,最初肇始于夏涵。早在 20 世纪 80 年代初,在当时国内痛风发病率较低时,夏涵就预见了该病在今后的流行趋势,在国内较早地提出了中医药防治痛风的独特理论,创制了多种制剂,至今仍在临床上广泛应用,并于 1985 年在全国范围内率先创建了痛风专科。根据其 50 余年临床经验组方制成的虎杖痛风颗粒、茵连痛风颗粒,经临床 20 余年应用,获得了较好的临床疗效。目前活跃于痛风专病临床第一线的学术带头人、专科人员,如张明、顾荻青、周蓉等均为夏涵所培养与指导。目前该专病已经发展成为上海市中医特色专病、国家中医药管理局"十一五"重点专病和"十二五"重点专科。

夏涵曾指出,西医学之痛风不等同于古代中医"痛风"的概念。中医之"痛风"主要是指以游走不定为特征的筋骨疼痛而言,如《杂病广要·历节》指出:"筋骨疼痛,俗呼为痛风,或痛而游走无定,俗呼为走注风。""痛痹者,疼痛苦楚,世称痛风及白虎飞尸之类是也。"因此中医之"痛风"包括了西医学之痛风性关节炎及其他以关节痛为主要表现的风湿病。夏氏认为禀赋不耐是痛风性关节炎的发病之本,但外感邪气也是不可忽视的重要方面。患者先天禀赋"湿热之体",加以嗜酒、喜啖膏粱厚味,以致脏腑功能失调,升清降浊无权,积生之湿热壅滞于血脉中难以泄化,兼因外感邪气,侵袭经络,致气血运行不畅,痰湿郁于骨节,客于肌肉、筋骨之间,则灼热红肿,痛不可触,日久瘀血凝滞,则致关节畸形,出现功能障碍。概括地说,急性痛风是湿热内蕴与外邪侵袭交互作用的结果,初病在经在络,以邪实为主、热痹为先,湿热痰瘀是关键;久则深入筋骨,累及脏腑,致肝肾不足,脾胃虚弱。

痛风性关节炎临床可以分为特征性反复发作的急性关节炎期,随之伴有一个无症状的缓解期,反复发作可导致关节周围痛风石的沉积而致关节畸形、慢性持续性发作期等多个阶段。夏涵及其团队根据上述不同发病阶段的病机特点,将其概括、划分为风湿郁热、湿浊内蕴、痰瘀痹阻和久痹正虚四个证型,同时强调防治结合的理念,形成了痛风性关节炎分期综合防治诊疗方案的雏形。

在痛风的辨治中,夏涵强调,痛风是一个全身性疾病,其病位虽多在四肢,但其病本仍在脾肾。初起主要表现为湿热之邪流注于筋骨、关节;久则出现瘀血或痰浊等病理产物。日久不愈,损及脏腑,而致气血亏虚,脾肾不足。因此辨证施治中,不能仅仅着眼于有形可见的肢节肿痛,而无视脾之运化失司、肾之气化无权等脏腑功能失调。此外,痛风患者每多兼夹有多种疾病,糖尿病、高血压病、高脂血症等比比皆是,这就更加要求医者从整体角度出发,辨证时充分认识患者的整体状况,如正气盛衰、脏腑强弱、饮食嗜好、用药宜忌、四时交替等,施治时方能切中肯綮,得心应手。夏涵指出,痛风治疗的目的有二:一是控制急性发作,包括发作时迅速控制症状以及缓解时预防再次急性发作,以改善患者的生活质量;二是保护肾脏,使患者能带病延年。因此夏涵提出了在此病的治疗过程中要始终贯彻防治结合、预防为主的原则。

二、诊疗方案

(一)诊断依据

根据 1977 年美国风湿病学会的痛风诊断标准,中华医学会风湿病分会 2005 年颁布的《原发性痛风治疗指南(草案)》。

(二)治疗

1. 内治法

(1)风湿郁热证(相当于急性痛风性关节炎期)

[主证]关节红肿热痛,发病较急,伴有发热,汗出不解,口渴喜饮,心烦不安,小便黄,舌质红,苔黄,脉滑数。

[治则]清热利湿,祛风通络。

[方药]虎杖痛风饮(夏氏经验方)。组成:炒苍术 10 g,川黄柏 12 g,川牛膝 12 g,绵茵陈 30 g,羌活 10 g,独活 10 g,全当归 12 g,大川芎 10 g,虎杖根 15 g,防风 10 g,防己 10 g,猪苓 15 g,茯苓 15 g,金钱草 30 g,忍冬藤 30 g。加减:痛剧加徐长卿 30 g。

中成药:新癀片每次 3 粒,每日 3 次,口服;或祖师麻片,每次 3 粒,每日 3 次,口服;或复方夏天无片,每次 3 粒,每日 3 次,口服。

外用:如意金黄散,麻油调敷患处,每日 1 次。

(2)痰瘀痹阻证(相当于慢性、痛风石性关节炎期)

[主证]关节疼痛反复发作,关节肿大,重者强直畸形,指(趾)或皮下触及结节或液化溃流浊脂,舌淡胖或有瘀斑,苔腻,脉弦细或细涩。

[治则]和营祛瘀,化痰通络。

[方药]当归拈痛汤合桃红四物汤加减。组成:全当归 12 g,大川芎 10 g,西赤芍 15 g,桃仁 10 g,绵茵陈 15 g,宣木瓜 10 g,威灵仙 15 g,海风藤 30 g,青皮 10 g,陈皮 10 g,猪苓 15 g,茯苓 15 g,金钱草 30 g,土茯苓 30 g。用于慢性痛风性关节炎或痛风石沉积。加减:关节活动障碍加伸筋草 15 g,虎杖 15 g,络石藤 30 g;血尿酸明显增高加川百合 15 g,蚕砂 15 g。

中成药:祖师麻片,每次 3 粒,每日 3 次,口服;或复方夏天无片,每次 3 粒,每日 3 次,口服。

(3)久痹正虚证(相当于后期引起肾功能不全期)

［主证］久病不愈,反复发作,关节疼痛、肿胀、重着,活动不利,或畏寒肢冷,神疲乏力,头晕心悸,气短自汗,面色苍白,舌质淡,苔白,脉细或细弱。

［治则］益气补肾,利湿通络。

［方药］黄芪防己汤加减。组成：生黄芪 15 g,汉防己 10 g,白术 12 g,防风 10 g,全当归 12 g,土茯苓 30 g,猪苓 15 g,茵陈 15 g,伸筋草 15 g,陈皮 10 g。用于痛风性关节炎慢性期。加减：痛风石形成加威灵仙 15 g,泽兰12 g;血尿酸明显增高加川百合 15 g,蚕砂 15 g。

中成药：肾炎康复片,每次 5 粒,每日 3 次,口服。

(4) 湿浊内蕴证(相当于单纯高尿酸血症或无症状的发作间歇期)

［主证］仅有单纯高尿酸血症,无症状发作。

［治则］利湿降浊,通利关节。

［方药］茵连痛风方(夏氏经验方)。组成：土茯苓 30 g,蚕砂 15 g(包),百合 15 g,秦艽 10 g,泽兰 12 g,连钱草 15 g,茵陈 15 g,玉米须 15 g。用于高尿酸血症。

中成药：四妙丸,每次 3 g,每日 2 次,口服。

2. 外治法

(1) 急性期：患病关节外敷金黄膏(如意金黄散与凡士林 3∶7 调制而成),根据红肿范围大小,将金黄膏涂敷在 8 层的纱布上,厚度约 3 mm,绷带包扎固定,每日 1 次。

针灸：治疗方法首选受累关节刺血。局部皮肤常规消毒后,以采血针将患部鲜红或暗红的瘀络刺破,瘀血顺势而出,其颜色由暗红转为鲜红后即可加压止血。所选瘀络不必拘泥于一条,可以同时选择多条。如果患部没有明确瘀络显现,则在该关节基底部周围寻找到瘀络并刺血。

(2) 缓解期：灵透洗方浸泡患处(组方：威灵仙 15 g,透骨草 30 g,红花 12 g,伸筋草 15 g),每次 30 min。

第五节 湿 疹

皮炎、湿疹是临床上多发病、难治病。在过去 30 年间,湿疹患病率上升了 2～3 倍。流行病学证据指出：在最近数十年中,城市化趋势以及西方生活方式,都是与湿疹患病率上升有关的因素。据 1990 年欧洲发表的数据估计,3~70 岁个体在其一生中湿疹患病率为 4.3%~25%。在我国,1998 年 11~12 月对我国 11 个省市的 6~20 岁在校青少年进行调查,人数 78 586 人,总的标化患病率为 0.69%,男性患病率高于女性($P<0.01$),城市患病率显著高于农村($P<0.01$),中部患病率显著高于南方和北部。2002 年,再次对我国 10 个城市的 1~7 岁儿童也进行了调查,人数为 49 241 人,总的标化患病率为3.07%。湿疹可导致明显的心理、家庭、社会、工作和学习问题。

湿疹的病因非常复杂且诱发因素多,至今尚未完全明确,约有 3/4 的患者找不到其病因,该病占皮肤科门诊患者的 20%~30%。国内外研究文献提示遗传、环境、生物等因素在本病的发病过程中综合发挥作用。由于湿疹的病程长,易反复,因此其治疗原则以恢复皮肤的正常屏障功能、寻找并去除诱发和(或)激发因素、减轻或缓解症状为主要目的。因此,目前对于湿疹的治疗,主要是局部使用糖皮质激素、钙调神经磷酸酶抑制剂、抗组胺制剂或者止痒剂等,严重患者予以系统使用糖皮质激素、免疫抑制剂等。无论以上哪种治疗,都存在一定的副作用,而且一旦停药,疾病也很快复发。尤其是对这种慢性疾病的长期治疗,更需要寻找非皮质类固醇治疗该病的药物,是皮肤学科界急需解决的关键性问题。

一、特色分析

关于湿疹皮炎,一般医家多以湿热浸淫、脾虚湿盛、血虚风燥三个证型分别对应于湿疹的急性期、亚急性期和慢性期,分别以清热利湿、健脾除湿和养血祛风之法治之。而夏氏外科对此有着不同见解,认为其与临床实际多有脱节。夏氏外科指出,湿疹皮炎类疾病的发生,主要责之于"血热、湿热"这两个主要病机,在病程的不同时期、不同阶段,可能存在者"热"或"湿"的偏盛,但可以说"热"与"湿"始终贯穿于湿疹皮炎病程的始终。夏氏外科对于湿疹皮炎的认识与诊疗特色详见本书第四章第五节,此处不再赘述。

二、诊疗方案

(一) 诊断依据

本病种参照陆德铭、陆金根主编的《实用中医外科学》(第二版)、赵辨主编的《中国临床皮肤病学》相关章节内容,依据病史、皮疹形态及病程进行中西医诊断。

(二)治疗

1. 内治法

(1)血热偏盛证

[主证]多形性皮损,在红斑基础上有针头到粟粒大小的丘疹、丘疱疹,皮损常融合成片,向周围扩延,境界不清楚,边缘区有少量多形性皮疹散在分布。通常两侧对称分布,严重时可扩展全身,自觉瘙痒无度,遇热尤甚。脉象濡滑,舌红赤,苔薄腻。

[治则]清热凉血,疏风止痒。

[方药]芩珠凉血方。组成:黄芩 12 g,生地 15 g,牡丹皮 15 g,丹参 15 g,赤芍 15 g,大青叶 15 g,苦参 15 g,黄柏 15 g,地肤子 15 g,白鲜皮 15 g,当归 12 g,珍珠母 30 g(先下),灵磁石 30 g(先下),生甘草 3 g。加减:大便不畅可重用生地至 30 g,或加枳实、全瓜蒌;皮损鲜红灼热者,加徐长卿;口渴者,加玄参、天花粉;瘙痒剧烈,情绪烦躁者,加白蒺藜、合欢皮、柴胡或乌梢蛇;口苦心烦加龙胆草、生栀子。

中成药:复方青黛胶囊,每次 3 粒,每日 3 次,口服。

静滴:苦参素葡萄糖注射液,100～200 ml 静滴,每日 1 次;丹参注射液 16～20 ml 或甘草酸二铵注射液 150 mg 或脉络宁注射液 10～30 ml,加入 5% 葡萄糖注射液或 0.9%氯化钠注射液 250～500 ml 中静滴,每日 1 次。

(2)湿热偏盛证

[主证]皮损分布多呈对称,局限或泛发,在红斑基础上有针头到粟粒大小的丘疹、丘疱疹和水疱,水疱经搔抓破后形成点状糜烂面,有明显浆液性渗出,时轻时重,经久不愈。自觉奇痒难忍,常可影响睡眠和工作,病程长,可数年不愈。脉象濡滑,舌红赤,苔黄腻。

[治法]清热凉血,除湿止痒。

[方药]三黄理湿汤。组成:黄芩 12 g,黄柏 12 g,黄连 6 g,蒲公英 30 g,白花蛇舌草 30 g,一枝黄花 20 g,土茯苓 30 g,苦参 15 g,生薏苡仁 30 g,白鲜皮 15 g,地肤子 15 g,车前子 30 g。加减:发于肛周、外阴等处或伴渗出较多者,可加车前草、龙胆草;口苦、遇热尤甚者可加生栀子、徐长卿;情志不畅者可

加用柴胡、郁金、合欢皮、薄荷。

中成药:四妙丸,每次 6 g,每日 2 次,口服;肤痒颗粒,每次 1 包,每日 3 次,水冲服。

静滴:苦参素葡萄糖注射液,100～200 ml 静滴,每日 1 次;丹参注射液 16～20 ml 或甘草酸二铵注射液 150 mg,加入 5%葡萄糖注射液或 0.9%氯化钠注射液 250～500 ml 中静滴,每日 1 次。

2. 外治法

(1) 药物渍渍、熏蒸疗法:① 药物:清热止痒方(生地 15 g,牡丹皮 15 g,丹参 15 g,紫草 15 g,地肤子 15 g,白鲜皮 15 g),除湿止痒方(黄柏 15 g,苦参 15 g,蛇床子 15 g,萆草 15 g,地肤子 15 g,白鲜皮 15 g),润肤止痒方(生地 15 g,当归 12 g,玉竹 15 g,黄精 15 g,地肤子 15 g,白鲜皮 15 g)。② 准备:根据不同证型,选择上述不同方剂(亦可根据情况进行加减)的颗粒剂或水煎浓缩液(1 人份)溶于 1 000 ml 温水中,充分搅拌,使其完全溶解。③ 开机预热:将上述药液倒入智能型中药熏蒸治疗仪储液罐中,旋转封盖使其封闭严密。打开电源,按下启动键,调节好适宜温度(一般为 40℃左右,可根据患者感觉做适度调整)、时间(一般为 20 min),预热机器及药液。④ 熏蒸:预热结束,中药喷雾喷出后,患者除去患处衣物,使其充分暴露于熏蒸仪喷头下,调节与喷头距离,以患者自觉不烫为度。可自行调整肢体位置角度与方向,使其与药雾充分接触。⑤ 结束:熏蒸 20 min 后结束,关闭机器,切断电源,放出储药罐内残液,并清理储药罐。

备注:渗出较多的患者,可以直接采取渍渍疗法,即采用上述药液洗涤、浸泡或湿敷患处。无渗出者,可以酌情采用冰黄肤乐软膏、除湿止痒软膏外涂患处治疗,每日 2 次;有渗出者,可以采用皮肤康洗液稀释(1∶10)后湿敷患处,每日 2 次。

(2) 耳穴敷贴:取神门、肝两个耳穴,少数选加脾、肺、脑干、内分泌等穴。两耳轮流交替,先以火柴头试穴位压病点,采用磁珠或王不留行子胶布贴封。

(3) 穴位注射:取曲池、合谷、血海、足三里等,采用卡介菌多糖核酸注射液、丹参注射液等,每穴注射 0.5～1 ml,隔日 1 次,10 次为 1 个疗程。

第六节 银屑病

银屑病俗称牛皮癣,中医称白疕,是一种常见的原因不明、有慢性复发倾向的无传染性红斑鳞屑皮肤病。目前认为其是一种多基因控制,与环境因素密切相关的免疫性炎症性皮肤病。有特定遗传背景的患者,在一定的发病因子,比如外伤、感染或者药物等刺激下,出现了特征性的边界清楚的上覆银白色鳞屑的红斑,也因此得名"银屑病"。银屑病的皮损分布可局限于四肢,也可全身皮肤都受累。其组织病理学主要表现为角质形成细胞的过度增生、炎症细胞聚集和真皮乳头部血管增生扩张等。此病顽固难愈,复发率高,皮损鳞屑多,常年不消退,给患者带来较为严重的心理负担。

中医学对银屑病多以其症状及皮损形态来命名,古医籍中"干癣""白癣""蛇虱""风癣""白疕""松皮癣"等描述都与本病相符,如明代《证治准绳》把白疕作为一个症状来描述:"白壳疮,遍身起如风舟之状,其色白不痛,瘙痒……"指出了银屑病的自觉症状,即不痛和瘙痒。清代《外科大成》云:"白疕,肤如疹疥,色白而痒,搔起白疕,俗呼蛇风。"《医宗金鉴》谓:"生于皮肤,形如疹疥,色白而痒,搔起白皮。"《外科证治全书》描述得更为细致:"白疕,一名疕风,皮肤燥痒,起如疹疥而色白,搔之屑起,渐至肢体枯燥坼裂,血出痛楚,十指尖皮厚而莫能搔痒。"综上所述,通过多年反复比较,近代医家对银屑病的病名大多认为"白疕"更为全面和相近。

一、特色分析

夏氏外科认为,银屑病早期的病理因素为血热,中期为血瘀,后期则血虚为患,因此提出"早期凉血、中期活血、后期养血"的"血分论治"指导原则。其中关键病机是"血热"。血热则热灼血络,血络受损,血溢脉外,壅于皮肤,则发为红斑;热盛血燥,肌肤失养,则皮肤脱屑、瘙痒。而血热的形成,或因外感风湿热毒之邪,以致肺热炽盛,肺气郁闭,热伤营血;或因肝郁气滞郁而化火;或因思欲太过耗伤心脾;或因饮食不忌、过食辛辣腥发之品,以致痰火内生。若病程日久,或燥热之邪久羁,耗伤阴血,血虚津枯难以濡养肌肤,皮肤干燥、瘙痒,皮损浸润明显。日久不去,或久病脾失运化,痰湿内生,皮损反复迁延,增生肥厚,脱屑、瘙痒明显。若血热炽盛或治疗不当,外受毒邪刺激,则火毒内盛充斥肌肤,气血两燔,以致经络阻隔,气血凝滞,通体潮红,发为红皮病型银屑病;若风湿热毒之邪侵袭关节,则关节红肿疼痛,甚则畸形,发为关节型银屑病;若患者素体脾虚湿盛或外感风湿之邪,湿热之邪发于皮肤,则成脓疱型银屑病。夏氏外科对于银屑病的认识与诊疗特色详见本书第四章第五节,此处不再赘述。

二、诊疗方案

(一) 诊断依据

根据《临床诊疗指南·皮肤病与性病分册》(中华医学会)、《临床技术操作规范·皮肤病与性病分册》(中华医学会)、《中国银屑病治疗指南》(中华皮肤科学分会银屑病学组)。

(二) 治疗

1. 内治法

(1) 血热证

[主证] 发病急骤,新生点状皮疹迅速出现,旧有皮疹迅速扩大,皮疹鲜红,鳞屑较多,易于剥离,可见点状出血,同形反应常见,瘙痒相对较著。常伴有心烦易怒、口干舌燥、咽喉肿痛、便秘溲赤等全身症状。舌质红或绛,舌苔白或黄,脉弦滑或数。

[治则] 清热解毒,凉血散瘀。

[方药] 芩珠凉血方(夏氏经验方)。组成:黄芩 9 g,紫草 9 g,徐长卿 9 g,珍珠母 25 g,灵磁石 30 g,生牡蛎 30 g,生薏苡仁 10 g,防风 9 g,生甘草 6 g。加减:若热盛大便燥结者,可加制大黄 10 g、全瓜蒌 30 g 以清肠泻热通便;咽干咽痛者,可加连翘 15 g;痒甚者,可加地肤子 15 g、白鲜皮 30 g 以祛风止痒。

中成药:苦参素葡萄糖注射液 100~200 ml 静脉滴注,每日 1 次,儿童酌减;脉络宁注射液 20 ml 或甘草酸二铵注射液 150 mg,加入 0.9% 生理盐水 250 ml 中,静脉滴注,每日 1 次,儿童酌减。芩珠凉血合剂(岳阳医院自制制剂),每次 30 ml,每日 3 次,口服;复方青黛胶囊,每次 5 粒,每日 3 次,口服。

(2) 血瘀证

[主证] 皮疹不再进展。表现为大小不等的丘疹和斑块,皮疹红或暗红,

较为肥厚、干燥,鳞屑或多或少,舌质红或有瘀斑,舌苔白或黄,脉弦或缓或涩。

[治则] 活血化瘀,凉血解毒。

[方药] 化瘀消银加减(夏氏经验方)。组成:当归 15 g,桃仁 15 g,赤芍 15 g,生地 30 g,三棱 15 g,莪术 15 g,丹参 20 g,土茯苓 30 g,鸡血藤 20 g,川芎 10 g,甘草 10 g。加减:鳞屑较多者,加女贞子;大便溏者,加薏苡仁、白术;斑块肥厚者加夏枯草、草河车。

中成药:丹参注射液 16 ml 或脉络宁注射液 20 ml,加入 0.9 % 生理盐水 250 ml 中,静脉滴注,每日 1 次;丹参片 3 片,每日 3 次;活血通脉胶囊,每次 3~4 粒,每日 3 次,口服。

(3) 血虚证

[主证] 皮疹以斑片状为主,疹基底皮肤颜色较淡,鳞屑虽多但较薄。病程迁延日久,可有瘙痒,疲惫乏力,舌质淡红,苔薄白,脉细。

[治则] 养血润燥,祛风止痒。

[方药] 养血祛风方加减(夏氏经验方)。组成:当归 20 g,赤芍 15 g,生地 15 g,鸡血藤 10 g,荆芥 10 g,制首乌 30 g,炙黄芪 30 g,防风 10 g,麦冬 10 g,天冬 10 g,甘草 10 g。加减:若患者瘙痒明显,可加白鲜皮 30 g、白蒺藜 15 g 以增强祛风止痒之功。

中成药:甘草酸二铵注射液 150 mg、维生素 C 2.0 g 加入 5 % 葡萄糖溶液 250 ml 中,静脉滴注,每日 1 次,儿童酌减,一般 15 日为 1 个疗程,治疗 4~6 个疗程;口服四物合剂,每次 10 ml,每日 3 次,口服。

(4) 毒热炽盛证

[主证] 因火热炽盛为毒,入于营血,煎灼肌肤而见周身皮肤弥漫潮红、浸润、水肿,大量脱屑或伴有渗出,常伴发热、烦躁、便秘、溲赤,舌红绛,苔黄,脉弦数。

[治则] 清营解毒,凉血活血。

[方药] 清营汤合犀角地黄汤加减。组成:水牛角 30 g,生地 30 g,赤芍 12 g,牡丹皮 12 g,土茯苓 30 g,丹参 30 g,黄芩 15 g,蒲公英 30 g,玄参 15 g,板蓝根 30 g,甘草 10 g。加减:若热盛大便燥结者,可加制大黄 10 g、全瓜蒌 30 g 以清肠泻热通便;咽干咽痛者,可加连翘 15 g;痒甚者,可加地肤子 15 g、白鲜皮 30 g 以祛风止痒;肿胀明显或伴有渗出者,加冬瓜皮 15 g、赤茯苓 15 g;口干者加麦冬 15 g、石斛 30 g。

中成药：清开灵注射液 40 ml,或脉络宁注射液 20 ml 加入 0.9% 生理盐水 500 ml 中,静脉滴注,每日 1 次,儿童酌减;复方青黛胶囊,每次 5 粒,每日 3 次,口服。

（5）脓毒蕴蒸证

［主证］本证多见于泛发性脓疱病型。因毒热炽盛,兼感湿邪,肉腐为脓。在水肿、灼热的潮红斑片上可见密集的粟粒大小脓疱,伴寒战高热、烦躁、大便秘结、小便短赤,舌红、苔黄腻或有沟纹,脉弦滑数。

［治法］清热凉血,解毒除湿。

［方药］五味消毒饮合黄连解毒汤加减。组成：金银花 15 g,野菊花 12 g,蒲公英 12 g,紫花地丁 15 g,紫背天葵子 10 g,黄连 6 g,黄芩 10 g,黄柏 10 g,生栀子 6 g,生石膏 30 g,知母 10 g,大青叶 30 g,生甘草 6 g。加减：有高热者,加用羚羊角粉 1 支,有出血倾向者加鲜茅根。

中成药：苦参素葡萄糖注射液 100～200 ml,每日 1 次。儿童酌减,必要时运用抗生素。

2. 外治法

（1）溻渍熏蒸疗法：中药溻渍、熏蒸可除去鳞屑,清洁皮肤,改善血液循环及新陈代谢。① 药物准备：基本方：龙胆草 10 g,黄柏 15 g,蒲公英 30 g,苦参 30 g,土茯苓 30 g。加减：瘙痒、鳞屑甚者,加防风 10 g、浮萍 10 g、白鲜皮 15 g;红斑明显者,加生地 30 g、大青叶 30 g、牡丹皮 15 g;皮肤干燥者,加首乌 30 g、玉竹 30 g、乌梅 30 g。根据不同证型,选择上述不同方剂（亦可根据情况进行加减）的颗粒剂或水煎浓缩液（1 人份）溶于 1 000 ml 温水中,充分搅拌,使其完全溶解。② 开机预热：将上述药液倒入智能型中药熏蒸治疗仪储液罐中,旋转封盖使其封闭严密。打开电源,按下启动键,调节好适宜温度（一般为 40℃左右,可根据患者感觉做适度调整）、时间（一般为 20 min）,预热机器及药液。③ 熏蒸：预热结束,中药喷雾喷出后,患者除去患处衣物,使其充分暴露于熏蒸仪喷头下,调节与喷头距离,以患者自觉不烫为度。可自行调整肢体位置角度与方向,使其与药雾充分接触。④ 结束：熏蒸 20 min 后结束,关闭机器,切断电源,放出储药罐内残液,并清理储药罐。

备注：渗出较多的患者,可以直接采取溻渍疗法,即采用上述药液洗涤、浸泡或湿敷患处。

（2）针灸疗法：① 针刺疗法：根据辨证原则取大椎、肺俞、曲池、合谷、血海、三阴交等穴，头面部加风池、迎香，下肢加足三里、丰隆等，每日1次，10次为1个疗程，皮损好转后改为隔日1次。② 耳穴按压：主穴交感、神门；备穴肾、内分泌。以王不留行子耳部按压，二耳隔日交替。可止痒，助睡眠。③ 穴位注射：取穴，上肢甚者，取曲池、合谷、血海；下肢甚者，取足三里、三阴交、血海。选定后，每次穴位注射丹参注射液1 ml，隔日1次。可养血祛风。④ 刺络拔罐：取大椎、肝俞、脾俞、陶道。选定后，每日选1～2个穴，用三棱针点刺，然后在穴位上拔罐，留罐5～10 min，隔日1次。

第六章
适 宜 技 术

第一节 传统中医外科适宜技术

夏氏外科擅用白降丹,此药是汞剂,主要作用是腐蚀不良组织,去除腐肉。可运用在流火、颜面部疔疮、烂疔、皮脂腺囊肿等疾病。其适应证和使用方法介绍如下。

(一)隔皮吊毒出邪法

[适应证]流火(丹毒)。

[使用方法]用毛笔将白降丹细粉均匀掺于布膏上,然后将膏药在火上烘热,再将白降丹和入药肉内,直至不见药粉为止,最后将药膏贴于流火最红肿疼痛的部位。第一日皮肤上有疼痛感,第二日痛即缓解。一般 3 日撕去膏药,皮肤上出现脓疱。如脓疱少而小,可用同样方法换膏药一张再贴 3 日,然后将脓疱剪破,换用九一丹、桃花散,或八二丹,外贴薄纸膏药或红油膏纱布,每日换 1 次,其目的是拔毒。待脓液清尽后,即改用生肌药,如掺金花散,外贴薄纸膏药或敷三石膏或白玉膏等。一般约 10 日,脓疱处浅表溃疡收口,至此治疗结束。多数病例可以除根,至少可以达到少发或轻发。如以后再发仍可使用本法。

(二)"香头吊"吊疗法

[适应证]颜面部疔疮。

[使用方法]将白降丹粉加入薄糯糊或白及浆和匀,用手指将其搓成若干如最细的线香状(俗名香头吊),晒干备用。用时先于颜面疔疮顶部,用卧刀划一"十"字形口,宽 0.5 cm 左右,深 0.3 cm 左右,再用钳子将一根约 0.5 cm 长

的香头吊插入"十"字口中央,深入 0.2 cm 左右,外盖薄纸膏药。第一日疔疮部有疼痛感觉,可见插药部呈灰黑色,四周可有紫灰色脓疱。再过 3 日,就有形如螺肉状疔根脱落(疔毒腐肉和白降丹药线聚一起),疮面留有空腔,呈鲜红色新肉,用金花散或其他生肌药粉掺入疮面,再用与疮孔同样大小的棉花球蘸湿生理盐水,嵌入疮孔内,外盖薄纸膏药,每日换药 1 次,换 3 次后,新肉生平,此时可单用生肌药粉,外贴薄纸膏药。约数日后,即可痊愈。此法一般可不用内服药。

(三) 吊围法

[适应证] 烂疔。

[使用方法] 在疮斑边缘贴约 3 cm 阔橡皮膏围住,在斑块上掺一层白降丹。其用量为药粉放到看不见坏肉为止,外盖薄纸膏药。敷药后稍有疼痛,12 h 后,疼痛减轻,腐烂就可停止蔓延。如果其他处有蔓延,也可照样使用。

(四) 平除胬肉

[适应证] 溃疡部生长的胬肉,用剪刀、平胬丹等方法无效者。

[使用方法] 将少许白降丹粉掺于胬肉上,外盖薄纸膏药,每 2 日换 1 次,一般 1~2 次就腐平胬肉,再改用收口药。

(五) 根除脂瘤法

[适应证] 脂瘤(皮脂腺囊肿),不论其感染与否,均可应用。

[使用方法] 囊肿切开后将棉花球用生理盐水先润湿,粘上白降丹粉,嵌入囊肿腔内,外盖薄纸膏药,3 日后用有钩的镊子取出囊壁,用生理盐水棉球蘸取生肌药粉嵌入,外盖薄纸膏药,待新肉长平收口。

(六) 腐蚀瘘管法

[适应证] 瘘管成漏。

[使用方法] 将白降丹粉粘于棉花条上,嵌入管壁,促使管壁腐烂脱落。或将白降丹粉放于柔软桑皮纸中包裹,搓成与管道大小相仿的药线,插入管道中,可使药性外渗,将管壁腐蚀,至腐脱新生而愈合。

(七) 腐蚀疬核

[适应证] 无论已溃未溃,瘰疬有核未脱均可使用。

[使用方法] 未溃之瘰疬,采用烧红了的银针(火针)刺入疬核,然后用粗 0.2 cm,长 0.5 cm 左右的白降丹香头吊插入核中,外盖薄纸膏药,在数日内有

疼痛,1～2 周后可脱落疬核。病核脱落后,可用生肌药粉或膏药。

注意事项:如果病核较大,腐蚀药不能放太多,可改数次腐蚀。但白降丹较痛,故一般医生少用。在颈部使用时,要注意不要损害颈动脉。

（八）止血法

[适应证]外科疮口出血不止。

[使用方法]可用棉花球湿润,粘上白降丹粉,塞入出血处,稍加压迫,血止即可停。但用于大动脉出血还不够理想。

（九）消散肿疡

[适应证]外科阳证、阴证肿疡。

[使用方法]可用布膏药敷肉上,掺白降丹粉一层,以不见药肉黑色为度,在灯火上将药肉烘热,把白降丹粉和匀药肉里,再加上九香散、丁桂散,稍加和匀后即可贴用。贴1～2 日,皮肤起丘疹或脓疹作痒更好。3～7 日换药 1 次。

注意事项:如贴药膏的四周红肿痒痛流水则是过敏现象,须停止使用,但这种现象是很少见的。

夏氏在中医外科中运用白降丹的注意点:

（1）认真掌握其剂量、剂型以及适应证,做到效显、量少、痛小,药到即止。若有中毒现象,可服用甘草汤或黄土汤,以缓和药性。

（2）因白降丹有腐糜皮肤的缺点,在制作白降丹时,切忌下风闻气或以手触丹,常用竹、木器,或有色玻璃、陶瓷器等调制、贮存。为减少疼痛,一般以白及粉浆、蓖麻油、生理盐水等调和稀释,或用适量的十香散、红灵丹、丁桂散等掺药同和于药肉中。

第二节　中医肛肠科适宜技术

一、内痔嵌顿手法复位术

内痔初期发作多以便时肛门出血及在便时肛门无块物脱出,经过长时间病情发展后,痔核增大,当内痔痔核发展至Ⅱ、Ⅲ期时,便时肛门即有内痔核脱出于肛门外,便后块物自行或便后手助回纳。若患者饮食不节,过食辛辣发物或过度劳累后,便后内痔不能自行回纳,逐渐出现血液微循环障碍,肛缘周围组织水肿,脱出痔核黏膜充血糜烂,痔核内血栓形成,而出现内痔嵌顿。在发病早期,病情尚可逆,如不及时回纳,嵌顿的痔核出现坏死,故应及时回纳痔核阻断坏死发展。夏氏外科对内痔脱出嵌顿有比较独到的复位手法。

内痔嵌顿手法复位术操作方法:侧卧位曲髋屈膝,充分暴露肛门,观察患者痔核脱出嵌顿的内痔位置,调整体位使嵌顿痔核位于下侧以方便操作。医者手戴无菌手套,以白玉膏涂于痔核表面,充分润滑,右手拇指关节抵于脱出痔核基底部,指腹压住痔核顶部。如痔核体积较大或水肿明显,左手拇指协助复位,将内痔连同基底部向肛内推移,将内痔痔核推入肛内,抵住痔核的基底部并维持约 2 min,使痔核内血循环恢复,复位后使患者保持侧卧位肛门外加压包扎固定,控制排便至少 12 h。

夏氏外科在内痔嵌顿复位时强调复位手法的细腻、轻柔,特别是对脱出内痔较大,或孕产妇内痔嵌顿复位困难的患者,前者防止在反复复位时内痔黏膜破溃出血,后者复位时间过长或反复刺激扰动胎气,故在复位前充分告知。复位前要向患者说明病情及复位时可能出现的情况,在复位时注意:

(1) 充分润滑肛门,以减少对黏膜的刺激。

(2) 用薄的棉块包裹在嵌顿的痔核表面及外侧面,可防止痔核复位时滑出,在棉块外均匀将痔核推向肛内,两侧均匀加压,防止痔核向两侧移动,复位时连同痔核一同推入肛内,待痔核完全复位后手指按压保持 2 min 时间,再缓慢取出包裹的棉块。

(3) 对孕产妇的内痔嵌顿痔核,复位时动作轻柔,如确实复位困难时不应强行复位,以免撕裂痔核皮肤或黏膜,引起出血。如患者在复位出现不适时,注意密切观察,防止引起孕妇病情变化,以便及时处理。

(4) 如患者嵌顿痔核黏膜已经出现坏死时,不能强行复位,以免加重黏膜糜烂,形成难以控制的痔核出血。

(5) 如手法复位困难,可于局部麻醉下复位。

二、内痔注射术

内痔注射疗法是一种治疗内痔的创伤性疗法之一,可作为单独治疗方法或与其他疗法结合一起使用以增强治疗的效果。夏氏外科的内痔注射术为治疗内痔的特色治疗方式之一。临床疗效观察发现夏氏外科的内痔注射术较其他常规的内痔注射术疗效好,并发症少,未见有大出血、感染等并发症及后遗症。

夏氏外科的内痔注射液是曙光医院的柏连松自行研制的"曙光Ⅰ号"内痔注射硬化萎缩剂,属于硬化萎缩剂范畴,是柏连松根据中医学"酸可收敛,涩可固脱"的理论发明制成的,其主要的有效成分从中药的五倍子、明矾中提取。

"曙光Ⅰ号"药物组成:医用鞣酸 0.15 g,硫酸钾铝 3.0 g,枸橼酸钠 1.5 g,低分子右旋糖酐 10 ml,甘油 10 ml,新霉素 0.5 g。蒸馏水加至 100 ml。

"曙光Ⅰ号"内痔注射硬化萎缩剂的原液需要经过稀释(原液与 1% 利多卡因注射液),根据患者的症状和体征、患者的身体状况,主要有以下几种注射方法。

1. 内痔黏膜下注射术

[操作方法]将"曙光Ⅰ号"内痔注射硬化萎缩剂原液与 1% 利多卡因液稀释成 2∶1 后注射至内痔的黏膜下层,主要注射于出血的内痔黏膜下层,注射的量为3 ml。

[适应证]适用于年老体弱,年龄超过 80 岁,便时反复出血,经药物治疗后不能缓解,伴有多系统重要脏器功能衰竭,不能承受内痔三步注射法或内痔结扎术的患者。

2. 内痔三步注射法

[操作方法]① 将 1∶1 浓度的稀释液约 3 ml 注入痔上动脉区。② 将 2∶1 浓度的稀释液 2 ml 注入痔黏膜区。③ 将 1∶1 浓度的稀释液约 3 ml 注入痔黏膜下层。

[适应证]适用于便时肛门出血伴有肛门块物脱出,患者不愿接受痔核结扎疗法,或身体状况不能承受痔核结扎手术,或伴有多系统疾病,如肝肾功能不全的患者。

夏氏内痔注射疗法的注意点:

(1) 夏氏外科在采用内痔注射疗法时,应注意药物浓度和药物剂量之间的关系,如注射药物的使用量很小,则要当心药物不属于硬化萎缩剂,而属于坏死剂之类,在注射治疗时要严格按照注射的操作规程进行注射,注意注射的药量、点位、深度,以免引起组织不可预期或控制的感染和坏死。如果注射药物的量动辄数十毫升,那么这样的药物肯定属于硬化萎缩剂的范畴。在注射时药物的注射剂量较大,但要注意注射药物的浓度,尽管此类药物不属于坏死剂之类,但如果原液未经过稀释,直接注射且注射的药量较多,同样可能引起局部组织发生无菌性炎症的范围过大,组织反应强度大,炎症中心区域液化坏死,可能在大便干结时干硬粪便刺激和撕裂黏膜,引起大出血之类的并发症,在文献报道中因为注射疗法而引起的大出血屡见不鲜。故夏氏外科在内痔注射疗法时十分强调对注射药物类型和要求的了解,防止出现各种并发症。

(2) 夏氏外科的内痔注射疗法对注射点位和注射深度有严格的要求,因为注射点位和注射的深度对注射疗法的效果和治疗后的并发症有直接的影响。主要注意以下几点:① 操作者对肛管周围的解剖要非常熟悉,熟练掌握操作规程,按照诊疗常规进行操作。② 注射前必须对肛管内的黏膜和皮肤进行严格的消毒,防止消毒不严,致直肠内的细菌随同药物进入组织内引起感染,虽然药物中的五倍子有非常强的抑菌效果,也不能忽视严格的消毒。③ 夏氏外科强调内痔注射点位,严格掌握注射的内痔的选择,既不因痔核出血点位较多、惧怕注射点位过多引起肛管周围硬化范围过大,而对出血的内痔不进行治疗,又防止扩大注射疗法的使用范围,即过度治疗,使注射部位瘢痕广泛,影响肛管的扩张功能。对不同的痔核进行不同的注射方法,对于小的没有任何症状的内痔可不进行注射,对小的出血的内痔可行一步注射法,对大的、伴有脱出,或出血严重的内痔可行三步注射法,如注射的痔核较多时,应控制注射药物的总量,注射的进针点应不在同一平面,形状如犬齿状,以减少肛管狭窄的可能。进针点应在痔核内,不应注射入直肠黏膜内,防止受到"肛垫下移学说"的影响,即试图通过提高注射药物平面,局部纤维化起到"悬吊作用",以加强治疗内痔脱出的效果。以黏膜下层为注射的最深的深度,防止强调注射的效果,而将药液注入内括约肌层。如将药物注射入内括约肌层将造成比较严重的后果,即会引起严重的疼痛。内痔注射疗法一般不会引起患者的疼痛,除非将药物注入齿线以下的区域,或是将药物注入内括约肌内,若此疼痛持续并呈现痉挛样剧痛,止痛药物难以控制,持续时间长。此外,注射的药物引起内括约肌的痉挛,无菌性炎症及坏死,纤维瘢痕引起肛管肌性纤维化性狭窄,并可能引起肛管控制排便功能的下降,严重的可能出现运动性肛门失禁。

(3) 与其他流派的内痔注射疗法不同的是,夏氏外科内痔注射疗法均以一次注射取效为度,而不是反复多次进行注射。内痔注射配合其他药物治疗后能加强注射药物的疗效及减轻注射治疗后的局部不适症状。注射治疗后原则上在 6 个月以内不建议行混合痔内扎外剥术,以防引起术后大出血。

三、外痔血栓剥离术

血栓性外痔是外痔中最常见的一种,是痔外静脉丛的血栓静脉炎和静脉血栓形成,常因大便干结,排便困难及排便时用力过度、剧烈活动、工作劳累、咳嗽、久坐、怀孕及分娩等使肛门缘静脉破裂、发炎、血流渗到结缔组织内,结为血块,压迫静脉壁,造成血液淋巴回流受阻。在肛门皮下生成暗紫色圆形或卵圆形痔块。本病好发于肛门外的两侧皮下,即截石位 3、9 点位处,初起肛门边外痔水肿,患者感觉异常疼痛,水肿退后,血栓逐渐显著且变硬,大小不等,可多发,也可单个发生,数日后血栓变软,如未发炎,肿块可在 4～5 日内完全消散,不留痕迹,如感染,可生成脓肿。

血栓性外痔的疼痛多在发病后 1 周内得到缓解,部分患者由于血栓痔的体积较大,吸收困难,疼痛可持续较长时间。若肛门外异物感明显,影响患者的日常生活则需要行手术治疗,采用外痔血栓剥离术剥离痔核内的血凝块,迅速解除症状,创面愈合快,恢复快。

[适应证] 适用于对血栓性外痔体积较大,疼痛明显,肛门异物感明显,影响日常生活和工作的患者。同时检查有无相关的禁忌证。

[操作方法] 多取侧卧位,曲髋曲膝关节,将患侧置于下方以便操作,常规消毒、铺巾。夏氏外科的血栓剥离多取用局部麻醉,将 2% 或 1% 利多卡因注射液注射于血栓外痔的基底部皮下及括约肌的外侧,使手术野充分麻醉,于痔体的基底部远端侧到顶部做放射状菱形手术切口,切开皮肤至血栓的包膜,将血凝块连同包膜完整地剥离,仔细检查有无遗留小的血凝块,修建切口的边缘,使切口缘对合良好,切口引流通畅,可减少术后创缘水肿,创口内如有活动性出血,则需结扎止血,手术切口不予缝合,待其自然愈合。

[注意事项] 对外痔血栓的剥离术,可采用一个或多个手术切口,切口将保留≥0.5 cm 的皮桥,所有的手术切口保持引流通畅,可减缓水肿,有利于创面愈合。术中需要完全剥离血栓及包膜,以防复发。术中注意止血,如有活动性出血,需要结扎止血,如仅有渗血可用止血敷料压迫止血,外予加压包扎。如为混合痔伴外痔血栓,内痔部分为Ⅱ、Ⅲ期内痔,剥离时注意手术切口不宜过高,以防伤及下移的内痔静脉团,造成较多出血。术后将脱出的内痔及时复

位,检查有无明显的渗血和活动性出血,适当控制排便时间,可以防止术后创面水肿,延长愈合时间。对于伴有Ⅲ、Ⅳ期内痔的血栓性外痔,建议行混合痔外剥内扎术,以达到更好的治疗效果。

四、痔手术肛门周围麻醉法

夏氏外科肛肠专科的痔手术麻醉具有非常鲜明的特色,随着现代麻醉技术的不断进步,肛门的手术可采用如蛛网膜下腔阻滞麻醉(腰麻)、连续硬膜外麻醉、骶管麻醉、静脉麻醉后再予肛门周围麻醉以取得全面的麻醉效果,患者在完全无痛状态下行手术治疗。而在20世纪80年代的初期,肛门手术的麻醉多采用肛门外局部麻醉。

[适应证]对肛门部的任何痔的手术疗法均可适用,作为痔手术的基础麻醉,可使肛门松弛,便于操作。本麻醉法不适用于肛门感染的痔。

[操作方法]将2%利多卡因注射液用生理盐水稀释成1%利多卡因注射液,以注射器抽取10 ml稀释的利多卡因注射液,外接4号注射针头;患者取侧卧位,曲髋屈膝,充分暴露肛门,常规消毒铺巾,于截石位肛门3、9点位距肛缘1.5 cm处(肛门括约肌外侧)进针,并到达最深部,缓慢加压,使进针点皮肤凹陷,边推注麻醉药,边缓慢退针,至皮下层时注成皮丘样,一侧注射的麻醉药总量约3 ml,两侧约6 ml,推注完毕后两侧注射点轻轻按摩,使药液均匀分布,以达到最佳效果。

[注意事项]夏氏外科注重无菌技术,尽管肛门手术为污染手术,极少出现肛门周围感染,但夏氏外科强调无菌技术的重要性,在与西医外科技术交流时得到西医外科同道的认同。夏氏外科认为消毒的皮肤范围要足够大,注射麻醉药物时先麻醉肛门的下方,再麻醉上方,以防麻醉药物流出经过肛门污染肛门下方的区域。注射麻醉药时推注均匀,作为基础麻醉药不宜推注过多。注射完毕后需要在注射点位的皮肤表面予以轻轻按摩,使麻醉药物分布均匀。夏氏外科的麻醉不采用6号或7号注射针头,而采用皮试注射针头是控制注射麻醉药量的主要特点。

五、柏氏混合痔四联疗法

混合痔是最常见的肛肠疾病,混合痔发展到Ⅲ、Ⅳ期内痔时主要以手术治疗为主。混合痔外剥内扎术是治疗混合痔的主要的手术方式之一,并经过不断地改良和改进以提高手术远期疗效、减轻术后疼痛、延缓痔核复发。柏连松通过半个多世纪的临床和实践,集各家长处,发扬中医特色,总结自己多年临床实践经验提出了"治疗痔应以减轻患者痛苦、缩短病程、延缓复发为宗旨"的学术思想,汲取了各种疗法的优点,创制了治疗混合痔的四联疗法(外剥、内扎、注射硬化萎缩剂及长效麻醉疗法)。通过治疗组与对照组的临床比较,显示:柏氏四联疗法与传统的混合痔外剥内扎术相比,在术后改善脱垂、水肿症状等方面两种术式无明显差异,但对于术后疼痛、不适症状的改善、便血量的减少,新疗法明显优于对照组。表明柏氏四联疗法解决了混合痔手术的疼痛、出血、病程长三大难题,增加了痔手术的安全性,减轻了痔手术患者的痛苦,延缓了痔复发的倾向,与传统的外剥内扎手术比较具有明显的临床疗效优势。

[适应证] 适用于所有的混合痔,尤其适用于环状混合痔。要排除其手术禁忌证(与其他混合痔手术方式相同)。

[操作要点] 用组织钳提起拟切除混合痔外痔顶端,自赘皮下缘向齿线方向做放射状细梭形切口,下端至痔体外 1 cm,钝性加锐性剥离皮下组织及曲张痔静脉丛,分离皮下组织至齿线上方 0.5～1 cm,尽量保留齿线结构。用弯血管钳完整钳夹痔核基底部,用 10 号丝线在止血钳下做"8"字贯穿缝扎或直接结扎,剪除大部分结扎的痔核,留下结扎线以方便术后观察;再运用同样的方法处理其他部位的痔核。分别在截石位 3、7、11 点处母痔的痔动脉区、痔结扎的基底部,用消痔灵与 1% 利多卡因以 1:1 配成的注射液进行注射,分三步注射。第一步,痔核上方的痔动脉区(截石位 3、7、11 点),注射进针角度一般与肛管平行,使痔上动脉硬化萎缩,就可减少痔区的供血,使痔能较彻底地萎缩,同时还可以防止复发;第二步,痔核的黏膜下层区将药液呈扇形注射,进针角度一般与肛管成 45°,不能太深,以免刺入肌层;第三步,痔核黏膜固有层,使痔核呈水泡状。注射后使痔核均匀、饱满、充盈,表面黏膜颜色呈粉红色,每处用量 2～3 ml。然后在每个外痔剥离切除创面注射长效麻醉剂(亚甲蓝注射液 2 ml 加 2% 盐酸利多卡因 10 ml 配成)各 1～2 ml。修除外痔切口的皮缘,使切口对合。

[注意事项] 混合痔术前合理分配痔核非常重要,相邻两个痔核间保留不少于 0.5 cm 的皮桥,且保持皮桥无张力,否则保留的皮桥不能存活。结扎痔

核不宜过深。现代痔的概念发生了较大的变化,认为痔核是由肛垫肥大、增生、下移引起的一系列症状,但在痔核手术时,内痔缝扎的位置不能过深,合理钳夹内痔,保留合适和正常的肛垫组织对术后肛门功能的维持有非常重要的作用,同时可以减少术后出血、感染、疼痛等并发症。内痔缝扎的顶端呈犬齿状,可防止术后肛门狭窄。创面远侧端引流通畅,可减轻手术切口缘及肛缘外的水肿,减轻疼痛。注射亚甲蓝长效止痛药时,使用的是医用亚甲蓝液,不能使用工业用亚甲蓝染色剂。药液应注入皮下组织内,不能注入肌层内,以免引起肌肉组织的变形坏死。注射的药液应经过稀释,多以 2% 亚甲蓝注射液 0.5 ml 加生理盐水 9 ml 进行稀释。注射内痔硬化萎缩剂时掌握好注射的位置、注射的药物浓度和药物的剂量,才能减少出血、感染等并发症,提高痔手术的远期疗效。

六、肛周脓肿切开引流术

[适应证] 肛周脓肿,且脓已成。

[操作方法] 麻醉后,患者取侧卧位,局部消毒,于脓肿波动明显处(或穿刺抽脓指示部位)做放射状或弧形切口,须有足够长度。充分排脓后,用血管钳或手指分离脓腔间隔,用红油膏纱条引流,以保持引流通畅。外敷黄柏膏或金黄膏,纱布覆盖包扎。

[术后处理] 酌情应用清热解毒、托里排脓的中药或中成药,术后每次便毕以中药坐浴,换药。

[注意事项] ① 定位要准确:要耐心、仔细辨别脓肿的有无、深浅和范围,一般在脓肿切开引流前应先行穿刺,待抽出脓液后再行切开引流。② 开口方向:浅部脓肿以放射状直切为主,深部脓肿应行弧形切口,避免损伤括约肌。③ 开口部位:尽量在脓腔 2/3 以下,以防袋脓。④ 引流要彻底:切开脓肿后要用血管钳或手指去探查脓腔,分开脓腔内的纤维间隔以利于引流。

七、双线切挂法

[适应证] 高位肛瘘,通过肛管直肠环以上瘘道穿破直肠壁形成继发性溃口者。

[操作方法] ① 切除肛瘘的低位瘘管至肛管直肠环的下缘,包括主管道及所有支管,重点切除原发病灶——齿线处感染的肛隐窝、肛腺导管和肛腺,创面呈开放式。② "双线切挂法"处理肛瘘的高位瘘管。以左手示指插入肛内作为引导,右手持球头银丝探针,沿残余瘘道(肛管直肠环水平及上方的瘘道)走向缓缓向前推入,直至瘘道内口穿出,在球头探针的球头端缚以双股 7 号丝线,在丝线间再缚以普通橡皮筋,用手指或血管钳从肛门内口处拉出球头探针、丝线和橡皮筋,用组织钳分别置于橡皮筋的两端以防滑脱,术者及助手交错将橡皮筋和丝线打结,主要防止橡皮筋滑脱及断裂。

八、隧道法治疗高位复杂性肛瘘

[适应证] 高位肛瘘,通过肛管直肠环以上瘘道未穿破直肠壁,即未在直肠壁形成继发性溃口者。

[操作方法] ① 切除肛瘘的低位瘘管至肛管直肠环的下缘,包括主管道及所有支管,重点切除原发病灶——齿线处感染的肛隐窝、肛腺导管和肛腺,创面呈开放式。② "隧道法"处理肛瘘的高位瘘管。以左手示指插入肛内作为引导,右手持球头银丝探针,沿残余瘘道(肛管直肠环水平及上方的瘘道)走向缓缓向前推入,直至瘘道顶端最高点,明确直肠壁无溃口,确定瘘道切除范围。用组织钳钳夹残余瘘道的远端,用手术剪紧贴瘘道管壁向上方继续边剥边切瘘道硬索,尽量少切除瘘管周围正常组织,尤其是括约肌,直至瘘道硬索变软则说明已至瘘道的顶端,可用血管钳横形钳夹后切断剥切组织,再继续探查直至彻底清创,使其呈潜行隧道状创面。注意在瘘道剥切过程中不能切破瘘道表面覆盖的组织,尤其是直肠黏膜,但需将瘘道内的腐败组织清除干净,如果术中难以彻底清除,可用八二丹填塞 1～2 日。

第三节 中医皮肤科适宜技术

一、中药膏摩联合石膏倒膜治疗痤疮、黄褐斑

[适应证] 轻中度寻常型痤疮,黄褐斑。

[使用药物]巨樱霜(主要成分：鸡巨子、金樱子等,适用于痤疮,夏涵经验方),丝焦霜(主要成分：菟丝子、焦决明子等,适用于黄褐斑,夏涵经验方),医用石膏粉。

[仪器]负离子喷雾器。

[操作步骤及要求]① 清洁：先用温水洗净面部,患者平卧按摩床上,面部肌肉自然放松,用毛巾将头发理顺包扎,用脱脂棉球蘸清洁剂顺皮纹方向擦拭整个面部,清除油污。开启负离子喷雾器热喷面部 3 min,接着根据患者的皮肤要求(痤疮或黄褐斑)在面部涂抹中药霜剂。② 按摩：在负离子喷雾器热喷下,借助中药摩膏的润滑作用,用双手指腹,根据皮纹走向,肌肉分布,进行各种手法滑、摩、拍按摩,并在面部点按与美容有关的穴位(双侧地仓、颊车、迎香、攒竹、太阳等),全组按摩约需 10 min。③ 倒膜：按摩结束后,关闭负离子喷雾器。用绵纸将眉、眼睛和口部遮盖保护。取海藻倒膜粉约 20 g 用温水 25 ml 调成糊状,迅速从额部至下颌用美容刷均匀敷盖面部,最后盖上毛巾保温,约 30 min 后,即可从颊部掀膜。上述治疗方案每周 1 次,连续 8 周。

二、复方独胜膏冬病夏治冻疮

[适应证]耳郭、手足部位冻疮(颜面部或出现水疱、皮肤破溃者不宜)。

[使用药物]复方独胜膏(主要成分：大蒜头、桂枝、丹参、饴糖等,本方在夏涵指导下,由周家乐据《外科正宗》载独胜膏处方整理而成)。

[仪器]负离子喷雾器,神灯。

[操作步骤及要求]① 清洁：先用温水清洗患处。② 涂药：在患处涂敷复方独胜膏。③ 若为手足部位,则打开负离子喷雾器热喷功能,将涂敷复方独胜膏的患处置于负离子喷雾器下,距离约 15 cm,不停变换角度使受热均匀,或用手轻轻揉搓涂药的患处;若为耳郭部位,则打开神灯,将涂药后的耳郭贴近神灯,距离 5~10 cm,以不觉过烫为度。④ 清洗药物：熏蒸或热烘结束后,用温水将残余复方独胜膏洗去,擦干即可。⑤ 该疗法采用冬病夏治的原理,在盛夏酷暑期间,应用具有温经活血通络作用的中药制剂——复方独胜膏直接涂敷于患处,通过蒸汽熏蒸或神灯热烘促使药物渗透,达到活血通络、温阳祛寒的功效。上述治疗方案每次 15~20 min,每日 1 次,连续 6 日为 1 个疗程,每年伏季进行 1 个疗程,一般连续 3 年。

三、菊黄方熏蒸治疗痛风性关节炎

［适应证］急性痛风性关节炎炎症高峰期后,关节局部肿胀、酸痛不适者。

［使用药物］菊黄方(主要成分：野菊花、大黄、黄柏、延胡索、土茯苓等,夏涵经验方)。

［仪器］中药熏蒸治疗仪。

［操作步骤及要求］① 准备：将菊黄方颗粒剂(1 人份)溶于 1 000 ml 温水中,充分搅拌,使其完全溶解。② 开机预热：将上述药液倒入智能型中药熏蒸治疗仪储液罐中,旋转封盖使其封闭严密。打开电源,按下启动键,调节好适宜温度(一般为 40℃ 左右,可根据患者感觉做适度调整)、时间(一般为 20 min),预热机器及药液。③ 熏蒸：预热结束,中药喷雾喷出后,患者除去患关节衣物,使其充分暴露于熏蒸仪喷头下,调节与喷头距离,以患者自觉不烫为度。可自行调整肢体位置角度与方向,使其与药雾充分接触。④ 结束：熏蒸 20 min 后结束,关闭机器,切断电源,放出储药罐内残液,并清理储药罐。

第七章
用药特色与验方

第一节　用药特色

一、土茯苓：清热解毒，健脾除湿

土茯苓始载于《名医别录》，别名有禹余粮、仙遗粮、冷饭团等，味甘淡，性平、无毒，入肝、胃经。从文献记载来看，土茯苓在明代以前的药用价值似乎不大，多"取以当谷食"，至明代弘治、正德年间，杨梅疮盛行，有医者用土茯苓治疗杨梅疮，获得奇效，所以李时珍谓"至人用此，遂为要药"，《本草纲目》称其为"阳明本药，健脾胃，强筋骨，祛风湿，利关节，止泄泻，治拘挛骨痛，恶疮痈肿。解汞粉、银珠毒"。即内祛脏腑骨骸湿热，外除肌肤腠理邪毒。现代药理学研究发现，土茯苓具有抗炎及免疫作用，可选择性抑制细胞免疫反应。夏氏外科临床上应用土茯苓主要治疗小儿肛瘘以及湿疹等多种皮肤顽疾。

1. 治疗小儿肛瘘　夏氏外科认为"胎毒未清、湿热之毒内伏，内伏外发"是小儿肛瘘的主要病因病机，所以治疗以清泻内伏之湿热胎毒为主旨，首选药物土茯苓。夏氏外科谓之"廉价高效、清胎毒之要药"，首先用其清热解毒除湿之功效，祛除内伏胎毒，使症情稳定，减少甚至控制脓肿发作的次数。其次用其健脾止泻之功效，临床发现小儿肛瘘多伴有喂养不当或饮食不规律等导致的腹泻，当患儿腹泻时肛门括约肌变得松弛，肛隐窝变浅，多糖类黏液较少，易于细菌侵入。所以在祛湿热胎毒的同时，予以健脾止泻，积极预防腹泻。总之，夏氏外科认为土茯苓无毒无味，清热解毒，除湿利水，健脾益气。集清利补泻于一身，既能渗利湿浊之邪，又能化湿浊而使之归清，更可贵的是其"败毒祛邪,不伤元气",适合小儿长期服用。

2. 治疗顽固性湿疹　夏氏外科认为,皮肤疾患的发病,常与风湿热毒等密切相关,而湿疹等皮肤顽疾,与湿邪关系尤密。湿性黏滞,缠绵难愈,故祛湿解毒是治疗这些皮肤疾患的重要环节。夏氏外科治疗顽固性湿疹颇有心得,常用土茯苓配苦参、牡丹皮、地肤子、紫草、白鲜皮、豨莶草等清热祛湿、解毒祛风,取效甚佳。

二、穿山甲：消痈排脓,祛瘀散结

穿山甲为鲮鲤科动物穿山甲的鳞甲,最早记载于《名医别录》,为血肉有情之品,性味咸凉,炮制后性平,归肝、胃经,具有通经下乳、祛瘀散结、消痈排脓的作用,是外科、妇科常用的活血祛瘀药。

穿山甲是夏氏外科治疗肛痈(肛周脓肿)的第一要药。肛周脓肿虽为感染性疾病,但治疗肛周脓肿夏氏外科不主张使用抗生素,一旦用了抗生素,肛旁阳性肿块难消难溃,形成僵块,反而拖延病程。中医学主张应根据肿疡的不同阶段运用不同的治疗原则:早期酿脓期,清热解毒,消肿散结,"消"为主;中期脓已成,托毒透脓,"托"为主;后期溃后,补养气血,"补"为主。夏氏外科认为穿山甲托毒消瘀而不耗伤阴血,补虚透络而不碍胃恋邪,可以说穿山甲功兼托补,所以肛周脓肿无论未溃已溃、阴证阳证均可使用穿山甲。正如《本草汇言》云:"凡痈疽未溃者,能引之消散,将破能引之出头,已溃能引之行脓。"肛周脓肿早期脓未成,可配伍水牛角片、牡丹皮、红藤、蒲公英、赤芍、桃仁等清热凉血、消肿散结,肛痈成脓期,加用生黄芪、皂角刺托毒排脓;肛痈后期溃破脓出后,配伍北沙参、天花粉、白术、白芍等益气养阴和血。

夏氏外科还善用穿山甲治疗肛门疼痛、坠胀等肛门不适以及乳汁郁积所致之结块。正如张锡纯在《医学衷中参西录》中说:"穿山甲味淡性平、气腥而窜,其走窜之性无微不至,故能宣通脏腑,贯彻经络,透达关窍,凡血凝血聚为病皆能开之……癥瘕积聚疼痛,两便闭塞诸证,用药不效者,皆可以穿山甲作向导,穿山甲入肝胃二经,勘作诸药向导。"现代药理学研究表明,穿山甲有明显增加血流量和减少血管阻力的作用,具有扩张外周血管、改善微循环的作用,所以对于肛门局部疼痛、坠胀不适等都有明显的改善作用。

三、徐长卿：祛风化湿，止痛止痒

徐长卿始载于《神农本草经》，列为上品。历代本草对徐长卿的名称及别名的记载较多：《神农本草经》首载为徐长卿，又称鬼督邮。《吴普本草》称为石下长卿。此外，尚有别仙踪（《本草图经》）、獐耳草（《本草纲目拾遗》）、寥刁竹（《生草药性备要》）、英雄草（《本草求原》）、土细辛（《植物名实图考》）等名。李时珍曰："徐长卿，人名也，常以此治邪病，人遂以名之。"

徐长卿的分布比较广泛。除了新疆、西藏、青海、宁夏外，全国大部分省区均有分布，具有来源广泛、价格低廉、疗效确切的优点。

徐长卿的性味、功效，《神农本草经》曰："徐长卿，味辛温，主鬼物百精蛊毒，疫疾恶气，瘟疟。久服强悍轻身。"《本草纲目》云："徐长卿，辛温无毒，主鬼物百精蛊毒，疫疾恶气，亡走啼哭，悲伤恍惚，久服强悍轻身，益气延年……徐长卿汤，治小便关格。"《名医别录》谓其"久服益气延年"。

现代药理学证实：徐长卿有较强的镇静和抗菌作用。古人认为徐长卿亦具有"强悍轻身""延年益寿"的作用。现代药理学研究发现，徐长卿具有抗氧化作用，可保护心肌细胞，对机体细胞免疫功能有调节作用。此外，还具有降血糖、降血压功能。其补益作用可能与这些药理作用有关。

目前的临床使用范围较历代本草的记载已有所增加，除用于精神疾患、疟疾等病症外，广泛用于风湿痹痛、腰肌劳损、跌打损伤等多种痛证，并常用于多种皮肤病，如湿疹、风疹、带状疱疹、顽固性荨麻疹、银屑病等，以及慢性支气管炎、再生障碍性贫血、毒蛇咬伤等病症。这与徐长卿所含的丹皮酚所具有的镇静、镇痛、消炎、抗变态反应等药理作用有关。

1. 治疗肿痛　夏氏外科认为，镇痛是徐长卿最主要的药理作用之一，止痛作用强而广，用于治疗风湿、寒凝、气滞、血瘀所致的各种痛证。也可治疗各个部位的疼痛，如头痛、胃脘痛、胸痹、风寒痹痛、痛经、癌症疼痛、关节炎等。在肛肠科对于各种原因所引起的肛门疼痛，皮肤科对于带状疱疹后遗神经痛疗效均佳。

2. 治疗湿疹　徐长卿的另一个作用是祛风止痒。夏氏外科认为，徐长卿其性温而不燥，散中有补，补中有散，具有祛邪而不伤正、滋补而不碍邪的特性。所以夏氏外科常用徐长卿，配合荆芥穗、白鲜皮、地肤子等祛风止痒药，治疗湿疹，疗效甚佳。

四、仙鹤草：止血止痢，解毒散结，补虚扶正

仙鹤草是蔷薇科植物龙牙草的干燥地上部分，生于山坡、路旁、草地，全国各地均有分布。在贵州一带俗称"黄龙草"，江浙一带称为"脱力草"，另外还有"石打穿""毛夹时茶""狼牙草"之称。仙鹤草在《神农本草经》《金匮要略》中称牙子、狼牙。其正名始载于清代郑奋扬《伪药条辨》。

仙鹤草其性平，味苦涩，归肺、肝、脾经。《中国药典》载仙鹤草功效收敛止血、截疟、止痢、解毒，用于咳血、崩漏下血、疟疾、血痢、脱力劳伤、痈肿疮毒、阴痒带下。《本草纲目拾遗》引葛祖方称仙鹤草"消宿食、散中满、下气、疗吐血各病、翻胃噎膈、疟疾、喉痹、闪挫、肠风下血、崩痢、食积、黄疸、疔肿、痈疽、肺痈、乳痈、痔肿"。

仙鹤草是临床公认的止血良药，常用于咳血、吐血、衄血、便血及妇产科崩漏，月经过多等多种出血性疾病，寒热虚实均可配伍应用。仙鹤草味苦而涩，涩能止血，而且兼擅活血下气、散中满之功，正如《本草纲目拾遗》称仙鹤草"消宿食、散中满、下气"，所以仙鹤草能止能行，止血而不留瘀，瘀血去则新血生。

仙鹤草除了收敛止血、止痢、解毒功效外，还具有补脾、补肾、补虚强壮的作用，所以民间称其为脱力草，善治脱力劳伤，具有"轻补，疏而不滞"的优点。

1. 收敛止血止痢，治疗溃疡性结肠炎　仙鹤草是夏氏外科在临床上治疗脾胃病与肛肠病的常用药。首先，最常用于治疗症见泄泻、便血的溃疡性结肠炎，取其收敛止血、止痢的作用，常配伍苍术、黄柏、虎杖、鹿衔草等清热解毒利湿药，效果更佳。同时，还可配伍黄芪等补气药。仙鹤草为血分药，收敛止血且活血，而黄芪"能补气，兼能升气，善治胸中大气（宗气）下陷"，二药相配，气血并治，补中治痢，止血活血，用于气虚下陷之久痢，最为中的，却无"碍气"之虞。根据现代药理学研究，仙鹤草对痢疾杆菌、大肠埃希菌、金黄色葡萄球菌等均有抑制作用，仙鹤草含有仙鹤草素、维生素 K_1 等，能促进血小板生成，加速凝血而达止血作用，可见仙鹤草治疗结肠炎因其抑菌作用而止泻，因其能增加凝血作用而止血。

2. 解毒散结，补虚扶正，抗肿瘤　仙鹤草也是夏氏外科常用的抗肿瘤药，解毒散结、补虚扶正是其抗肿瘤功效的理论依据。据临床和实验研究发现仙鹤草具有诱导细胞凋亡、杀伤癌细胞、调节免疫、拮抗致癌物质等多种抗癌作

用,所以能促进癌症康复,改善临床症状,延长生存期,增强放化疗的敏感性,提高治疗效果,减轻放化疗的毒副作用,提高生存质量,防止复发转移等。常配伍半枝莲、虎杖、白花蛇舌草等清热解毒抗肿瘤药,提高疗效。

五、鹿衔草:补虚止血,药性平稳

鹿衔草,又名鹿含草、鹿寿草,作为药材正名,始出《滇南本草》。

鹿衔草,性温,味甘苦,主入肺、肝、肾经,具有补虚益肾、祛风湿、强筋骨、收敛止血、活血调经、敛肺止咳之效。

夏氏外科临床常用鹿衔草,用其补虚益肾、收敛止血、强筋骨的功效,用于治疗各种原因引起的便血,疗效颇佳,如溃疡性结直肠炎、痔疮、肛裂等,对体虚兼见腰膝酸软无力者尤佳。治疗痔疮、肛裂等肛门出血,血色鲜红,常配伍炒槐角、地榆炭、侧柏炭等;治疗溃疡性肠炎、放射性肠炎等见黏液血便或脓血便,常配伍仙鹤草、马齿苋、虎杖等。现代药理学研究发现鹿衔草具有良好的抗菌、抗病毒、消炎作用,能增强人体免疫力,对心血管系统具有强心、降压、抗心律失常的作用,并能保肝护肾。

夏氏外科认为鹿衔草气味清香,无滋腻之弊,无辛燥之忧,药性平稳,能升能降,可清可补,寒热虚实皆可酌情配伍使用,临床未见任何毒副作用,为一安全有效之药物,可以久服。且其价廉源广,山西、贵州产地的民间将鹿衔草简单加工炮制成茶叶或膏滋,用以增强体力、解除劳动后疲劳、祛除腰腿酸痛等以强壮身体,常年服用。

六、豨莶草:祛风除湿,活血通络

豨莶草始载于《唐本草》,称为火枚草、虎膏、狗膏;《本草拾遗》称为猪膏草;《本草纲目》称为希仙、虎莶。豨莶草,以草之气味为名。李时珍曰:"虎膏、狗膏皆因其气,以及治虎狗伤也。或枚作虎莶,俗音讹尔,近人复讹豨莶为希仙矣……韵书:楚人呼猪为豨,呼草之气味辛毒为莶,此草气如猪臭而味莶螫。"此名一直引用至今。

豨莶草,为菊科植物腺梗豨莶、豨莶或毛梗豨莶的干燥地上部分,豨莶草味苦、辛,性寒,归肝、肾经。诸家本草谓其能祛风湿、通经络、利关节,清热解毒,治风湿痹痛、筋骨不利、腰膝无力、半身不遂、疟疾、黄疸、痈肿疮毒、风疹湿疮、虫兽咬伤等。翻阅古今文献,早有以本品用治中风,取其活瘀血、通经络之功。明代张介宾《景岳全书》中有豨莶草汤(丸),由单味豨莶草组成,用于治疗中风口眼歪斜,口吐涎沫,语言蹇涩,手足痿弱。

夏氏外科治疗肛肠病也常用豨莶草,对于不明原因的肛门坠胀、下坠、隐痛、瘙痒等不适,疗效都很好,主要取其"祛风除湿兼活血"的功效。豨莶草除了具有良好的祛风除湿、活血通络功效,还有补虚、安五脏、强筋骨的作用,《本草图经》谓本品"治肝肾风气、四肢麻痹、骨间疼、腰膝无力者。服之补虚、安五脏"。所以无论虚证、实证,加用此药可增加活血祛瘀、除湿消肿作用,使瘀去肿消,经络疏通,气血流畅,从而改善症状。而肛肠病病位在下,特别是肛门处于隐蔽处,无论脾气亏虚、收摄无力、中气下陷,还是脾胃湿热下注蕴结肛门,无论虚证、实证,日久均可导致肛门局部气血运行不畅,甚则瘀血阻滞、经络痹阻而见肛门肿胀、下坠、隐痛、瘙痒等各种不适症状。在辨证用药的同时,加入一味豨莶草,往往取得更佳的疗效。

七、五倍子:酸涩收敛固脱力强,外用效佳

五倍子又名文蛤、百虫仓、木附子等,为漆树科植物盐肤木、青麸杨或红麸杨叶上的虫瘿,形成虫瘿的蚜虫的头部触角均为五角。因此,人们形象地称此类虫瘿为五倍子。《本草纲目》:"其味酸咸,能敛肺止血,化痰止渴,收汗;其气寒,能散热毒疮肿;其性收,能除泻痢湿烂……敛肺降火,化痰饮,止咳嗽、消渴、盗汗、呕吐、止血、久痢。治眼赤湿烂,消肿毒,喉痹,敛溃疡,金疮,收脱肛、子肠坠下。"

这与五倍子的现代药理学作用是一致的,主要有收敛、抗菌、解毒作用。五倍子所含鞣酸有沉淀蛋白质作用,可促使皮肤、黏膜、溃疡等部位的组织蛋白凝固而呈现收敛作用;促使血液凝固而呈现止血作用;促使腺体细胞的蛋白质凝固而抑制分泌,可使黏膜干燥;神经末梢的蛋白质沉淀,可呈现微弱局部麻醉现象。同时,鞣酸的收敛作用尚可减轻肠道炎症而有止泻作用,且对正常小肠运动无甚影响。五倍子煎剂对金黄色葡萄球菌、肺炎球菌、乙型溶血性链球菌、伤寒杆菌、副伤寒杆菌、铜绿假单胞菌、痢疾杆菌等均有抑制作用。五倍子所含鞣酸可与许多金属、生物碱或苷类形成不溶解化合物,因而可起到解毒作用。

首先，五倍子可用于治疗痔疮脱垂肿痛、肛门湿疹潮红瘙痒、肛门术后局部创面红肿疼痛渗液等见局部一派湿热互结之象，取其外用有解毒、消肿、收湿、敛疮、止血之功效。单味效佳，亦可配伍黄柏、虎杖、蒲公英、苦参等药。煎汤局部熏洗坐浴或湿热敷，借助药力与热力，直接作用于肛门病变部位，使局部腠理疏通，气血流畅，同时使药液中的有效成分通过体表直接作用于机体，直达病所，既避免了药物的损耗，又提高了药物的利用度，药效直接、迅速、持久。对孕妇患者亦疗效确切，且安全可靠。

其次，夏氏外科根据中医学"酸可收敛，涩可固涩"的理论，以五倍子为主药，再配合明矾，从中提取有效成分，创制了硬化萎缩注射液——"曙光Ⅰ号"内痔注射硬化萎缩剂。其具有良好的收敛固脱、止血、制菌作用，可用于治疗各期内痔、混合痔的内痔部分。根据痔形成的解剖学基础和发病机制，选择痔动脉区、痔核黏膜下层区、痔核黏膜固有层，分三部分注射，使局部组织产生无菌性炎症，使血管丛产生栓塞和痔间质纤维化，从而使痔核萎缩、粘连固定而脱出减轻。对于年老体弱或有其他疾病不能接受手术治疗者，是首选的治疗方法，具有安全、有效、无痛苦的优点。

另外，夏氏外科用单味五倍子敷脐治疗术后自汗、盗汗。汗是人体五液之一，是由阳气蒸化津液而来。如《素问·阴阳别论篇》所说："阳加于阴，谓之汗。"阳为卫气，阴为营血，阴阳平衡，营卫调和，则津液内敛。反之，若阴阳脏腑气血失调，营卫不和，卫阳不固，腠理开阖不利，则汗液外泄。肛门术后气阴耗伤，气虚不固，腠理疏泄，故汗出过多。若长时间汗出过多，不仅消耗水谷精微，影响机体新陈代谢，还常因汗未拭干，汗孔常开，卫外失护，外邪承袭而反复引动外感，甚至变生他病，需积极治疗，宜用补气阴、收敛止汗的药物为主。但由于临床上服药的效果相对缓慢，且疗程较长，患者难以持续，故夏氏外科选用脐敷疗法，可避免因长期服药引起的胃肠道的刺激，剂量虽小，但吸收快，疗效可靠，具备简便、廉价、使用安全、无不良反应的优点，易为患者接受。

脐部亦名神阙，为生命之根蒂，是经脉所过之部位，脐部血管丰富，药物在脐部易于穿透弥散吸收，通过血液循环和经脉系统的输布，内达五脏六腑，发挥治疗作用。五倍子味酸，长于敛汗固表。现代药理学研究表明，其所含的鞣酸对蛋白质有沉淀作用，皮肤黏膜接触鞣酸后，其组织蛋白即被凝固，造成一层被膜呈收敛作用。而作用于脐部，疗效特别显著。脐表皮角质层最薄，屏障功能最弱,药物最易穿透弥散,并且脐部皮下无脂肪组织,皮肤和筋膜、腹膜直接相连,故渗透力较强,易于穿透,弥散迅速而通达全身。西医学研究表明,不断地刺激(包括药物)脐部皮肤,会使脐部皮肤上的各种神经末梢进入活动状态,以促进人体的神经、体液调节作用和免疫功能,改善各组织器官的功能活动,从而达到止汗效果。

第二节　验　　方

一、夏墨农经验方

1. 秘方芥菜饮疗肺痈　肺叶生疮而成脓疡,谓之肺痈、肺脓疡。《金匮要略·肺痿肺痈咳嗽上气病脉证治》谓:"咳而胸满,振寒脉数,咽干不渴,时出浊唾腥臭,久久吐脓如米粥者为肺痈,桔梗汤主之。"《千金》苇茎汤方之。夏墨农家传芥菜饮之多能痊愈,乡间患此疾者甚多,夏墨农家中园内中置合抱大小缸 10 余口,每至夏初 4～5 月,令购芥菜数十担,洗净置缸中,镇以石,倾入清水,以竹缸笠盖之,次年便得清澄之芥菜饮,患肺痈者来诊,辄令提壶汲饮,一次半小碗,热饮,每日 3 次,三四日后脓痰便自见少,2 周余可痈尽而愈。

2. 夏氏芋芍丸治瘰疬　夏氏取香贝养营汤、海藻玉壶汤、芋芍三方之长制成芋芍丸,以其疏肝理气、活血养营、化痰软坚之功,治痰气郁滞所致的骨核、瘰疬、肉瘿、脂瘤、肉瘤、子痰等疾。组成:香附 9 g,白芍 9 g,当归 9 g,炒川芎 9 g,昆布 9 g,海藻 9 g,青皮 6 g,煅牡蛎 15 g,玄参 9 g,桔梗 3 g,生甘草 6 g,夏枯草 9 g,淡海蜇 30 g,地栗 4 只。水煎服。或以芋芍蒸糊,水泛为丸。15 剂为一料,每日 10 g,分 2 次用开水吞服。可服 1 个月。忌烟、酒、辛辣生冷刺激之品,慎房事。一般服半年左右,可见明显疗效。

3. 五毒饮治梅毒并治癌肿　五毒饮组方:土木鳖去壳切片 3～4.5 g,斑螯 2 只(去头足),全蝎 3 g,露蜂房 12 g,青蛇蜕 3～6 g(或蜈蚣 2 条)。

方用土木鳖消肿散结定痛,蜈蚣祛风镇痉解毒,露房祛风消肿止痛,全蝎息风定惊,青蛇蜕祛风疾、治惊痫、疗皮肤疥癣。全方有祛风通络,消肿散结,攻毒之功。夏氏祖传用以治疗梅毒。夏墨农尝谓梅毒一症,其毒传染后,纠缠难愈,有"一分之毒未除,能复发十分之患"之说,故治疗必须彻底,大法分解毒法和攻毒法,解毒法如仙遗粮汤、黄连解毒汤;攻毒法,其一是以金石药砒、汞、铅等为主药的方剂,如生生乳、结毒灵药、铝回散、三仙丹之属,其二是虫类动物毒药为主的方剂,如化毒散、金蟾脱甲酒等,夏氏家传即合用此解毒、攻毒两法,即采用仙遗粮汤合黄连解毒汤解毒法,合虫类毒物五毒饮攻毒法。

以本法治三期骨梅毒、类风湿关节炎之骨节酸痛与皮肤顽痒,有较好疗效,此外用此方治皮肤基底细胞癌、鳞状上皮癌、乳腺癌、骨癌等亦有明显疗效。

二、夏少农经验方

1. 一扫光

[组成] 硫黄 60 g,火硝 30 g,石黄面 60 g,大枫子肉 120 g,蛇床子 30 g,白信 15 g,夏枯草 80 g,枯矾 30 g,斑蝥 3 g,水银 15 g。

[功用] 除湿杀虫。用治疥疮。

[用法] 将上药加猪板油 50 g 或麻油 30 g,捣糊为丸 100 粒,每日 1～2 粒,外搽。

2. 九香散

[组成] 乳香 30 g(去油),没药 30 g(去油),细辛 30 g,木香 30 g,桂枝 30 g,川乌 150 g,草乌 150 g,官桂 15 g,桂心 24 g,山奈 150 g,甘松 150 g。

[功用] 温通经络,散瘀消痰,祛风寒湿。

[用法] 研细末,或加麝香、冰片少许,撒于薄贴上敷贴。

3. 千捶膏 又名红云膏、绿云膏。

[组成] 白嫩松香 120 g,蓖麻子肉 21 g,乳香 6 g(去油),土木鳖 7.5 g(去壳),没药 6 g(去油),杏仁 6 g(去皮)。如要膏成红色加三星银朱 3 g,要绿色加真铜绿 3 g。

[功用] 消肿拔毒,咬头提脓。治疗指疔、瘰疬、臁疮等。

[用法] 先将嫩松香、蓖麻子、杏仁、乳香、没药、木鳖子等药加入麻油在中白杵千余捶成膏,嗣后再加入红黄升丹用手捏匀,浸于冷水中备用。或放在铜、铝勺中炖烊,摊于油纸上贴用。

4. 五美散

[组成] 嫩硫黄 500 g,烟胶 500 g,蛇床子 500 g,大枫子 500 g(去油),枯矾 120 g。

[功用]杀虫解毒,燥湿止痒。治一切顽癣。

[用法]研细末,单用植物油调糊,外敷顽癣,或加 20%～30%在三石散中用植物油调如糊状,敷贴于湿癣(慢性湿疹)等。

5. 太乙膏

[组成]麻油 30 g,东丹 10 g(先将麻油煎滚,再逐渐加入东丹搅匀成膏,冬季麻油需多加 5～10 g,可使膏药嫩些,夏天则减少 5 g 左右,可使膏药老些)。

[功用]解毒。

[用法]将膏药炖热,摊于布或纸上,再加其他药物,敷贴。

6. 升丹

[组成]水银 30 g,明矾 30 g,火硝 30 g。

[功用]祛腐提脓。治一切溃烂恶疮。

[用法]上三味入研盆内研细,入小锅内,下用炭火煅至药料烟尽为度,待冷,用瓷碗盖好,再用盐卤纸捻封口,外用石膏末护住不泄气,安放风炉上,下加炭火,升火升三支香已毕,其药已在碗底,用刀割下备用。如要黄色者,火须缓;要红色者,火须急。将药粉撒于疮口上,外盖膏药或油膏等。

7. 四重汤

[组成]灵磁石 30 g,代赭石 30 g,石决明 30 g,左牡蛎 30 g。

[功用]重镇,止痒止痛。适用于皮肤病痒痛症。

[用法]单独用时,用水液煎 40 min,与其他药合用须先煎 30 min。

8. 白降丹

[组成]水银 90 g,火硝 60 g,皂矾 60 g,明矾 60 g,白信 60 g,食盐 60 g。

[功用]消散腐浊。适用于阴证、阳证肿疡及疔疮、瘰疬、瘘管、胬肉等。

[用法]上六味药研细,入阳城罐内,下用炭火结胎,候青烟已尽,渐起白烟,片时方可住火(凡降此药,忌立上风闻气),再将滑盆盛水,将研盆内以盐卤纸捻固,口外护以石膏末,将盆置于水盆内,以红泥垫盆中,开一孔扣于罐底,先以文火煅一支香,次用武火煅二支香为度,待冷片刻,升起粉药雪白者为上品。用时将膏均涂纱布上,敷贴患处。

9. 金花散

[组成]熟石膏 60 g,东丹 1.5 g。

[功用]生肌收口。

〔用法〕研极细备用。

10. 珍珠八宝丹

〔组成〕廉珠 0.3 g,赤石脂 9 g,制甘石 9 g,血竭 4.5 g,龙骨 6 g,儿茶 6 g,象皮 3 g,寸香 0.09 g,冰片 0.15 g,大升 0.15 g。

〔功用〕生肌收口。用于溃疡久不收口。

〔用法〕用笔蘸药粉撒于创口上,外贴薄贴。

11. 疥疮膏

〔组成〕大枫子肉 132 g,鲜桃肉 120 g,白信 3.6 g,活水银 7.2 g,升底 7.2 g,斑蝥 3.6 g,枯矾 3.6 g。

〔功用〕杀疥虫,消皮毒。

〔用法〕做成桂圆大 50 粒,每次用 1 粒外擦五心(胸心、手足共四心)。

12. 桃花散

〔组成〕红升丹 6 g,熟石膏 22.5 g,东丹 1.5 g。

〔功用〕拔毒祛腐。

〔用法〕研极细末,掺于腐肉上,外盖薄膏药或红油膏。

13. 益胃汤

〔组成〕石斛 12 g,麦冬 12 g,北沙参 15 g,天花粉 12 g,香谷芽 30 g,扁豆衣 10 g。

〔功用〕养胃醒脾。

〔用法〕水煎服。

14. 益气养阴汤

〔组成〕黄芪 40 g,党参 20 g,大生地 12 g,首乌 12 g,北沙参 20 g,麦冬 15 g,紫草 9 g,牡丹皮 9 g,地骨皮 30 g,当归 9 g,白芍 12 g。

〔功用〕益气养阴。

〔用法〕水煎服。

三、夏涵验方

1. 清肺祛脂方

〔适应证〕寻常性痤疮。

〔组成〕枇杷叶,桑白皮,地骨皮,桑叶,生地黄,黄芩,牡丹皮,白花蛇舌草,女贞子,山楂,甘草。

[组方思路及方解]夏涵认为,痤疮乃是由于脾胃郁热上熏头面所致,正如《外科正宗》曰:"粉刺属肺,总皆血热郁滞不散所致。"故宜用清肺热、泻胃火、凉血解毒方药。处方中枇杷叶、黄芩味苦性凉,清肺经风热,是为君药;生地黄、牡丹皮、丹参清凉血,为臣药;白花蛇舌草具有清热解毒的功效,有较好的抑制皮脂的作用,与山楂配伍有祛脂之效;女贞子滋补肝肾,抑制雄激素分泌,共为佐药;甘草调和诸药,又有类肾上腺皮质激素样作用,可抑菌消炎,为使药。诸药合用,共奏清肺泻热之效。

2. 虎杖痛风饮

[适应证]痛风性关节炎急性发作期。

[组成]虎杖,羌活,全当归,茵陈,黄柏,苍术,茯苓,川牛膝,猪苓,泽泻。

[组方思路及方解]本病属于中医"痹证"的范畴,也与历代典籍中的"历节""脚气""痛风""痰火毒"相类似。因其走注关节,痛势甚剧,甚如虎咬,故又名"白虎历节"。夏涵认为,本病患者禀赋多"湿热之体",加以嗜酒、喜啖膏粱厚味,以致脏腑功能失调,升清降浊无权,积聚之湿热壅滞于血脉中难以泄化,兼因外感邪气,侵袭经络,致气血运行不畅,痰湿郁于骨节,客于肌肉、筋骨之间,则灼热红肿,痛不可触。故以清热除湿、祛风通络为大法,仿张元素当归拈痛汤意,而拟虎杖痛风饮,药用虎杖、羌活、全当归、茵陈、黄柏、苍术、茯苓、川牛膝、猪苓、泽泻等。方中虎杖、羌活、全当归祛风胜湿、行血止痛为君;茵陈、黄柏清热除湿为臣;苍术、茯苓健脾燥湿,且防臣药苦寒伤胃,是为佐药;猪苓、泽泻上下分消,川牛膝引药下行为使。

3. 茵连痛风饮

[适应证]痛风性关节炎间歇期,或单纯的高尿酸血症。

[组成]土茯苓,蚕砂,连钱草,茵陈,秦艽,泽兰,百合,玉米须。

[组方思路及方解]对于痛风急性发作之后的无症状间歇期,以及尚未有过关节症状的单纯的高尿酸血症期,除血尿酸异常以外,往往无任何关节不适症状,因此似乎存在着一个无证可辨的境况。夏涵就此指出:"有诸内者必形诸外。"此时固然无外在的宏观症状可以作为辨证依据,但却必定有一个微观证据存在——高尿酸血症,这是痛风的发病基础,也即是本病病机中内蕴之"湿热",抓住这一点,谨守病机,治法备矣。故而治之以利湿降浊,拟茵连痛风

饮,方中茵陈、连钱草清利湿热为君,白术、茯苓健脾化湿为臣,佐以土茯苓、秦艽、泽兰通利关节,共奏清利湿浊、通利关节之效,以预防痛风的急性发作。

四、柏连松验方

1. 四味痔血汤

[适应证] 内痔便血(气阴不足,湿热蕴结证)。

[组成] 黄芪,生地黄,黄柏,仙鹤草。

[组方思路及方解] 方中重用黄芪为君药,黄芪为重要的补气药,取其补气升阳托毒生肌之功,一般剂量用 30～60 g。《神农本草经》言其"主痈疽久败疮,排脓止痛,大风癞疾,五痔鼠瘘,补虚,小儿百病",张元素首次提出黄芪"排脓止痛,活血生血,内托阴疽,为疮家圣药"。现代药理学研究发现,黄芪能提高机体免疫功能,改善局部微循环和血小板功能,体外实验能抗多种细菌等;用生地为臣药,清热凉血、养阴生肌以配之。《汤液本草》云:"生地黄,钱仲阳泻小肠火,与木通同用以导赤也,诸经之血热,与他药相随,亦能治之,溺血便血亦治之。"现代药理证明生地能调节机体纤溶凝血功能,并有抗炎和提高免疫功能的作用;以黄柏、仙鹤草佐之,前者有清热燥湿、泻火解毒之功,后者具收敛止血、活血消肿的作用。《神农本草经》言黄柏"主五脏肠胃中积热、黄疸、肠痔,止泄痢"。朱丹溪谓黄柏走至阴,有泻火补阴之功。清代《百草镜》云仙鹤草可"下气活血,理百病,散痞满",可用于"跌仆吐血,血崩,痢,肠风下血"。现代药理证实黄柏有很好的抗菌作用,且对血小板有保护作用,仙鹤草能促进血液凝固、收缩周围血管、镇痛和抗菌等作用。

全方寓补、清、泻、敛于一炉,有益气养阴、清热凉血之作用,既顾及本虚,又可治标实,切中内痔出血的主要病机,故临床屡试不爽,疗效显著,实乃治疗内痔出血的一大良方。

2. 透脓消痈方

[适应证] 肛周脓肿(湿热下注,经络阻滞,气血凝滞证)。

[组成] 黄柏,牡丹皮,虎杖,桃仁,薏苡仁,赤芍,穿山甲,水牛角片。

[组方思路及方解] 方中用黄柏、虎杖、牡丹皮清热利湿、泻火解毒;穿山甲、赤芍、桃仁、薏苡仁活血散结通络;水牛角片清热凉血解毒。本方对肛周脓肿初期局部红肿灼热,结块疼痛,按之无波动感,伴小便短赤、大便干燥、苔黄

或黄腻、脉弦数等症的患者,治疗效果比较显著。本方具有双向作用,对脓肿初起,未成脓者,可消散;对发病数日难以消散者,可加速其成脓,以缩短病程。脓成未溃者,可配合使用生黄芪、皂角刺、当归等,增加透脓托毒作用,促使脓肿破溃。

3. 健脾清肠方

[适应证]炎症性肠病(脾胃虚弱,湿热蕴结证)。

[组成]党参,炒白术,怀山药,炙黄芪,黄柏,马齿苋,白花蛇舌草,鸡内金,谷芽等加减。

[组方思路及方解]方中党参、白术、怀山药、黄芪健脾益气,培补脾胃之元气以固本,黄柏、马齿苋、白花蛇舌草清利湿热以治标。全方标本兼顾,共奏健脾益气助运、清利下焦湿热之功,经此药治疗颇能得到满意的疗效。其中腹痛的患者加红藤、蒲公英以清热解毒;便次多加芡实、肉豆蔻以健脾除湿,收涩止泻;便血者加仙鹤草收敛止血;腹胀腹痛明显者加大腹皮、延胡索以行气止痛;口干舌红者加沙参、麦冬以益胃生津。

4. 扶正消瘤方

[适应证]大肠癌及术后(脾胃虚弱,湿热蕴结证)。

[组成]黄芪,党参,北沙参,麦门冬,制黄精,白术,茯苓,怀山药,半枝莲,白花蛇舌草,藤梨根,鸡内金,香谷芽。

[组方思路及方解]柏连松认为,大肠癌根治术后,加之化疗放疗,耗气伤阴,故应采用益气养阴、清热解毒的治则进行治疗。处方中黄芪、党参补中益气,北沙参、麦门冬、制黄精养阴补脾,清热生津;白术、茯苓、怀山药补脾益气;半枝莲、白花蛇舌草、藤梨根清热解毒消瘤;鸡内金、香谷芽健胃和中。方中扶正可加速正气的恢复,提高机体的抗癌能力,祛邪可局限或抑杀肿瘤细胞,控制癌瘤的发展,又对缓解患者临床症状具有明显的效果。如大便次数多,加黄连、木香;大便干结,加瓜蒌仁、枳实;口干舌燥,加石斛、玉竹;虚火重,加黄柏、知母。

5. 益气润肠方

[适应证]慢性便秘(脾气虚弱,运化失健证)。

[组成]炙黄芪,党参,白术,肉苁蓉,生首乌,火麻仁,枳壳,枳实,全瓜蒌,大腹皮等。

[组方思路及方解]柏连松经过多年临床研究,对于慢性便秘的诊治有独特的经验,认为本病发病时间较长,多数患者有滥用泻药的情况。且发病者多为中老年人,体虚之人,证多以虚为主,并在此基础上提倡"益气健脾,润肠通便"法。他认为不论是何种原因引起的便秘,时间久后必导致脾气虚弱,运化失健。脾司运化水谷,输布津液,脾虚运化无力,脾燥津液过耗,故便秘难愈。处方中黄芪、党参、白术益气健脾;肉苁蓉、生首乌、火麻仁益精养血,润肠通便;枳壳、枳实、全瓜蒌、大腹皮行气导滞,滑肠通便。处方通补皆施,有益气健脾、益精养血、润肠通便之功,对治疗慢性便秘,尤其是老年性便秘有很好的疗效。

五、孙世道验方

1. 三黄理湿汤

[适应证]皮炎、湿疹、带状疱疹等证属湿热为患的皮肤疾病。

[组方]黄芩 30 g,黄柏 30 g,黄连 30 g,蒲公英 30 g,白花蛇舌草 30 g,一枝黄花 30 g,土茯苓 30 g,苦参 30 g,生薏苡仁 30 g,白鲜皮 30 g,地肤子 30 g,车前子 30 g。

[组方思路及方解]湿热为患的皮肤疾病患者,除皮疹外,临床每多见口苦而不思饮食,恶食油腻,脘腹胀满或胁肋闷痛,体倦身重,或有低热,口干而不欲饮水,尿短赤,大便干溏不调,或有皮肤黄染色鲜如橘皮,苔黄腻,脉濡滑,常见于发于四肢的急性湿疹、唇部的单纯疱疹、胃肠型的荨麻疹、会阴部湿疹、带状疱疹、大疱病、皮脂溢出等。湿热之病,治宜清热祛湿,热去湿亦去。孙世道特别指出,虽虞抟有所谓"治湿不利小便非其治也"之说,但湿热而见阴伤者,则仍当慎用分利之法。方中以三黄合用苦寒直折、泻火燥湿为君;蒲公英、白花蛇舌草、一枝黄花助君清热,土茯苓、苦参、生薏苡仁助三黄祛湿,共为臣药;佐以白鲜皮、地肤子祛风止痒,车前子渗湿利水,使邪有出路。若为单纯疱疹、带状疱疹,则可在此基础上加重清热解毒之力,如大青叶、板蓝根、牡丹皮、赤芍之属;若为大疱病,则在上述清利湿热的同时,还需注意顾护脾胃,酌加党参、茯苓、白术、山药、藿香、佩兰等益气健脾,助中焦运化水湿。

2. 归芦饮

[适应证]下肢皮肤血管炎、肢体血管栓塞性疾病等证属湿瘀交阻证者。

[组方] 当归,川芎,凌霄花,赤芍,竹节参,土牛膝,泽兰,泽泻,陈葫芦,汉防己。

[组方思路及方解] 瘀血形成时,作为有形之邪,常会阻滞气机之正常运行,因而导致津液之输布、排泄障碍,从而出现水湿停聚,湿瘀交阻。如《金匮要略》云:"血不利则为水……"又如《血证论》载:"瘀血化水,亦为水肿……"此证临床可见头身、肢体沉重或刺痛,胁下痞块或肢体结节,小便不利,便溏不爽。偏热者见身热口渴,得寒则轻,舌质紫红,苔黄腻,脉滑数;偏寒者见肢体冷痛、酸楚重着,活动不利,得温痛减,舌淡或紫暗,苔白腻,脉濡涩。常见于多种皮肤血管炎、肢体血管栓塞性疾病等,见有皮色紫暗、结节、肿胀、疼痛之症。对此类"血不行则病水"而致的皮肤病,须以活血、行血以治水湿之法方能奏效。方中当归,其味甘而重故能补血,气轻而辛故能行血,补中有动,行中有补,为行血之圣药;陈葫芦,味淡性平,功能渗湿利水、消肿通淋,归、芦二者合用,行血利湿,同为君药。土牛膝、泽兰,兼具利水渗湿、活血散瘀之效,共助归、芦为臣。此外,川芎、赤芍、凌霄花、竹节参化瘀消肿,泽泻、汉防己渗利下焦水湿,共襄佐助之功。若偏热象者,可酌加黄柏、苦参、土茯苓,苦寒泻热;若见寒象者,则助以细辛、桂枝、炮姜之属,以辛温散寒、通阳化气。

第八章
经典医案

第一节　夏松泉医案

案 34

流注兼发疹瘖。由于暑湿袭入经络发为外疡，化热外达发为疹瘖，热极伤阴，下注阳明，更增泄泻，病端魔杂，形神俱惫，防有虚脱之虑，宜慎之。

西潞党参　土白术　焦谷芽　青蒿梗　金银花　大腹皮　制厚朴　生白芍　纯钩藤

案 35

月蚀疳疮纠缠半载，蔓延不已，瘙痒无度，时流稠水，沿边粟疮累累，此乃太阴、阳明湿火上越，夹少阳风火相搏之所致也，宜息风解毒，缓以图之。

川黄连　金银花　牡丹皮　鲜生地　胡桃仁　绿豆衣　甘杭菊　生甘草　茅术　白蒺藜　白鲜皮

案 36

症热石疽乃纯阴之症，起发二月之火，身体渐渐疲倦，不红不肿，石硬无情，痛楚异常，如其穿溃之后，诚恐难以全善。

制香附　土贝母　西潞党　东白芍　合欢花　云茯苓　全瓜蒌　当归　细生地　丝瓜络　陈皮　玫瑰花

案 37

肝脾不和，气郁不疏，痰随火升，以致右项结核，由来三季逐渐坚硬，遂成石疽之候,幸而起居如常,饮食知味,目下不致有变,宜静养、勿劳庶,可带病延年,附方清政。

西潞党　制香附　川芎　广陈皮　当归　红枣　广木香　大生地　土贝母　白芍　云茯苓　橘红

案38

伏暑内蕴熏蒸化热,痰闭清窍,扬手掷足,谵语喃喃,恐有立涸之虞,症属重笃,勉拟一方,以尽人事。

暹犀尖　辰茯苓　鲜石斛　青蒿子　金银花　紫雪丹　鲜菖蒲　带皮连翘　天竺黄　活生地　牡丹皮　川贝母

案39

劳力伤筋,流火下注足背,红肿不退,内外踝酿脓穿溃,按之板滞,究竟湿为沉着之邪,聚而不化,迩来便利积滞,胃纳不清,亦是暑湿内蕴,运化不及之故,故尔理宜两顾。

左金丸　薏苡仁　金银花　木香　佩兰　赤茯苓　车前子　牡丹皮　玉果　谷芽　广陈皮

案40

先天不足,虚阳上越,兼感时序风邪,以致牙龈肿胀,时觉疼痛,甚之寒热催迫,腮颔俱肿,酿脓之候,迄未酿脓,法宜清透。

羚羊角　玄参　连翘　白僵蚕　金银花　竹茹　牛蒡子　焦栀子　淡黄芩　紫苏梗　知母　牡丹皮　桑叶

案41

外疡渐敛,胃纳未增,究属病元未复,腿肿未消,右腿更甚,此乃三阴不足,气虚下陷之症也,法宜养营育阴之则。

炙绵芪　血丹参　原生地　当归　炙甘草　怀山药　五加皮　野桑根　虎胫骨　广陈皮　牛膝　云茯苓

案42

素有流火湿热恒盛,近因劳力伤筋,陡然足踝漫肿,渐觉疼痛,痛甚不休,乃风湿乘隙下注,盘踞筋骨之故耳,是以夜寐不安,不思纳食,脉弦数且滞,舌苔白垢,治宜去风湿养气为法。

秦艽　威灵仙　五加皮　血丹参　当归　木瓜　防己　牛膝　海风藤　原生地　丝瓜络

案43

黄瓜痈溃脓月余,脓出不顺,下坠脓囊,故收敛如此之难也。迩来口舌糜烂,污水时流,是中药毒之火上攻使然,故拟清解一法,急则治标从权法也。

鲜生地　川黄连　金银花　松萝茶　人中黄　绿豆衣　牡丹皮　灯心草　焦栀子　玄参

案44

素有脚痔,湿热恒多,兹因食物不节,渐渐糜烂延开,变幻裂风之患,高年患此最难完善。

原生地　二妙丸　泽泻　血丹参　当归　生白芍　白鲜皮　川黄柏　地肤子　薏苡仁

案45

素禀气血不足,更兼便利红积,于是营阴偏耗,筋失营养所致,四肢痛酸,两膝胖肿,下及踝骱致成行痹之候。《经》云:风胜则动,湿胜则肿。治当养血为主,却风主之。

当归　鹿角胶　秦艽　千年健　丹参　原生地　白芍　桂枝　五加皮　木瓜　海风藤　络石藤　羌活　独活

案46

戮力劳伤,气血违和,以致右胯筋屈不舒,痛引环跳,腹旁坚肿,按之板实,诚恐酿成肠痈之候,故拟疏散一则。

延胡索　当归　广木香　制厚朴　丝瓜络　木瓜　炙穿山甲片　赤芍　沉香片　桑寄生　左金丸　陈皮

案47

去年失血后忽增咳嗽,渐觉疲倦,延至今夏右颈结核两枚,也已自溃,溃久不敛,乃病元未复,气血两伤之故。刻下颈旁发疽,幸而头小根收,亦属无妨,故拟培养营气为君,解毒化血为臣。

炙黄芪 川续断 沙参 制香附 广陈皮 金银花 白芍 土贝母 原生地 瓦楞子 当归身 云茯苓

案 48

前议疏散之法,胯腹痛似觉平复,唯泣不舒,胃纳不增,究竟病在肝肾,治非易事。

沉香 木瓜 谷芽 广陈皮 丝瓜络 全当归 小茴香 乌药 左金丸 赤芍 广木香 延胡索

案 49

风湿踞留踝骱,因循日久,酸痛异常,酿成踝疽之患,迄今自溃,疮口甚大,甚至两孔相穿。盖风为百病之长,湿乃黏腻之邪,故收敛不能速愈。

原生地 丹参 川续断 薏苡仁 赤茯苓 佩兰 东白芍 泽泻 绿豆衣 金银花 桑根 当归身

案 50

初因劳力伤筋,兼发流火下注,起自委中,结块渐及腿肚,形长木硬,由来三载,疼痛日增,刻已针溃脓出滞瘀,治宜排脓祛瘀加以养胃之品。

石斛 谷芽 广陈皮 薏苡仁 川续断 生地 东白芍 当归身 丹参 赤茯苓 佩兰 金银花

案 51

病后气血未复,步履伤筋,营气凝滞,势发贴骨疽之患,治以活血行气兼舒经络。

当归身 木香 丹参 延胡索 桑寄生 丝瓜络 赤芍 宣木瓜 牛膝 威灵仙 炙甲片

案 52

血泣伤筋营阴大耗,毒患腿弯上下相穿,收功难期,速效。

金银花 当归 桑寄生 炙绵芪 广陈皮 川续断 丹参 生谷芽 原生地

案 53

肝木犯胃,木土胃仇,兼之悲泣过度,肝气郁积升胜,上摄则头晕耳鸣,中横则胸背隐痛，下注则腿前痛楚，种种见症皆由肝郁气滞而来也，脉郁滞，舌白腻。治以柔肝和胃，行气疏通。

桂枝炒白芍　全瓜蒌　沉香　石决明　全当归　甜酒酿　桑寄生　玫瑰花　木瓜　玳玳花　制香附

案 54

前投通利小便之法，小溲仍然短涩，腹痛如旧，近因大便微觉隐痛，特恐酿脓外溃致成者肚痈之患，稚年患此纤缠不已，尚宜紧急图治。

厚朴　车前子　木瓜　大腹皮　通草　枳壳　川楝子　薏苡仁　冬瓜皮　开口花椒

案 55

疟发经年，阴分自虚，近感时邪，蒸淫化热，留恋肺胃，遂成悬旗喉风之患，蒂丁垂肿两旁红肿，有妨饮食，邪势树炽之时也。法宜先治新邪，是否即请酌而投之可焉。

羚羊角尖　连翘　金银花　马勃　川贝母　杏仁　牛蒡子　钩藤　玄参　射干　先斗　竹茹

案 56

据述症情近因登山临水，难免云劳，劳者气分必虚，虚则外邪易感，是以风邪外束，虚火内升，阻于太阴、阳明之脉，以致盘牙疼痛，牙关紧急，开合不利，吞吐艰难，致成哑瘖喉风之患。刻下邪势鸱张，一时不可奏效。理宜清透解毒降火。

暹犀尖　薄荷　鲜石斛　鲜生地　金银花　牡丹皮　牛蒡子　射干　焦栀子　紫苏梗　灯心草

案 57

风湿流注，臂腿及背致发三枚，臂上现已针溃，而余处业得内消，唯中汞毒，仍然稠水时流，红晕蔓延。法宜先理其标，佐以消散。

川黄连　鲜生地　茯苓　稽豆衣　牡丹皮　茅术　金银花　木香　青蒿梗　钩藤　紫苏梗　胡桃仁

案 58

湿热下注，肠胃欠运，血泣筋伤，瘀滞作肿结并形巨，势成肠痈之患，虽未酿脓,恐难全消,治宜疏通俾得移深居浅之意。

当归身　川楝子　枳壳　台乌药　木香　薏苡仁　赤芍　延胡索　紫苏梗　桑寄生　丝瓜络

案 59

寒湿阻痹,脾失健运,以致腹盘叙结寒块,时痛时止,由来二旬,纳食作胀,时延日久,恐成单臌胀之患,脉濡涩,舌微白。法宜利湿消肿,未知应否。

制茅术　制厚朴　香连丸　桂枝　枳壳　大腹皮　猪苓　赤茯苓　冬瓜皮　砂壳　佩兰　生姜皮

案 60

中搭手由于膀胱湿火而成,体热脉数,胃减神疲,毒势尚未底,定后防转,重宜慎之。

生绵芪　连翘　金银花　穞豆衣　茹菇　紫花地丁　大豆卷　鲜生地　白芷　牡丹皮　蒲公英　薏苡仁　赤茯苓

案 61

少腹隐痛,血泣气滞,足难任地,防成缩脚肠痈之患。《经》云:湿热不攘,大筋软短,小筋弛长,法宜和消,兼以渗湿。

归尾　延胡索　益元散　川一金　秦艽　川续断　厚朴　赤芍　川羌活　丝瓜络　木香　桃仁

案 62

弱冠之年,胎元不足,气血两亏,兼之寒湿袭入筋骨,以致气不得升,血不得行,淤滞肌肉之间,堵塞流行之路,遂成附骨阴疽之患,始则漫肿酸痛,继而酿脓外溃,自来数月之久,脓水清稀,气血大耗,所喜者患在童年,可望全善,缓而图之。

潞党参　川续断　白芍　当归　怀山药　生谷芽　云茯苓　山茱萸　广陈皮　大红枣

案 63

前投清金肃肺、产褥柔肝方法,痰脓大来,行色较清,是药有应症之兆,唯咳嗽仍然欠利,瘰不成寐,尽是余邪踞留肺腑,魄不归舍之故耳,病根远深,难期速效,只得缓缓图其愈。

扁豆　杏仁　知母　瓜蒌仁　旋覆花　谷芽　炙款冬花　炙桑白皮　枇杷露　黛蛤散

案 64

肝胆气郁不舒,兼夹劳伤瘀滞,延成胁疽之患,由来数月之久依然,木硬漫肿,皮色如常,隐隐酸痛,兼少腹瘕块攻痛时作时止,耽延既久,难许全消,拙拟一方,希冀移深居浅而已。

木香　佛手　左金丸　延胡索　台乌药　九香虫　紫苏梗　青皮　赤芍　金铃子　生香附　苏啰子　全当归　枳壳　贡沉香

案 65

癣疮续发,尽是湿邪内蕴,迩来前阴,又起小瘰,内含脓毒,有时疼痛,实本乎此。按得脉象濡涩,舌苔黄腻,以脉参症,难以骤效。况下焦深远之域,湿乃黏腻之邪,药力讵能速速收工乎?拟以渗湿化毒为主。

薏苡仁　赤茯苓　佩兰　金银花　牡丹皮　泽泻　猪苓　陈皮　白鲜皮　通草

案 66

症属睑翻,端由脾热内蕴兼夹肝火上凌而致,年高患此,莫可挽回,拟一方以为贵病终天之算。

杭白菊　牡丹皮　石决明　川黄连　钩藤　刺蒺藜　赤茯苓　栀子　谷精草　黄芩　桑叶

案 67

三阳寒湿,深袭筋骨,以致气血乘违,酿成贴骨痈之患,刻已针溃,脓水颇多,盈盆盈碗,邪得外泄之象,身热不清,舌绛且燥,饮食少进。的系脓水火扰,胃阴受伤之故,现视其势,调治最难,若专理外候,深恐剑关若拒,而阴乎未复汗有也,拙拟一方,俾得一阴,得来复之征,邪势有退舍之势,再商治则。

西洋参　钩藤　玄参　牡丹皮　知母　天花粉　焦栀子　扁豆　谷芽　陈皮　莲子

案 68

人体脉络八十丈,周于一身,脉络横行,筋脉直走,经气伤络,络气还经,是其常度,今因热积瘀滞,包络流行失职,是以腋下外势木硬漫肿,时觉疼痛手难举,动势成米疽之患,消散难期。

桂枝　钩藤　威灵仙　当归　赤芍　忍冬藤　秦艽　木瓜　丝瓜络桑枝

第二节　夏墨农医案

案 69

本病案摘录自《张葱玉日记·诗稿》中夏墨农 1939 年为张葱玉诊病的完整的医案,四诊摘要、理法方药完整,前后历时 2 个月,今摘录如下。

初诊(1939 年 12 月 16 日)　今日方入如后：左腿臀核肿硬随减而隐痛未除,此系阴分不足,湿热下注,肝脾失调而成。脉悬而小,兼舌苔微白根腻,再从前意设想,以观后效如何。

广木香一钱　漂昆布三钱　青皮二钱　陈皮二钱　川石斛三钱　赤芍三钱　白芍三钱　蒸牛膝三钱　炒延胡索三钱　炙穿山甲片二钱　全当归三钱　炒薏苡仁四钱　西茴香一钱　炒枳壳五钱　橘核三钱

二诊(1939 年 12 月 19 日)　夏医来处方录之如后：迭进和淡疏气之剂,根盘收束,酸胀渐减。厥阴气机已得流畅,皆属佳境,必须静养勿劳,兼投药饵相助。候其湿邪默化,可望消散。

川石斛三钱　川楝子三钱　川萆薢四钱　泽泻三钱　延胡索三钱　赤芍二钱　白芍二钱　炒枳壳一钱五分　漂海藻三钱　青皮二钱　陈皮二钱　白茯苓三钱　全当归三钱　蒸牛膝三钱　薏苡仁五钱　广木香八分

三诊(1939 年 12 月 23 日)　延夏墨农来复诊录其方于后：肝藏血,脾脏统血。肝脾血虚,湿热下注,是以腿腋臀核隐痛,投养营疏气化湿之品,诸恙均减,再从前法,投意可望冰散矣。

全当归三钱　青皮二钱　陈皮二钱　怀牛膝三钱　炒枳壳一钱五分　漂昆布三钱　赤芍二钱　白芍二钱　广木香八分　佩兰叶一钱五分　白茯苓四

钱　建泽泻三钱　漂海藻三钱　汉防己二钱

四诊(1939 年 12 月 27 日)　夏墨农来,处方如后:屡投疏气等法,症势十去七八,疼痛已息,肿硬尚未退尽,此系湿热久据肝脾,故消之甚非易事。

石斛三钱　青皮二钱　陈皮二钱　赤芍二钱　白芍二钱　薏苡仁四钱　炒枳壳五钱　焦建曲四钱　焦谷芽四钱　漂海藻三钱　佩兰叶二钱　泽泻三钱　延胡索五钱　蒸牛膝三钱　西赤芍二钱　川楝子三钱

五诊(1939 年 12 月 31 日)　三十一日方:屡投和气之剂,症势十减八九,肿硬渐退,疼痛亦除,唯肌肉不仁,良由经络之邪未能廓清,脉来和缓,舌苔微白有液。再从前法加意,庶可尽善尽美矣。

全当归三钱　新会皮一钱半　川楝子三钱　赤芍二钱　白芍二钱　泽泻二钱　真滁菊一钱半　潞党参三钱　焦谷芽四钱　蒸牛膝三钱　白茯苓四钱　橘核三钱　川草薢四钱　佩兰叶三钱

六诊(1939 年 12 月 31 日)　卧病兼旬,近始少痊,但犹未返常耳。晨临褚摹一卷。久不握管,生疏多矣。医者夏墨农来。今日除夕,往时必出游,以病未能,只围炉听无线电中音乐,亦觉自有一种乐处。东坡诗云:"因病得闲殊不恶。"余年来困于闲忙,顷兹杜门,日或读一二卷诗,或与家人闲谈,或一二朋从相顾,或出数卷古人书画赏玩,始知苏公此句味中之味矣。

七诊(1940 年 1 月 8 日)　项季翰来。下午延夏墨农来诊,处方如下:外疡虽肿消、痛息,而根脚未能全善,按之板滞。良由经络之邪未能完全拔清,气血失调之故。治从原意进退之。

全当归三钱(酒洗)　怀山药三钱(米炒)　枸杞子二钱　怀牛膝三钱　山茱萸一钱五分　潞党参二钱(米炒)　青皮二钱　陈皮二钱　云茯苓四钱　元胡索三钱　清炙甘草五分

案 70　谢男

前进养肝柔肝息风剂,症势逐渐见效,舌底糜烂已减,神色渐振,据述昨日便溏,略有咳嗽,良由脾阳受损,脉弦濡小兼数,舌苔微白,拟以续前加意。

木茯神　炒白术　大腹皮　蝉蜕　山楂炭　淡附片　明天麻　煨扁豆衣　纯钩藤　焦谷芽　炒枳壳　橘红　冬瓜仁

案71　姚左

白㾦续回续起,身热未澈,究系内蕴之暑湿,似烟似雾,满没三焦,此邪正外泄之时,脉仍弦数,舌苔黄腻,拟以清热泄邪。

鲜扁豆　金银花　陈青蒿梗　牡丹皮　净连翘　益元散(鲜荷叶包)　淡豆豉　佩兰叶　焦栀子　枳壳　橘红　鲜佛手　芦根

【按】案70、案71所录夏墨农医案源于夏墨农个体开业号票背面所录的病症资料。

案72　周左

暑湿五脏,汗泄不畅,大便不得自行,表里之间已欠通畅,所以神疲肢倦、纳食亦减,脉息弦而带数,舌苔白腻。此系湿因中焦,治之法,辛淡先以渗利,使湿乃化,则表里自和矣。

鸡苏散　大腹皮　佩兰叶　枳壳　姜半夏　瓜蒌　白茯苓　藿香　陈皮
苏叶　姜竹茹　神曲

第三节　夏少农医案

案73(毛细血管瘤)　陶某,女,40岁

初诊　背部红丝密布,自幼迄今,近年来逐渐扩大延及整个背部,虽经中西医治疗均无效。症见整个背部皮肤呈紫红色斑片,按之无痛感,此为气虚失帅血之权,血得热则妄行,遇瘀而郁于肌表,致成本病,图治之法当与益气养阴,凉血和荣行瘀。

黄芪15 g　党参15 g　白芍12 g　当归9 g　红花6 g　牡丹皮9 g　丹参12 g　生地12 g　蒲公英15 g　赤芍9 g　紫草12 g

14剂。

二诊　背部紫红色斑片转淡,血瘀得行之兆,治与原法加味。

处方同上加土茯苓15 g。按上方连服2个月,背部红斑全部消失。

案74(甲状腺囊肿)　何某,女,35岁

初诊　左颈侧起发肿块,经核素扫描为"冷结节",患者拒绝手术,要求中

药治疗,诊得肿块约 3 cm×3 cm,质介馒木之间(中等度),随吞咽而上下,按之微有疼痛,皮色不变,诊断为"甲状腺囊肿"。位在上部属厥阴支脉循行之处,属气滞痰凝之阴证,治以养阴疏气豁痰。

白芍 12 g　玄参 9 g　制香附 12 g　夏枯草 30 g　白芥子 12 g　海浮石 30 g

7 剂。

二诊　块形消散近半,前法既合再从之。

原方加僵蛹 6 g。服上方 3 周,肿块全部消散,数年未见复发。

案 75(肺脓疡)　冯某,男,40 岁

初诊　咳吐脓血已半年,经治疗少效。形体消瘦,面色㿠白,精神萎靡,胸胁隐痛,咳嗽气喘,咳吐脓血,痰稠腥臭,脉数。肺家蕴热,外束寒邪,郁久热盛而化脓,病久元阴耗损,指螺均如蛾腹,治拟养肺阴,清肺家之热,佐以解毒。

鲜沙参 30 g　金石斛 12 g　太子参 12 g　鲜芦根 30 g　金银花 12 g　牡丹皮 9 g　炙紫菀 4.5 g　款冬花 4.5 g　桔梗 4.5 g　枇杷叶 4.5 g　川贝母 4.5 g　象贝 4.5 g　百部 9 g　十灰丸 9 g(分吞)

7 剂。

二诊　脓痰较少,胸痛减轻,但低热未退,痰中仍杂血迹,肺热未清,肺阴未复,连进上方以冀获效。

上方加天花粉 12 g。5 剂。

三诊　肺家咳吐脓痰腥味及血迹显著减少,此肺阴渐得清肃之故,但病久元阴已伤,难以急效。

上方去川贝母加白及 9 g。7 剂。

四诊　脓痰已无,腥味消失,纳香,形体渐丰,脉缓,舌质微嫩,蛾腹指消平,肺家邪化新生,正气渐复,肺热已趋退净,治以培元养阴为主,以冀全善。

五诊　今突然大吐鲜血约近 1 000 ml,此系脓疡之后损及肺络,络脉突然破裂,血上溢而吐,后经输血及服用独参汤,6 h 后血吐停止,再进扶正清热止血等法,不数日脓血全无,脉和纳醒而愈。

【按】①肺脓疡治则以养肺阴、清肺热、肃肺气、解毒止血为法,所列方药是夏氏外科家传经验方,疗效较好。②肺脓疡在发病之后指螺必胖,肿如蛾腹,胖肿程度可随病情增减,以此诊断肺脓疡及观察肺脓疡病情,有其重要意

义,系家传之经验。

案 76(喉痹)　邵某,男,30 岁

初诊　肾水不足,虚火上炎,以致咽喉红丝布露,吞咽唾液干燥裂痛,进食却无不舒,此阴虚火旺之虚证可知,病经 5 个月,虽经多方治疗,咽喉干痛未除,脉细,舌尖微红。治宜壮肾水以降虚火。

南沙参 9 g　北沙参 9 g　生地 12 g　玄参 9 g　黄柏 9 g　麦冬 12 g　金果榄 4.5 g　射干 6 g　龟甲 12 g　石斛 12 g

14 剂。

二诊　前进壮水制火法,咽喉干燥较减,吞咽梗阻亦减轻。肺肾同源,喉属于肺,肾水一壮肺液增长,上润于喉之故,前法颇合,增味再进。

同上加知母 6 g、天花粉 12 g,14 剂。

三诊　咽喉干痛已减七八,此水壮火降之佳象,再以原法继进以冀痊愈。

服药近 3 个月,症情全消。

案 77(喉痹)　李某,女,28 岁

初诊　咽喉干燥已经两年余,多方治疗无效。咽喉红丝布露,吞咽唾液干燥梗痛,声音不扬,形容消瘦,脉细稍带数,舌质尖微红。此肾水不足,龙雷之火上炎所致,治宜以壮水制火法。

北沙参 15 g　生地 15 g　麦冬 12 g　玄参 9 g　石斛 12 g　知母 9 g　黄柏 9 g　蝉蜕 4.5 g　龟甲 12 g　射干 6 g　金果榄 4.5 g

14 剂。

二诊　连服上方 1 个月,咽喉干燥及声音不扬等症均未消失,恐系火浮难归之故,加用"引火归原"法冀其奏效。

上方加肉桂 3 g、灵磁石 30 g。7 剂。

三诊　服上药后,咽喉干燥显著减轻,红丝较淡,声音已大有好转,再进上方 14 剂。

【按】阴虚喉痹相当于西医所称慢性喉炎,多系肾水不足,水少火多之故,一般用壮水制火法是有效的,部分病例服上方无效加用"引火归原"法多奏效。龙火属肾,雷火属肝,肝肾之火上炎,扰于肺脏,喉属肺,故喉干声哑。肉桂乃温热之品,有助火之弊,一般不能超过 3 周,配磁石重镇之品,以监佐肉桂之温

热不致升而不降。

案 78（肠胃型风疹块）　吴某，女，21 岁

初诊　遍体起发风疹块，瘙痒甚剧，发作时伴脘腹疼痛，病已半年，与季节气候无关，经治疗无效，近日来每日发作 2～3 次，发作瘙痒更剧，脉细涩，舌苔薄腻。盖因肠胃寒湿阻逆，气失疏泄，加以风邪客于肌肤而成，治以温散寒邪为主，疏气为辅，佐以祛风之品。

吴茱萸 6 g　肉桂 3 g　砂壳 4.5 g　紫背浮萍 30 g　白术 9 g　西河柳 30 g　青皮 9 g　陈皮 9 g

7 剂。

二诊　前法和胃疏肝祛风，风疹发作次数显著减少，瘙痒减轻，伴发之肠胃疼痛随之减除。肠胃寒湿之邪已有温化之兆，肝郁之气已得疏通，风邪亦有外达之机，再以原方续进。

三诊　胃脘疼痛已失，风疹块亦停发，症情向愈。

继续服上方 5 剂巩固之。

【按】风疹块虽是一种皮肤常见病，但其病因复杂，治疗甚为棘手。肠胃型风疹块多肠胃寒湿气滞疼痛兼夹风邪而发风疹块。故以治疗肠胃痛为主，痛止风疹块即停发而愈。

案 79　冯某，男，58 岁

初诊　背部正中，初起脓疹"未脓先溃，未溃先糜"，他医认为症势不重，用清热解毒等法无效。疮肿逐渐扩大，后又经某医诊为火毒之病，用泻药泻火，致大便日行 4～5 次，精神极为萎靡，疮肿原来高突肿痛，突然转为平塌，寻余诊之，火毒不在肠胃，泻火反损胃气，高年正气本虚，一泻正气更虚，故疮形平塌，为防火毒之邪"内陷"，急宜大补正气以托其毒。正复毒邪方可外达。

移山参 3 g　黄芪 30 g　皂角刺 15 g　金银花 15 g　牡丹皮 9 g　紫花地丁 9 g　当归 12 g　赤芍 9 g　白术 12 g

2 剂。

二诊　服上方后，腹泻止，精神较振，疮顶亦稍增高，脓液增多，此正气渐得增强，火毒之邪已有外达之征。但年高之体仍须扶正托毒为主。

上方加鲜生地 30 g。3 剂。

三诊 脓液渐流,腐肉渐脱,痛轻纳香,此正复邪化之象,脓为热盛所化,必伤气阴。治宜清热解毒,益气养阴。

黄芪 30 g　白芍 12 g　党参 12 g　金银花 12 g　牡丹皮 9 g　川石斛 9 g　香谷芽 30 g　蒲公英 15 g　天花粉 12 g

3 剂。

【按】本诊初因误泻而致气虚内陷,即行扶正祛邪法,气阴得以充足,火毒之邪得以外达,转危为安,后疮肿溃脓,脓腐脱尽,生肌收口而痊愈。

案 80（暑湿流注） 丁某,男,35 岁

初诊 秋凉后,臂、腿、臀、背等部起发肿块 5 处,皮色不变,肿势散温,压之疼痛,身热,脉数,病经 3 日,经用西药治疗又 3 日后,身热未退,其中 3 处已化脓而切开排脓,但在胸背部又连起 3 处,身热更高,边溃边起,缠绵 2 周,已有 5 处溃脓。来诊时背部及腿部尚有肿块 3 处,按之稍有应指感,身热仍未消退。证属暑湿之邪外不达于肌肤为痱为疖,内不入于脏腑为痧为胀,逆于肌肉之内,经络之中,营气不从,发为流注,脉濡数,舌苔薄腻,治拟轻可去实法,佐以和营以冀肿者消散,以免再发。

清水豆卷 15 g　淡豆豉 15 g　香薷 12 g　青蒿梗 30 g　连翘 12 g　忍冬藤 15 g　金银花 15 g　牡丹皮 9 g　天花粉 12 g　当归 9 g　六一散 12 g（包）生薏苡仁 30 g　赤芍 9 g　白芍 9 g　藿香 9 g　佩兰 9 g

3 剂。

二诊 服清轻达邪、和营活血法,块形虽仍起发一处,但原肿块酸痛显减,身热稍有减退,此暑湿之邪得宣化之征,营气亦得调和之兆,仍步原法进退之。

上方加鲜金石斛 30 g,鲜芦根 30 g。3 剂。

服上方十数帖后,流注溃者均减,肿块均消,未见新发。

案 81（丹毒） 夏某,男

左腿流火时发时退,发作时小腿红肿疼痛,身热脉数,虽经治疗,不能根除,后在发作时用白降丹腐蚀法,治疗后至今数十年未见复发。

治疗法:当流火发作时在患部红肿疼痛最剧处,外用厚型布膏药,撒上白降丹粉,在酒精灯上烘热,将白降丹粉糊于药肉内以不见为度,贴于最痛处,24 h 左右因白降丹之刺激,疼痛稍有增剧,贴 2 日后揭去膏药则皮肤起发水

泡,溃破处肌肤有糜烂,改用二宝丹外敷,约 1 周后腐脱新生,2 周后用生肌之品桃花散外贴薄型太乙膏,结痂而愈。

案 82(蛇丹)　黄某,男,成年

"蛇丹"发于左胸背及左臂,水疱刺痛,继续延蔓,此由心经毒火为患。治以清解,佐以重镇法。

黄柏 9 g　牡丹皮 6 g　半枝莲 12 g　灯心草 6 g　蒲公英 15 g　代赭石 30 g　牡蛎 30 g　灵磁石 30 g　珍珠母 30 g

【按】带状疱疹俗名蛇丹,刺痛颇剧,一般止痛药只能暂止,但服重镇药非但能很快止痛,并能制止疱疹扩大,应用重镇止痛药,必须在原有辨证论治基础上加入使用,其效更好。

案 83(皮痹)　徐某,女,24 岁

初诊(1970 年 10 月 26 日)　皮肤板硬萎缩 10 年余,面部及四肢逐渐板硬萎缩,且伴心悸气逆,时有指端溃烂,经久不愈。外院诊断"弥漫性硬皮病",曾经多种中西医治疗。肺部 X 线示伴硬皮,病在肺内之表现。脉细而弱,舌尖红,苔薄腻,气血双亏,寒凝气滞。治拟益气养阴,和营通络,佐以清解。

黄芪 15 g　党参 12 g　白芍 12 g　当归 12 g　王不留行 12 g　生地 9 g　熟地 9 g　牡丹皮 9 g　紫花地丁 9 g

患者以上药为基本方,临诊时随症加减,心悸气逆、畏寒等症状好转,溃疡大部痊愈,皮肤较前好转,按之较柔软。

案 84(皮痹)　窦某,男,67 岁。

初诊(1974 年 11 月 26 日)　皮肤萎缩板硬 4 年余。4 年前觉面、手皮肤活动不便,逐渐变硬,以后逐年增剧。伴明显畏寒、纳呆。外院诊断:"弥漫性硬皮病。"经多种中西医治疗,症状未见好转。检查:面部、四肢、前胸皮肤板硬萎缩,紧贴于骨骼,呈淡褐色色素沉着,鼻耳缩小变尖,双手如鸡爪样。实验室检查:尿常规化验:蛋白(++),红细胞(+),红细胞沉降率 38 mm/h。心电图示:① 窦性心律不齐伴游走性节律。② 房性期前收缩。③ 室性期间收缩。④ 顺时针转向。肝功能正常。脉结代而沉细,舌质淡,苔薄白。证属阳虚、寒凝瘀阻。治拟益气温阳,和营活血。

仙茅 12 g　淫羊藿 12 g　补骨脂 12 g　肉苁蓉 9 g　当归 12 g　赤芍 9 g

白芍 9 g　黄芪 12 g　党参 9 g　鸡血藤 30 g　红花 9 g　车前子 15 g　车前草 15 g　泽泻 15 g

服上药后畏寒明显减轻,皮肤较软,心电图复查除房性期前收缩外无其他异常。

【按】硬皮病属胶原组织疾患中的一种。除皮肤外,全身各个组织和器官的胶原组织均可累及而产生不同的全身症状,如案 82 肺部受侵犯,本案心肾等受累。

中医认为硬皮病属"皮痹",多由阴阳气血失调致病。早期患者阳虚为多见。阳虚则生寒,血得寒则凝,血凝则脉络不通,肤失濡养,故临床多为形寒、肢冷、手指麻木刺痛、皮肤板硬等症。以上病例通过温阳和营,活血通络法后,病情都有不同程度的好转。随着病情的发展,根据阴阳互根、阴阳互生的辨证病机传变,患者可出现阳损及阴,阴虚生热的症状,此其一;其二是寒邪日久,郁而化热,热盛损筋,腐肉化脓,可见趾、踝、指等部位发生溃烂,此时因久病阴阳两虚,气血亏损,当宜峻补气血。但又因郁而化热,故需寒热并用,攻补兼施。临床必须根据疾病的发生和发展过程,阴阳寒热的转化,并结合患者的素质,气血虚实施治,发挥中医学辨证论治的特点。

第四节　柏连松医案

案 85　袁某,男,78 岁

初诊(2007 年 3 月 5 日)　主诉:大便困难 5 年余。

患者 5 年来大便困难,虽每日解大便 3～4 次,但是每次大便量少,排便不爽,需用力努挣,腹胀甚,得矢气则舒。纳食不馨,夜寐不安,醒后难以再入睡。舌质淡胖,苔薄白,脉弱无力。中医诊断:便秘(脾气虚弱);西医诊断:便秘。证属脾气虚弱,运化失司,气机不畅。治拟益气健脾,调理气机。自拟方加减。

炙黄芪 30 g　党参 30 g　炒白术 15 g　肉苁蓉 15 g　枳壳 10 g　大腹皮 10 g　生首乌 30 g　火麻仁 30 g　炙鸡内金 10 g　焦楂曲各 10 g　灵磁石 30 g(先下)　五味子 10 g

7 剂。

二诊(2007 年 3 月 12 日) 患者药后大便每日仍 2～3 次,但排便爽,夜寐转安,胃纳转佳,但腹胀依旧,苔脉无明显变化。自拟方加减。

3 月 5 日方去灵磁石、五味子,加枳实 10 g、全瓜蒌 30 g。7 剂。

三诊(2007 年 3 月 19 日) 药后腹胀明显减轻,肠鸣辘辘,大便一二日 1 次,排便畅,寐安纳可,苔脉同前。自拟方加减。

3 月 12 日方加白茯苓 12 g。14 剂。

守方 3 个月,自觉全身舒畅,大便每日 1～2 次,排便畅,纳佳寐安。

【按】本病例是由气虚引起的便秘,尤以病后产后、年老体虚之人居多。虽然患者每日解大便 3～4 次,但是每次大便量少,排便不爽,需用力努挣,腹胀甚,仍诊断为便秘。

脾以运为健、以运为补,健脾先运脾,运脾必调气。方用炙黄芪、党参、白术补脾益气,枳壳、枳实、大腹皮调气促运,炙鸡内金、焦楂曲消食化积,肉苁蓉、生首乌、火麻仁润肠通便。诸药合用,寓理气于补益之中,寓调气于健胃之间,共奏健脾促运、调气和胃、润肠通便之效。方中枳壳、枳实为运脾调气之关键,药性味苦、微寒,入肺、脾、肝经,具有行气导滞、理气宽中之功效,既调节脾胃升降,又促进脾胃运化作用。枳壳行气之力稍弱,枳实行气力强,临证需灵活掌握。

案 86 黄某,女,25 岁

初诊(2007 年 3 月 12 日) 主诉:肛门肿痛 1 周。

患者产后 8 日,产后第二日解大便,肛门块物脱出,手托亦不可回纳,肿胀疼痛,且逐渐加重,有血水渗出,夜寐不安,胃纳差。舌红,苔薄黄腻,脉弦。专科检查:截石位肛门痔核环形外脱,伴肛门水肿,色紫暗,大小约 5.0 cm×4.0 cm,表面部分糜烂坏死,肛指未检。中医诊断:痔病(湿热下注);西医诊断:痔嵌顿。证属热毒内蕴,气滞血瘀。治拟清热凉血,活血消肿止痛。凉血地黄汤加减。

川黄柏 10 g　牡丹皮 10 g　生地 30 g　赤芍 12 g　枳壳 10 g　桃仁 12 g
薏苡仁 12 g　地榆炭 15 g　槐角 15 g　天花粉 15 g　北沙参 15 g　虎杖 30 g　蒲公英 30 g　全瓜蒌 30 g

7 剂。

外用：痔疾洗液 3 瓶,湿热敷,每日 2 次;消痔膏 3 盒,外敷。

二诊(2007 年 3 月 19 日) 肛门肿痛有所减轻,肛门分泌物减少,但肛门瘙痒。检查：截石位肛门环形嵌顿,痔核明显缩小,表面糜烂好转。舌红,苔薄黄,脉弦细。凉血地黄汤加减。

3 月 12 日方去地榆、槐角,加当归 10 g、川芎 10 g、徐长卿 30 g。7 剂。

外用药：痔疾洗液 3 瓶,湿热敷,每日 2 次;消痔膏 3 盒,外敷。

三诊(2007 年 3 月 26 日) 肛门肿痛基本缓解,肛门脱出痔核已大部分回纳,但肛门坠胀,站立时尤甚,无便血,大便调畅,胃纳一般,寐安。舌淡红,苔薄,脉弦细。补中益气汤加减。

炙黄芪 30 g　党参 30 g　升麻 20 g　柴胡 10 g　赤芍 12 g　桃仁 12 g　薏苡仁 12 g　天花粉 15 g　北沙参 15 g　杭白芍 30 g　枳壳 10 g　炙鸡内金 10 g　香谷芽 30 g

7 剂。

再守方续服 1 周,症状完全缓解。

【按】本病证较特殊,为产后痔嵌顿急性发作,为本虚标实之证,产后正气虚损为本,局部热毒蕴结、气滞血瘀为标。急则先治其标,故清热凉血、活血消肿止痛,局部症状逐渐改善,再治以健脾益气、升阳举陷,治其本。

方中生地、天花粉、北沙参、牡丹皮,清热凉血止血,养阴生津润肠;地榆炭、槐角,凉血泻热,收敛止血;川黄柏、虎杖、蒲公英,清热利湿;桃仁、赤芍、川芎、当归,补血活血,逐瘀生新;枳壳行气宽中除胀;后期加炙黄芪、党参、升麻,健脾益气,升阳举陷。

关于痔疮的治疗,《外科正宗》谓："痔疮治法,初起及已成渐渐大而便涩作痛者,宜润燥及滋阴;肛门下坠,大便出血,时或疼痛坚硬者,宜清火渗湿,紫色疼痛;大便虚秘兼作痒者,凉血祛风、疏利湿热;肿痛坚硬,后重坠刺,便去难者,宜熏洗,内当宣利;内痔出血,登厕脱肛而难上收者,当健脾,升举中气。"

案87 仓某,男,67 岁

初诊(2007 年 3 月 26 日) 主诉：直肠癌根治术后半年。

直肠癌根治术后半年,正接受化疗,大便日行 7～8 次,溏薄,无黏液,无便血,胃纳欠馨,口干喜饮,神疲易倦。舌偏红,苔薄黄,脉弦细。中医诊断：锁肛痔(正虚邪恋);西医诊断:直肠癌根治术后。证属热毒未尽,蕴结大肠,耗气伤阴。治拟益气养阴,清热解毒。自拟方加减。

炙黄芪30 g 潞党参30 g 炒白术12 g 天花粉15 g 北沙参15 g 怀山药30 g 川黄连3 g 广木香6 g 半枝莲30 g 鹿衔草30 g 炙鸡内金10 g 香谷芽30 g

14剂。

嘱:忌海鲜、牛羊肉及其制品。

二诊(2007年4月23日) 服药治疗1个月后,大便日行3～4次,先硬后溏,无黏液,无便血,胃纳较馨,精神好转。舌质红,苔薄,脉弦细。自拟方加减。

3月26日方去川黄连、广木香,加制首乌30 g、细生地30 g。14剂。

三诊(2007年5月21日) 大便日行2次成形质软,纳可寐安,精神转佳。舌偏红,苔薄,脉弦细。自拟方加减。

炙黄芪30 g 潞党参30 g 炒白术12 g 怀山药30 g 北沙参15 g 天花粉15 g 川黄柏10 g 虎杖30 g 制黄精30 g 女贞子10 g 炙鸡内金10 g 香谷芽30 g

14剂。

【按】《内经》云:"邪之所凑,其气必虚。"不论痰凝、瘀血、积热等病邪致病,必须是在正气亏虚抗邪无力时,才能积而成癌肿。手术可去除病变,化疗可进一步杀死癌细胞,但亦损伤了气血阴津,术后大便次数多,溏薄,胃纳欠馨,口干喜饮,神疲易倦均为气血阴津亏损之征。治则应重在益气健脾,恢复正气,以固扶后天之本,化疗严重耗伤气阴,故加养阴之品。另一方面,祛邪也必不可少。全方共奏扶正祛邪、标本兼顾之效。

案88 李某,女,58岁

初诊(2007年4月2日) 主诉:肛门坠胀疼痛1周。

近1周来无明显诱因下,患者自觉肛门坠胀疼痛,大便干结时尤甚。无便后出血,无肛内物脱出。舌红,苔薄黄腻,脉弦数。专科检查:肛缘平整,肛内指诊有肛门紧缩感,肛内后侧正中齿线处可触及一小结节,约0.3 cm ×0.3 cm,压痛(+),指套无染血。中医诊断:肛门疼痛(湿热下注);西医诊断:

肛窦炎。证属湿热下注,蕴结魄门。治拟清热利湿,解毒消肿。自拟方加减。

生黄芪30 g　党参30 g　川黄柏10 g　虎杖30 g　蒲公英30 g　半枝莲30 g　牡丹皮10 g　生薏苡仁30 g　皂角刺10 g　炙鸡内金10 g　焦楂曲各10 g

7剂。

二诊(2007年4月9日)　肛门坠胀疼痛明显减轻,大便已调。肛门指诊仍可触及小结节。苔脉无明显变化。自拟方加减。

4月2日方加桃仁12 g、赤芍12 g。7剂。

三诊(2007年4月16日)　症状消失,肛门指诊正常。自拟方加减。

4月9日方。14剂。

【按】肛窦炎是肛周脓肿、肛瘘的前期症状,虽然症状比较轻微,一般以肛门不适为主诉,或坠胀,或异物感,或刺痛,甚则不适者不可言状,但是如不及时根治,将转变为肛周脓肿、肛瘘、肛漏。中医学认为,本病乃湿热下注、蕴结肛门所致。方中以川黄柏、虎杖、蒲公英、半枝莲、生薏苡仁、牡丹皮清热利湿、消肿散结;皂角刺,消肿托毒;黄芪、党参健脾益气,提高人体免疫力,以助托毒外出;炙鸡内金、焦楂曲健脾和胃。诸药合用,共奏清热利湿、解毒消肿之功。后期加用赤芍、桃仁清热凉血、活血散瘀,促进局部硬结消散。

案89　孙某,女,32岁

初诊(2007年5月28日)　主诉:肛门瘙痒疼痛交作3个月。

患者近3个月感觉肛门瘙痒不适,有时夜间发生阵发性剧痒,影响睡眠。自行用手搔抓后,又感觉疼痛,且有滋水、鲜血少许。外院多次求诊予药膏外涂,症状时轻时重。大便日行1次,无便血。舌淡,苔薄白,脉弦细。专科检查:肛周皮肤干燥增厚,呈灰白色,肛缘伴发散在皲裂。中医诊断:湿疮(血虚生风);西医诊断:肛门湿疹。证属血虚风燥,肤失濡养。治拟养血润肤,祛风止痒。自拟方加减。

细生地30 g　全当归10 g　杭白芍30 g　制首乌30 g　荆芥穗15 g　防风10 g　赤芍10 g　白鲜皮10 g　黄柏10 g　生薏苡仁15 g　丹参30 g　徐长卿30 g　夜交藤30 g

7剂。

外用:保龙康软膏1盒、氯地霜1盒,交替使用,每日早晚各1次。

嘱：饮食清淡,忌酒、海鲜、牛羊肉及辛辣刺激性食物。

二诊(2007年6月4日)　药后肛门瘙痒明显减轻,疼痛消失,夜寐较安。苔脉同前。自拟方加减。

5月28日方去徐长卿、夜交藤,加地肤子10g。14剂。

外用药：保龙康软膏1盒、氯地霜1盒交替使用,每日早晚各1次。

三诊(2007年7月2日)　再用药4周,患者诉肛门瘙痒已除,疼痛未作,局部干燥。舌淡红,苔薄,脉弦细。自拟方加减。

细生地30g　全当归10g　杭白芍30g　制首乌30g　荆芥穗15g　防风10g　赤芍10g　白鲜皮10g　黄柏10g　生薏苡仁15g　丹参30g

14剂。

外用药：青黛膏1盒,外用。

【按】有许多肛门湿疹的患者因瘙痒难忍,贪图一时之快而喜欢用烫水清洗患处,使肛门湿疹不仅没有好转,反而更加严重。这是因为,过烫的热水可以刺激肛门皮肤,促使分泌物增多,滋水浸淫,更加重了局部皮肤的炎症,而长期不能获愈。

对于慢性湿疹,经药物治疗无效时,夏氏外科在临床上采用长效麻醉剂作皮下封闭注射治疗,疗效比较满意。目前临床上使用的长效麻醉剂主要是亚甲蓝溶液。亚甲蓝又称美蓝,是肛周皮肤瘙痒性疾病常用的药物。一般采用0.2%亚甲蓝溶液点状注射到肛门周围瘙痒区的皮内,破坏皮肤浅表感觉神经。注射后尿液可呈浅蓝色,无需处理,很快便会消失。注射后局部由于药液的刺激,可有短暂的灼痛感,持续3~4h,而后进入较长时期的长麻期,3~4周转入恢复期。亚甲蓝对末梢神经有较强的亲和力,能破坏神经髓质,使其麻痹,从而达到止痒或镇痛的作用。

案90　陈某,男,10月余

初诊(2008年6月16日)　主诉：肛旁流脓1月。

患儿2008年5月于当地医院行肛周脓肿切开引流术,术后溃口一直不愈,流脓淋漓不尽,慕名来柏连松处求治。刻诊：患儿一般情况良好,胃纳平,大便调,夜寐安。专科检查：截石位9点肛旁距肛缘约1.5cm见溃口一枚,有少量脓性分泌物,溃口周围稍有红肿硬结,无压痛。中医诊断：小儿肛漏(胎毒未清);西医诊断:小儿肛瘘。证属胎毒未清,湿热蕴结。治拟清热利湿,解毒散结。自拟方。

土茯苓 15 g　黄柏 10 g　虎杖 15 g　蒲公英 15 g

7 剂。

外用:黄柏膏 2 盒外敷。

嘱患儿家属给患儿忌食海鲜,要求患儿坚持服用中药 8 个月,保持肛周脓肿不发作,则基本能根治。

二诊(2008 年 6 月 23 日)　服药 1 周,患儿肛旁溃口流脓减少,且溃口周围红肿完全消退。自拟方加减。

土茯苓 15 g　黄柏 10 g　金银花 10 g　蒲公英 15 g

14 剂。

外用:黄柏膏 2 盒外敷。

三诊(2008 年 7 月 7 日)　患儿溃口基本愈合,1 月后溃口愈合,瘢痕处凹陷。

患儿仍坚持服药巩固,至 2009 年 5 月 11 日,患儿肛瘘没有继发感染过,一直保持稳定,柏连松让其不必再来门诊。随访至今,患儿仍保持症情稳定,肛旁无再发红肿流脓。

【按】柏连松认为,小儿肛周脓肿、肛瘘的病因病机是胎毒未清,湿热之毒内伏,内伏外发。治疗本病,以清泻内伏之湿热胎毒为主旨。由于小儿脏腑幼嫩,各种生理功能尚未成熟,为"稚阴稚阳"之体,所以柏连松对小儿用药,组方精简,药味少,一般 3～4 味。首选药物为土茯苓,柏连松谓之"清胎毒之要药"。另外常选用清热利湿、解毒消痈的黄柏、虎杖、鹿衔草、金银花、蒲公英等药。治疗期间,母乳喂养婴幼儿母亲也应忌服海腥发物、牛羊肉等辛辣炙煿之品,以免婴幼儿食母乳后,造成间接刺激,使胎毒加重或病情缠绵不愈。症情稳定后患儿仍要适当忌口,忌服海腥发物、牛羊肉等辛辣炙煿之品。

柏连松认为,大部分小儿肛周脓肿、肛瘘有自愈倾向。而且小儿肛门、臀部肌肉没发育完全,随着年龄增长会不断生长发育,如果手术不当,局部缺损严重,随着患儿的生长发育,会引起肛门畸形,甚至两侧臀部不对称。所以柏连松不主张过早做根治手术,而宜采用中药口服外用,控制感染,使症情稳定,不发作,随着患儿发育成长,逐渐自愈。一旦肛瘘已形成,并且没有自愈可能了,可等患儿稍大些,到5～10岁时再手术,可行瘘道切开术或挂线治疗。

案91 施某,男,44岁

初诊(2007年11月5日) 主诉:腹痛5年。

患者5年来脐周腹痛明显,平素大便2日1次,量少,黏液量多,色白或淡红色,消瘦,血红蛋白低。2007年10月12日瑞金医院CT示:回肠克罗恩病。现泼尼松(强的松)每日服用6粒,腹痛有所缓解,慕名而来,希望中药调理,停用激素。刻诊:脐周腹痛,大便2日1次,量少,黏液量多,色白或淡红色,消瘦,面色萎黄,胃纳可,夜寐安。舌淡红,边有齿印,苔薄黄腻,脉细。中医诊断:腹痛(脾虚湿热);西医诊断:克罗恩病。证属脾肾亏虚,湿热蕴结。治拟补益脾肾,清热利湿。自拟方。

炙黄芪30 g　党参30 g　苍术12 g　白术12 g　白花蛇舌草30 g　半枝莲30 g　炙鸡内金10 g　香谷芽30 g　女贞子10 g　山茱萸10 g　虎杖30 g　大腹皮10 g　焦楂曲各10 g

14剂。

嘱:忌生冷、辛辣刺激及不易消化食物。

二诊(2007年11月19日) 患者续配原方服用6周后,症情明显好转,腹痛基本缓解,上腹部稍有作胀,大便调畅,大便日行1次,质软,无黏液,胃纳转佳,较前精力充沛,体重增加5 kg,激素已由初诊时的每日6粒减为每日4粒,现时有双腿抽搐,余无明显不适。舌淡红,边有齿印,苔薄白腻,脉细。治再补益脾肾,清热利湿。处方:

炙黄芪30 g　党参30 g　苍术12 g　白术12 g　砂仁3 g(后下)　白豆蔻3 g　白花蛇舌草30 g　半枝莲30 g　怀山药30 g　丹参30 g　炙鸡内金10 g　香谷芽30 g　炙穿山甲片10 g　虎杖30 g　女贞子10 g　山茱萸10 g　威灵仙10 g

14剂。

三诊(2007年12月3日) 继续服药2周,现自觉无明显不适,偶有脐周隐痛,激素减至每日1.5粒。舌淡红,苔薄白腻,脉细,再续前法。处方:

炙黄芪30 g　党参30 g　炒白术12 g　怀山药30 g　半枝莲30 g　女贞子10 g　山茱萸10 g　白花蛇舌草30 g　大腹皮10 g　虎杖30 g　全瓜蒌

30 g 焦楂曲各 10 g

14 剂。

四诊(2008 年 2 月 25 日) 上方于当地一直自配煎药服用 2 个月,症情稳定,现已停用激素半月,稍觉腹部隐痛,自觉无其他不适。舌体胖,边有齿印,舌质淡红,苔薄白,脉细。再续前法。处方:

炙黄芪 30 g 党参 30 g 苍术 12 g 白术 12 g 佛手 10 g 枳壳 10 g 炙鸡内金 10 g 香谷芽 30 g 山茱萸 10 g 女贞子 10 g 制首乌 30 g 怀山药 30 g 北沙参 15 g 石斛 30 g 焦楂曲各 10 g

14 剂。

患者 1~2 个月来沪就诊 1 次,煎药从不间断,治疗半年后,症情稳定,体重增加,面色转佳,现大便每日 2 次,偶有少量黏液,无腹痛。血红蛋白由 6.5 g 升高至 9 g。

【按】克罗恩病为炎症性肠病的一种,可发生于肠道的任何部位,根据发病部位和发病形式不同,其临床表现呈多样化,并有多种肠外表现。克罗恩病的病因尚不明确,可能因素包括:遗传易感性、环境因素诱发、内在因素(如肠道通透性改变)以及免疫异常等。克罗恩病尚不可"治愈",西医学治疗主要针对控制炎症和与纤维化相关的症状,如瘘道治疗、营养支持及防治并发症(如癌变和骨质疏松症)。

到中医就诊的克罗恩病患者,大多西医治疗无效或效不佳,以要求改善腹痛、腹胀、腹泻等症状,延缓病情发展为主要目的。

中医学认为克罗恩病根据主症,分属"腹痛""泄泻""积聚""便血"等范畴,此病例以腹痛为主症,所以从"腹痛"论治。中医理论认为本病病因为先天禀赋不足,后天脾胃功能不健;病机为本虚标实,本虚为脾肾亏虚,标实为湿、痰、热、瘀、毒,主要是湿热之邪为患。治疗当补虚、泻实二者兼顾,其中黄芪、党参、炒白术、怀山药、炙鸡内金、香谷芽、焦楂曲为健脾益气、消食和胃,制首乌、女贞子、山茱萸滋补肝肾,共用补益脾肾,补虚治本;苍术、白花蛇舌草、半枝莲、虎杖等清热解毒利湿,为泻实治标。药证相符,疗效确切。

案 92 蒋某,女,58 岁

初诊(2009 年 2 月 9 日) 主诉:肛门疼痛伴便血 1 年半。

患者来求诊前 1 年半确诊宫颈癌,未手术治疗,行放、化疗为期半年。1 年多来肛内疼痛、腹泻、里急后重、便血量多色鲜红等症状一直未缓解,因惧怕排便,长期饮食半流质,气短乏力,精神萎软。刻诊:肛内疼痛持续不解,腹泻、里急后重、便血量多色鲜红,胃纳差,气短乏力,面苍白。直肠指检:所及肠壁水肿,高低不平,质地较脆,易出血,触痛(+),指套染血色鲜红。舌偏红,苔薄白,脉细弦。中医诊断:泄泻(正虚邪盛);西医诊断:放射性直肠炎。证属正气亏虚,热毒交结,热伤脉络。治拟扶正祛邪,清热解毒,凉血止血。自拟方。

黄芪 30 g　党参 30 g　苍术 12 g　白术 12 g　黄柏 10 g　仙鹤草 30 g　地榆炭 15 g　红藤 30 g　蒲公英 30 g　桃仁 12 g　薏苡仁 12 g　白花蛇舌草 30 g　半枝莲 30 g　徐长卿 30 g　女贞子 15 g　炙鸡内金 10 g　香谷芽 30 g

7 剂。

二诊(2009 年 2 月 16 日)　本周大便 2～3 日一行,昨起 0.5 h 纯下便血一次,色红夹血块,肛内疼痛明显,寐不安。舌偏红,苔薄白,脉细弦。上方药证相符,再续前法,扶正祛邪,清热解毒,凉血止血。处方:

黄芪 30 g　苍术 12 g　白术 12 g　黄柏 10 g　仙鹤草 30 g　鹿衔草 30 g　地榆炭 15 g　红藤 30 g　蒲公英 30 g　制首乌 30 g　炙鸡内金 10 g　香谷芽 30 g　女贞子 15 g　白花蛇舌草 30 g　半枝莲 30 g　炙穿山甲片 10 g　徐长卿 30 g

14 剂。

三诊(2009 年 3 月 2 日)　便血已止,大便调畅,但肛内疼痛减轻不明显。舌偏红,苔薄白,脉细弦。治宜扶正祛邪,清热凉血,解毒止痛。处方:

黄芪 30 g　北沙参 15 g　苍术 12 g　白术 12 g　白花蛇舌草 30 g　半枝莲 30 g　桃仁 12 g　薏苡仁 12 g　红藤 30 g　蒲公英 30 g　炙穿山甲片 10 g　鹿衔草 30 g　徐长卿 30 g　虎杖 30 g　制首乌 30 g　全瓜蒌 30 g(切)

14 剂。

服药 3 个月后,肛内疼痛缓解,仅便后肛门坠胀不适,大便 1～2 日一行,偶带少量血丝,色暗红,黏液少量,无腹痛,胃纳佳,已进普食,夜寐安,精神转佳,自觉较前有气力了。舌偏红,苔薄黄,脉细。治宜健脾补肾,益气养阴。处方:

炙黄芪 30 g　太子参 15 g　北沙参 15 g　天花粉 15 g　炒白术 12 g　怀

山药 30 g　黄柏 10 g　虎杖 30 g　杭白芍 30 g　山茱萸 10 g　女贞子 15 g
制首乌 30 g　焦楂曲各 10 g

14 剂。

患者坚持服用中药至今 1 年半,症情稳定,气色佳,大便调畅,偶带少量黏膜样血丝。

【按】放射治疗是治疗恶性肿瘤的三大主要治疗手段之一。盆腔部恶性肿瘤绝大多数需要放射治疗,而盆腔部集中了许多重要组织器官,如直肠、膀胱、前列腺、卵巢等,在放射治疗的同时,不可避免地对这些组织器官造成不同程度的损伤,尤其是急性放射性直肠炎。目前,防治放射性直肠炎方面尚缺乏行之有效的方法,对放射性直肠炎西医治疗效果不甚理想。

柏连松认为,对于西医无从下手的病症,中医中药的辨证施治更能显出独特的优势,中药成本低,副作用相对小,为中医药防治放射性直肠炎提供了便捷有效的途径和方法。柏连松经多年的临床实践和验证,认为放射性直肠炎根据临床主症,分别隶属中医学"泄泻""下痢""肠澼""便血"等病范畴,对放射性直肠炎的病因病机、辨证治疗都有了比较系统的总结。放射性直肠炎的病因为正气亏虚,热毒侵袭;病理实质是本虚标实,正气虚弱为其本,热毒交结、热伤脉络为其标。因此,应扶正、祛邪并举,柏连松提出健脾补肾、清热解毒、凉血止血的治疗原则。基本方药:黄芪,党参,苍术,白术,黄柏,仙鹤草,地榆炭,红藤,蒲公英,桃仁,薏苡仁,白花蛇舌草,半枝莲,制首乌,女贞子。组方以黄芪、党参、白术、制首乌、女贞子,健脾补肾,益气生血,扶正固本。方中苍术、黄柏、红藤、蒲公英、白花蛇舌草、半枝莲等大量清热解毒药,现代药理研究认为其中的苦参碱、苦参总碱等能减少渗出,减轻炎症反应,而且对多种恶性细胞的生长具有抑制作用。地榆炭、仙鹤草属凉血止血药物。柏连松还注意时时顾护胃气,必加炙鸡内金、香谷芽、焦楂曲等健脾消食开胃的药物。柏连松还善用穿山甲治疗肛门疼痛、坠胀等肛门不适。正如张锡纯在《医学衷中参西录》中说:"穿山甲味淡性平,气腥而窜,其走窜之性无微不至,故能宣通脏腑,贯彻经络,透达关窍,凡血凝血聚为病皆能开之……癥瘕积聚,疼痛麻痹,两便闭塞诸证,用药不效者,皆可以穿山甲作向导。穿山甲入肝、胃二经,勘作诸药向导。"现代药理研究表明,穿山甲有明显增加血流量和减少血管阻力的作用,具有扩张外周血管、改善微循环的作用,所以对于肛门局部疼痛、坠胀不适等都有明显的改善作用。

案93 吴某,女,38 岁

初诊(2009 年 6 月 15 日) 主诉:腹泻伴黏冻 4 年。

患者 4 年来腹泻伴黏冻,起初因受凉后引起,大便日行 5～6 次,质溏,夹有黏冻或少量血液,在当地医院以慢性腹泻治疗。其后病情时有反复,每因饮食不节或不洁,贪凉饮冷而反复发作,乏力,纳差,近半年来症情加重。当地医院肠镜检查示:50 cm 以下肠黏膜水肿明显,血管纹理不清,14 cm 以下肠黏膜充血水肿,有散在出血点,10 cm 以下肠黏膜出血糜烂,粗糙易出血。提示:溃疡性结直肠炎。刻诊:大便日行 4～5 次,里急后重,夹有黏液和新鲜血液,左下腹痛。舌淡红,苔薄黄微腻,脉细弱。中医诊断:泄泻(虚实夹杂);西医诊断:溃疡性结直肠炎。证属虚实夹杂,脾气虚弱,肠道湿热蕴结。治拟健脾益气,清热利湿。自拟方。

黄芪 30 g　党参 30 g　苍术 12 g　白术 12 g　白茯苓 12 g　怀山药 30 g
川黄连 3 g　广木香 6 g　黄柏 10 g　白花蛇舌草 30 g　炒槐角 15 g　地榆炭 15 g　马齿苋 30 g　枳壳 10 g　焦楂曲各 10 g

7 剂。

二诊(2009 年 6 月 22 日) 药后起效明显,便血明显减少,黏液减少,大便每日 3～4 次,不成形,左下腹痛依旧。舌淡红,苔薄黄微腻,脉细。处方:

上方加红藤 30 g、蒲公英 30 g。14 剂。

三诊(2009 年 7 月 6 日) 患者现大便每日 2～3 次,第一次成形,后不成形,便血明显减少,黏液少量,左下腹痛减轻。舌淡红,苔薄黄,脉细。处方:

黄芪 30 g　党参 30 g　苍术 12 g　白术 12 g　马齿苋 30 g　黄柏 10 g
仙鹤草 30 g　白茯苓 12 g　怀山药 30 g　杭白芍 30 g　山茱萸 10 g　炙鸡内金 10 g　香谷芽 30 g　枳壳 10 g

14 剂。

患者坚持服用中药调理半年,诸症缓解,症情稳定。

【按】中医认为,溃疡性结肠炎属于“泄泻”“痢疾”或“便血”的范畴,其主要病变在脾胃及大小肠。其致病原因有感受外邪、饮食所伤、七情不和、脏腑虚弱等因素。而主要在于脾胃功能障碍,即大小肠的防御功能低下。如《景岳全书·痢疾》云:"后人见痢如脓垢者,皆谓之积,不知此非粗粝属,而实附着于脏之脂膏,皆精血之属也。今之凡患泻痢者,正以五内受伤,脂膏不同,故剥而下。"溃疡性结肠炎患者多有乏力、纳少、便溏、脉弱等脾虚症状。故脾虚日久、气虚不摄、膏脂下流是溃疡性结肠炎的主要病机,但湿热毒邪却贯穿于本病的始终。湿热日久,蕴而成毒,毒热入血,肠络受伤,而见黏液脓血便;湿热蕴结,气机不畅,而见里急后重。脾虚与湿热毒邪相互影响,互为因果。湿热日久阻滞气机,有碍脾胃运化,而脾虚不能斡旋亦可造成湿停毒聚。因此,脾虚与湿热瘀毒相互胶结是本病的特点。柏连松确立了健脾益气、清热利湿的治疗原则,据此选药组方。其中一味马齿苋,柏连松将其誉为治疗溃疡性结肠炎黏液便的第一要药。马齿苋味酸,性寒,归大肠、肝、脾三经,具有清热解毒、凉血止血、散血消肿的功效。现代药理研究表明,马齿苋具有良好的抑菌消炎、保护肠黏膜、改善肠道血液循环的作用,有天然"抗生素"的美誉。

由于本病脾胃虚弱是发病的根本,因此提示在诊治过程中,掌握适度运用祛邪之品、中病即止,不可一味攻伐,伤害正气;对胃肠之病特别要注意补益之品不可用之过早,防止闭门留寇;不可骤补,宜徐徐缓图;不宜壅补,防止气机阻滞,贼邪留恋,加重病情。总之在治疗的过程中要时时顾护胃气。

案94 周某,男,76岁

初诊(2008年4月7日) 主诉:肛门外翻半年。

半年前开始出现便时肛门外翻,便后可自行还纳。近2个月以来,需用手推回或平卧休息后方能复位,且常在较剧咳嗽时,肛门内容物也会脱出。患者有10余年支气管炎、哮喘病史,平素常感气短乏力,近来咳喘有所加重。舌淡,苔薄白,脉弱无力。专科检查:久蹲后见肛门近圆锥形块物脱出,长约4 cm,色淡红,质软,未见出血点及充血、水肿。中医诊断:脱肛(肺脾气虚);西医诊断:直肠脱垂Ⅱ度。证属肺气亏损,气虚下陷。治拟补肺健脾,升提举陷。自拟方加减。

炙黄芪40 g 潞党参30 g 柴胡10 g 升麻20 g 煨诃子10 g 火麻仁30 g 炙紫菀15 g 款冬花15 g 莱菔子30 g(包) 煨肉豆蔻10 g 枳壳10 g 炙鸡内金10 g 香谷芽30 g

7剂。

外用：

苦参片 20 g　五倍子 20 g　黄柏 20 g　明矾 20 g

7 剂(煎汤熏洗)。

嘱：多吃蔬菜、水果,保持大便通畅;便后及时将脱出物纳回肛内。

二诊(2008 年 4 月 14 日)　服药后脱垂有明显缩短,全身症状亦有所改善。舌脉同前。自拟方加减。

4 月 7 日方。14 剂。

外用：4 月 7 日方。14 剂(煎汤熏洗)。

三诊(2008 年 4 月 28 日)　脱出仅见约 2 cm,且便后可自行回纳。咳嗽气喘基本缓解。舌质淡,苔薄白,脉细。补中益气汤加减。

炙黄芪 30 g　潞党参 30 g　柴胡 10 g　升麻 20 g　五味子 10 g　火麻仁 30 g　炒白术 15 g　甜苁蓉 15 g　煨肉豆蔻 10 g　枳壳 10 g　制黄精 30 g 女贞子 10 g　焦楂曲各 10 g

14 剂。

其后症情稳定。

【按】直肠脱垂有虚实之分,以虚者居多,而虚证一般均责之于脾胃之虚,中气下陷。但从肺与大肠相表里的关系来看,肺气亏虚更是直肠脱垂的主要病机所在。《素问·五脏生成篇》云："诸气者,皆属于肺。"《张氏医通·脱肛》中又云："肛门之脱,非虚而何? 况大肠与肺为表里,肺脏蕴热则闭,虚则脱。"肺气耗伤可致大肠气虚,又可损及于脾,终导致肺脾气虚,大肠不固,形成脱肛。故本例治疗上重在补肺气,辅以健脾气,使肺脾之气得以充盛,则虚陷之脱垂可愈。

第五节　孙世道医案

案 95　陈某,男,42 岁

初诊(2012 年 1 月 6 日)　患者寻常型银屑病病史 5 年,遇冬季、劳累复发。近日劳累后反复发作,伴瘙痒。头面四肢散发红色斑疹,刮之白色鳞屑,点状出血。舌紫、苔白腻微黄,脉弦滑。中医诊断：白疕病(血热证);西医诊断：寻常型银屑病。治法：凉血活血,清热解毒。方取黄连解毒汤合消风散加减。

大青叶 30 g 一枝黄花 15 g 蒲公英 30 g 黄芩 15 g 黄连 6 g 黄柏 15 g 栀子 12 g 玄参 30 g 知母 15 g 白花蛇舌草 30 g 夏枯草 15 g 龙葵 15 g 土茯苓 30 g 菝葜 30 g 牡丹皮 15 g 丹参 15 g

二诊(2012 年 1 月 13 日) 患者未见新发皮疹,瘙痒减轻,鳞屑明显;舌紫红、苔白腻,脉虚滑。原方加紫草 30 g 以凉血活血。

三诊(2012 年 1 月 28 日) 皮疹消退,面部仍红干脱屑,舌紫暗红、苔白腻,脉弦细。改服成药复方青黛胶囊及知柏地黄丸。

30 日后停药,随访半年未复发。

【按】本例为白疕血热期。孙世道认为该病"血热为病之本,阳浮为病之标",故初诊以黄连解毒汤合消风散加减以凉血活血、清热解毒。方中大青叶、一枝黄花、蒲公英清热解毒,疏风解表;黄芩、黄连、黄柏、栀子泻三焦之热毒;玄参、知母、夏枯草清肺、胃、肝三脏之郁热;牡丹皮、丹参共奏凉血活血之功。现代药理研究结果表明,菝葜、土茯苓、龙葵、白花蛇舌草具有清热解毒、抗癌和激素样作用,三药合用可消除真皮乳头水肿、改善真皮血管扩张、抑制表皮细胞DNA 的合成。二诊时皮疹改善,鳞屑明显,加紫草助凉血活血之力。三诊时皮疹消退,拟复方青黛胶囊固守疗效,知柏地黄丸顾护气阴。青黛中的有效成分靛玉红,药理研究发现其可减缓细胞的丝状分裂,有抑制银屑病表皮细胞的过度增殖的作用。

案96 姚某,男,74 岁

初诊(2012 年 3 月 3 日) 患者右胁肋部带状疱疹 7 日,簇状红色丘疱疹,局部疼痛影响睡眠,大便难。舌暗红、苔白腻,脉沉细。中医诊断：蛇串疮(肝经郁热证);西医诊断：带状疱疹。治拟清热利湿,活血通络。方取龙胆泻肝汤加减。

龙胆草 3 g 大青叶 15 g 板蓝根 30 g 延胡索 15 g 夜交藤 30 g 丹参 15 g 紫草 15 g 莪术 12 g 桃仁 12 g 薏苡仁 30 g 猪苓 15 g 郁金 6 g 珍珠母 30 g 石决明 30 g 磁石 30 g

二诊(2012 年 3 月 11 日) 皮疹颜色转淡转暗,阵发性窜痛缓解。大便干,2日1次。舌暗红、苔白腻,脉滑数。

原方去莪术、桃仁、五味子,加知母15 g、石膏30 g。

三诊(2012年3月25日) 皮疹颜色持续减淡,阵发性窜痛不显,时有患部不适感,二便调。舌暗紫红、苔白腻,脉细弦。

原方去知母、石膏,加积雪草15 g。

7日后复诊,症情基本消除,随访30日症消。

【按】本例为老年带状疱疹,患者疼痛难忍,孙世道为及时减轻其痛苦,处方时加入延胡索、郁金、珍珠母、磁石、石决明等疏肝止痛、重镇安神之品。方中龙胆草、大青叶、板蓝根清肝火,解热毒;丹参、紫草、莪术、桃仁活血止痛;薏苡仁、猪苓健脾利湿;夜交藤缓急止痛助睡眠。二诊加知母、石膏泄腑通便。其中配伍凉血活血药物以达到"苦寒凉血,血热清则痒痛自安"之目的。孙世道认为对因治疗为本,对症治疗是标,根据中医急则治标、缓则治本的原则,患者疼痛较为严重时,应积极对症处理,及时缓解其病痛,稳定其情绪。

案97 杨某,女,18岁

初诊(2012年7月4日) 患者双下肢出现成片状暗红色斑块伴瘙痒10余日。半月以来因天气炎热,饮食辛辣,双下肢开始出现成片状斑丘疹,皮损数目逐渐增多,病情逐渐加重,皮疹色红,伴有少量渗出,有抓痕,瘙痒难忍,夜不能酣,大便二三日一行,小便短赤。既往有湿疹病史。舌红苔腻,脉滑数。中医诊断:湿疮病(湿热内蕴);西医诊断:急性湿疹。治拟清热凉血,利湿止痒。处方:

土茯苓15 g 苦参15 g 薏苡仁30 g 金银花15 g 连翘15 g 黄芩15 g 黄柏15 g 黄连6 g 蒲公英6 g 白花蛇舌草30 g 知母15 g 牡丹皮30 g 白鲜皮15 g 地肤子15 g 龙胆草5 g 一枝黄花20 g 夜交藤30 g 车前子30 g

连服14剂后,痒感已止,皮疹渐已消退,已无渗出。

【按】孙世道此方中以三黄合用苦寒直折、泻火燥湿为君;蒲公英、白花蛇舌草、一枝黄花助君清热,土茯苓、苦参、生薏苡仁助三黄祛湿,共为臣药;佐以白鲜皮、地肤子祛风止痒,车前子渗湿利水,使邪有出路,即虞抟所谓"治湿不利小便非其治也"。

案98 张某,女,54 岁

初诊(2012 年 9 月 5 日) 患者于 4 年前经外院诊断为系统性红斑狼疮,经西医系统治疗后,症状缓解,病情稳定。现常感身体易疲劳,关节疼痛,畏寒肢凉,口咽干燥,舌质淡红,脉细。中医诊断:红蝴蝶疮病(肝肾不足证);西医诊断:系统性红斑狼疮。治拟益气养阴,培补肝肾。处方:

党参 15 g　珠儿参 15 g　黄芪 15 g　黄精 15 g　白术 15 g　生地 15 g　首乌 15 g　麦冬 12 g　石斛 15 g　丹参 15 g　怀牛膝 12 g　伸筋草 15 g　玄参 15 g　淫羊藿 15 g　巴戟天 12 g　肉苁蓉 30 g

服药 1 个月后复诊,自觉疲劳感等诸症缓解,守方继续服用。

【按】 孙世道认为,系统性红斑狼疮是一种有多系统损害的慢性系统性自身免疫性疾病。阴阳失调、气血失和是其基本病机,故治疗惯从益气养阴,健脾补肾入手。方中党参、珠儿参、黄芪、白术健脾益气;黄精、麦冬、石斛、玄参养阴生津;首乌、肉苁蓉、巴戟天、怀牛膝、淫羊藿培补肝肾;佐以伸筋草、丹参活血通络、祛风除湿,缓解关节症状。其中,珠儿参又名珠子参,味甘性平,归肝、肺、胃经,功能补肺气、生胃津,是孙世道益气养阴治则中惯用之药物。

案99 邓某,男,53 岁

初诊(2012 年 8 月 29 日) 患者 1 个月前因感冒后腹部及下肢出现红斑,上覆鳞屑,边界清晰,皮肤暗红晦泽,腹部及下肢皮肤干燥粗糙,有苔藓样变。皮损处瘙痒,夜间尤甚。胃纳可,二便调,夜寐欠安。有 10 余年寻常型银屑病病史。舌暗红苔黄腻,脉弦涩。中医诊断:白疕病(湿瘀交阻);西医诊断:寻常型银屑病。治宜清热祛湿,活血除瘀。处方:

生地黄 30 g　土茯苓 30 g　菝葜 30 g　大青叶 15 g　桑叶 30 g　牡丹皮 15 g　丹参 15 g　王不留行 15 g　土牛膝 15 g　苦参 15 g　白鲜皮 15 g　地肤子 15 g　一枝黄花 20 g　夜交藤 30 g　延胡索 30 g　龙葵 15 g　珍珠母 30 g　紫贝齿 30 g

二诊(2012 年 9 月 5 日) 服用上方 7 剂后,患者自感睡眠转好,瘙痒减轻,但红斑鳞屑仍较重,以上方减珍珠母、紫贝齿,加赤芍 15 g、女贞子 15 g、天冬 15 g、菟丝子 15 g,以加强其凉血养阴之效。

三诊(2012 年 9 月 12 日) 患者腹部皮损有所消退,下肢皮损恢复较慢,

偶有瘙痒。拟以活血凉血为主,辅以清热利湿。处方:

当归15g 川芎6g 凌霄花12g 赤芍15g 竹节参15g 土牛膝12g 泽兰12g 泽泻12g 首乌15g 土茯苓30g 菝葜30g 大青叶15g 桑叶30g 牡丹皮15g 王不留行子15g 土牛膝15g 苦参15g 白鲜皮15g

四诊(2012年9月26日) 上方服用14剂后,诸症减轻,以上方续治,巩固疗效,定期随访。

【按】孙世道认为银屑病病位在血分,血中有热,脉络瘀阻为其基本病机。血热的概念源于温病学,本指血分有热而引起的诸多症情,如发热、神昏、出血、发斑等为主要表现的证候。其中有关皮肤的表现传统上多认为皮下出血即紫癜,此即所谓"血热发斑"。而孙世道则在临证实践中将一切表现为红色的炎性斑疹、丘疹、风团、紫癜等皮损表现均纳入"血热发斑(疹)"的范畴,从而扩大了血热证在皮肤科疾病辨证论治中的应用范畴,如急性湿疹皮炎(主要表现红斑、丘疹且无明显水疱、渗出)、荨麻疹(红色)、痤疮(红色炎性丘疹)、药疹(表现为红色斑、丘疹)、病毒疹(麻疹、风疹、水痘等)、细菌疹(猩红热等)等既往认为属于"风热证"的疾病,临床采用清热凉血法施治均取得了良好的效果,惯用药物如生地、黄芩、牡丹皮、丹参、赤芍、徐长卿、紫草、大青叶、羊蹄根、一枝黄花、重楼等。

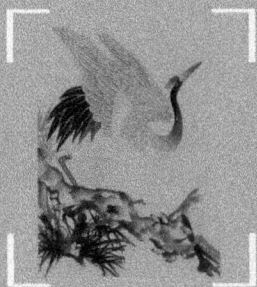

下 篇

现 状 与 创 新

第九章
流派发展现状与创新

第一节　流派传承研究

一、理清流派脉络

夏氏外科声名卓著,在上海市中医药三年行动计划的资助下,夏氏外科流派的研究进入一个崭新的阶段。

流派基地的同仁们挖掘、收集、整理了夏氏外科遗留的历史资料,初步理清和绘制了夏氏外科创始人、主要传承人和继承人的谱系,基本理清了夏氏外科起源、迁徙、行医的线路。征集和收集了部分主要传承人的历史资料,包括批阅的中医经典著作、手写的医学札记、临证医案和弟子保存的临证记录等各种珍贵历史资料。并对部分资料进行挖掘整理、修缮和拍照存档。搜集、整理和厘清了主要传承人的传略、学术成就、学术影响等,对夏氏外科随着时代变迁发展至今的状况进行了归纳和总结。

夏氏外科起源于浙江德清县戈亭镇东南湾,为当地三大中医外科名家之一,据能搜集到的比较准确的历史资料获知,夏氏外科的创始人为夏松泉,精通内、外科,尤擅长外科,精于疔、疖、痈、疽、流注、瘰疬诸证。夏松泉之子夏少泉,继承和发扬了夏氏外科。至其长孙夏墨农,幼承庭训,继承祖传医业,医术益精,因 20 世纪 20 年代家业屡受太湖水盗袭扰和抢劫,家财和历史资料被毁殆尽,被迫由德清戈亭迁至浙江吴兴菱湖,并在菱湖创建诊所"春及堂",同时广授门徒,多至近百人,因而在浙江和苏南地区影响甚大。1937 年日本侵华战争期间,夏墨农因避战乱迁往上海。1938 年在上海租界内黄河新村置房个体开业行医,尽管夏墨农已移居上海,仍有许多有志于医学的江浙青年来沪拜师学医。其子夏少农因避战事与父失散,在安徽休宁、浙江温州一带行医 10 余年。1950 年夏墨农病故,夏少农回沪个体行医。1952 年调入新城区(现静安区)中医第五门诊部工作,1957 年调入上海中医学院任外科教研室主任,1960年任曙光医院中医外科主任,历时 30 年。同期其弟夏涵(小农)亦在曙光医院中医外科工作,20 世纪 80 年代中期调任岳阳医院中医外科主任兼皮肤科主任。故而夏氏外科形成了以曙光医院为主,岳阳医院、黄浦区中医院等为分支的夏氏外科流派传承基地。

夏少农在曙光医院中医外科工作近 40 年,始终坚持以传统中医外科理论指导临床、教学和科研工作,充分发挥夏氏外科传统优势和特色,并在临床工作中因时、因地进行发展,从而在中医外科及肛肠病方面有很大的发展。夏少农教授的弟子有柏连松、吴琴诗、张志洪等。柏连松在 20 世纪 70 年代秉承师命,主攻肛肠,在中医肛肠学科卓有建树,传承人有张雅明、张卫刚、郭颂铭、刘华、王昱、高凌卉、陈倚、夏泽华、刘晨等。中医外科以传统中医外科学科为主,弟子张志洪,以甲状腺疾病、乳腺病为专长。吴琴诗在黄浦区中心医院任职,以中医乳腺病和皮肤病为专长。

夏涵在曙光医院中医外科工作 20 余年,1982 年调任岳阳医院中医外科工作,出任科主任,全面主持科室工作,为中医外科的发展带来了新的生机,科室在医疗、科研和教学方面的工作逐渐蒸蒸日上,成为该学科发展历史上的转折点。夏涵教授的弟子有孙世道,后逐渐向传统中医外科的皮肤病领域拓展,传承人有张明、顾荻青、李斌、周蓉等。

夏氏外科经过数代传人的继承、发展和传承,已形成了中医外科、肛肠科、皮肤科为优势和特色的沪上著名中医流派,在国内形成了相当的影响力。

二、传承与创新

夏氏外科流派传承研究团队系统回顾、搜集夏氏外科的传承脉络,厘清夏氏外科在发展过程中学术思想、特色和优势病种的发展变化。

在对夏氏外科主要传承人的临证经验和医案的搜集、整理中,总结了夏氏外科主要传承人的辨证思路和用药特色,为发扬流派的中医特色提供了理论源泉。

通过对学术思想、临证经验和用药规律的系统整理,我们总结了甲状腺病(甲亢、瘿瘤)、乳腺病(乳痈、乳癖)、肛肠病(痔、肛漏、肛痈)、皮肤病(皮肌炎、硬皮病、丹毒、红斑狼疮、湿疹、痛风)等夏氏外科特色优势病种的临证经验。对上述疾病的证候、辨证依据、治疗要点、组方思路、用药规律、特色方药和诊疗技术等内容结合现代新理论、新方法开展了一系列科学研究,总结了夏氏外科临床经验。通过科学研究,制定并推广了夏氏外科治疗疑难病的诊疗方案。

通过修复、展示夏氏外科流派传承人的珍贵历史文物,挖掘夏氏外科流派的文化渊源,传承夏氏外科流派文化。通过夏氏外科发源地的探访、收集夏氏外科的历史档案、民间轶事轶闻、医德医风以及夏氏外科在历史变迁、迁徙和行医中的有一定影响力的事件,以展示夏氏外科和其主要传承人的风采。通过流派健在传承人的讲述和回忆,真实再现夏氏外科流派的史话和具有重要影响力的事件。通过开展平面、影视、网络媒体和流派研究的宣传,扩大夏氏外科流派的知名度和影响力,通过参加学术交流及与其他流派的交流,吸取和丰富学术思想,扩大流派的社会认知度和学术影响力。

(一) 学术传承

夏氏外科起源于浙江德清,以中医内科和中医外科闻名于乡里邻县,尤以外科盛名于世,尤精疔、疖、痈、疽、流注、瘰疬诸证,善用外科内治法和扶正祛邪法,重视家传外敷药物的应用,外科疾病的内治法宗《内经》《难经》《外科正宗》,具有比较完整的体系。

第四代主要传承人夏墨农在继承家传医术的同时有所发展,他在数十年临证经验基础上,引经据典、别树一帜地提出了一整套简便实用的验症、诊治、选药之法,并得到临床反复验证。如以体表特征验内脏损害为例:肺痈患者,手指螺必饱满,似蚕蛾腹,病剧时,指螺愈鼓隆,病渐瘥,则指螺渐恢复正常;小肠痈患者,脐色呈黄,则为凶;盘肠痈患者,脐色显焮红,尚可治,现紫黑色为凶多。在治疗方法上多谨遵《内经》等经典,如治肿疡,以"营气不从,逆于肉理,乃生痈肿"的理论,多用和营法,以当归芍药为主药治溃疡。宗于"脓为气血所化"的理论,善用扶正化邪法。若气阳受耗者,补益气阳,以参芪为常药;若阴血受伤者,调养阴血,以石斛、花粉为常药。并以紫苏梗为主,治各型乳痈。外治法擅用刀法,掌握"刀口大而爽,不伤筋脉,不损功能"为原则,善用升降二丹,显其医疗之异彩,尤其使用白降丹治疗各种初溃或久溃之阴证、阳证中之痈、疽、疖、疔之症，为夏氏外科之鲜明特色治疗技术。夏氏外科善用家传外用膏药，如家传"千捶膏"有散瘀解毒、消肿、拔脓、咬头之功用，使用于各类痈、疽、疖、疔。

夏少农在继承和发扬夏氏外科的传统祖传医术治疗外科疾病外，还善于在临床实践中验证传统的中医学理论学说，能提出自己独特的见解，推进中医学理论的深化，提出了中医外科的病因学说，首次提出在临床上把外科病因分为"邪气因"，指风（如风疹块、局部热痛）、寒（面部寒冷、皮肤麻木）、暑（痱子、暑疖）、湿（疱疹、丹毒）、燥（皮肤皲裂）、火（肌肤黏膜红肿热痛、溃疡糜烂）、痰（脂肪瘤、甲状腺肿瘤）；"正气因"，指气虚、血虚、阴虚、阳虚，各有其特定的内容及各自的临床症状。总结归纳了外科治疗十五法，分为"治正气因四法""治邪气因十一法"。创造性地提出了气阴学说在外科疾病中的应用，创立了益气养阴法治疗外科疾病，在乳腺病、甲状腺疾病、皮肤病方面卓有建树，并对瘿瘤进行益气养阴治疗的科学研究，明确了其临床疗效机制，并曾担任上海市华山医院皮肤科顾问。在他担任曙光医院外科主任期间，致力于发展中医肛肠病学科，其弟子柏连松秉承师命主攻中医肛肠病并获得很大成就。

1982年，夏涵调任岳阳医院，任中医外科和皮肤科主任。至此，夏氏外科流派主要分为两支，传承至今。其中曙光医院夏少农一支，擅于诊治疮疡、甲状腺病、肛肠病等外科疾病；岳阳医院夏涵一支，则以诊治皮肤疾病为长。

夏涵自幼随父夏墨农先生学习中医，后又于1952年入选全国首届中医药专门研究人员班，进入北京医学院医疗系学习，因而得以掌握中西医两套医学诊疗技术，主张内外并重，兼取各家之长，师古而不泥古，学西而不迷信，擅长外科、皮肤科诸症，特别是在中西医结合诊治皮肤病、痛风性关节炎方面造诣深厚，取得了突出的临床疗效。1982年，夏涵调任岳阳医院皮肤科主任，为岳阳医院皮肤科的发展带来了新的生机，科室在医疗、科研和教学方面的工作蒸蒸日上，成为该科发展历史的转折点。在夏涵主持下，岳阳医院皮肤科步入了迅速发展的道路：1984年首次设立了住院病房，扩大了科室诊疗规模，床位最初为8张，随着业务的发展逐渐扩展到12张，其后又扩张为15张，科室的业务量也得到了迅速增长；开展了药烘疗法、熏洗疗法等治疗多种皮肤病获得良效；巨樱霜、丝焦霜结合石膏或海藻泥倒膜治疗痤疮、黄褐斑等开创了中医外治的特色美容治疗，成为该科日后的主要特色诊疗项目之一；研制了虎杖痛风颗粒、茵连痛风颗粒、银翘解毒合剂、白地祛脂合剂、芩珠凉血合剂、槐虎乳膏、温经暖肤散、巨樱霜、丝焦霜、润肤浴剂等多种院内自制制剂,拟定了清肺祛脂方、皮肤 1 号方(原祛斑方)、皮肤 6 号方等协定处方,因其临床疗效卓著而沿用至今;倡用健脾法治疗复发性口疮,弥补了单用滋阴降火法的不足,受到临床推广;"中医中药治疗痛风""润肤汤溻渍法治疗皮肤病"等课题获上海市卫生局、上海市科学技术委员会立项并获奖,刷新了岳阳医院皮肤科无科研项目的历史。尤其值得一提的是,早在 20 世纪 80 年代初,在当时国内痛风发病率较低时,夏涵就预见了该病在今后的流行趋势,在国内较早地提出了中医药防治痛风的独特理论,创制了多种自制制剂,并率先设立了全国第一个中医(中西医结合)痛风病专科门诊。夏涵在岳阳医院的开创性工作和所取得进展,可以说是夏氏外科发展史上的一次新突破、新高峰。

近年来,以岳阳医院中医外科、皮肤科团队为代表的夏氏外科流派夏涵一支门人,在临床、科研、教学等领域中逐渐崭露头角,大放异彩。他们以诊治皮肤病、痛风性关节炎为长,在传承夏氏外科学术思想的基础上又善于结合其他流派甚至是现代医学的长处,临诊注重整体,内外兼施,灵活多变,简便有效,成了夏氏外科在新时期发展的风向标和领头羊。现活跃于临床一线的业务骨干均为夏涵所培养或指导的弟子,有张明、顾荻青、周蓉、李斌、周敏等。

柏连松 17 岁师从夏少农,出师后个体开业。后随师在中医外科医、教、研一线工作 40 余年,全面继承了夏氏外科的学术思想。20 世纪 70 年代主攻中医肛肠病,是我国现代中医肛肠学科的奠基人之一。他运用夏氏外科对中医外科疾病病因病机的认识理论,比较全面地阐述了中医肛肠病的病因病机,并将夏氏外科的益气养阴法治疗外科疾病用于肛肠病的诊断和治疗,秉承和结合"脾胃后天之本"的理论,从而形成了具有夏氏外科理论特色的肛肠病学术体系,丰富和发展了夏氏外科的学术思想。柏连松继承了夏氏外科痔的结扎疗法,并不断发展,形成了痔的"四联疗法",将夏氏外科的"鞋匠挂线法"治疗肛瘘,发展为"高位肛瘘的双线切挂法""高位肛瘘的隧道疗法",扩大了肛瘘手术的适应证,提高了手术疗效,降低了手术禁忌证。

柏连松教授的弟子致力于传承柏连松的学术思想和临证经验,不断优化优势病种和特色病种的诊疗方案,优化和完善特色诊疗技术,并对柏连松的诊疗技术和经验方进行科学研究,以验证其临床有效性的依据和安全性。

柏连松治疗肛肠病是根据患者痔的不同阶段采用不同的治疗方法,张雅明根据其跟师学习中挖掘、整理柏连松的临证经验和用药规律,并对此进行相关的研究,总结出中药"在痔不同阶段使用不同治法"治疗痔的规律,确立了"益气健脾、清热利湿"的内治法治疗大法以及"益气养阴、清热凉血治疗Ⅰ期内治的便血,益气健脾、清热利湿治疗Ⅱ~Ⅲ期以脱出症状为主"的治疗原则,总结和应用富有特色的夏氏外科肛肠病治疗制剂;以"熏洗Ⅰ号"的中药湿热敷方治疗痔术后诸症。经过研究发现柏连松的经验方临床疗效优于其他同类制剂。

柏连松除了重视肛肠病的预防和中药治疗外,同样注重肛肠病术后的中药治疗以及肛肠病术后口服中药,辨证与辨病相结合,以清热利湿、益气养阴促进创面的愈合。王昱研究柏连松的经验方"柏氏虎杖油膏"促进低位肛瘘术后创面愈合的临床疗效。他同时对"高位肛瘘的隧道疗法"结合"湿热敷"治疗高位肛瘘创面愈合进行临床研究,发现采用柏连松的"隧道法"治疗高位复杂性肛瘘具有治愈率高、疼痛轻、创面愈合较其他手术方法近期和远期疗效好等优点,术后并发症和后遗症均优于其他方法。

夏泽华等运用夏氏外科的益气养阴法治疗会阴部坏疽(坏死性筋膜炎)脓腐将尽,气血及正气亏虚,能扶正祛邪,促进腐肉脱落及创面愈合,缩短愈合时间,创面愈合后局部瘢痕轻,且功能无明显障碍。

张雅明运用柏连松的经验方"曙光Ⅰ号熏洗颗粒剂"结合"湿热敷法"治疗湿热下注型混合痔术后创面,观察减轻湿热下注型混合痔(内痔Ⅲ期)术后患者的肛门疼痛、充血、水肿等术后症状,疗效优良。运用夏氏外科的清热解毒、凉血散瘀之法治疗全直肠周围脓肿,结合脓肿切开手术疗法,均取得良好疗效。

(二) 技术创新

夏氏外科诊治痛风最初始于夏涵。夏涵根据其 50 余年临床经验组方制成的虎杖痛风颗粒、茵连痛风颗粒,经临床 20 余年应用,获得了较好的临床疗效。目前活跃于岳阳医院痛风专病临床第一线的学术带头人、专科人员等均为夏涵培养与指导。目前该专病已经发展成为上海市中医特色专病、国家中医药管理局"十一五"重点专病和"十二五"重点专科。

20 余年来,岳阳医院痛风专科在全面秉承夏涵学术思想的基础上,结合大量临床实践,逐渐总结出一套行之有效的中西医结合分期综合防治痛风的诊疗方案,开发出治疗痛风的系列中药制剂——虎杖痛风颗粒和茵连痛风颗粒,能够显著改善痛风患者的临床症状,减少其急性发作频率,有效地提高患者的生活质量,并从以下方面对这一诊治方案体系进行了深入研究和创新发展。

(1) 提出了痛风病急性期"清热利湿通络"以迅速缓解症状、间歇期"健脾除湿泻浊"以降低血尿酸、减少复发频率的分期辨治思路,既体现了"急治标",更注重"缓治本",强调防治结合、预防为主的诊疗理念。并首次应用联系数学—集对分析方法从宏观和微观的角度筛选出痛风性关节炎"血瘀证"最优的变量组合,探求"血瘀证"相关因子,对临床辨证起到了一定的指导作用,完善、充实了该辨治思路的内涵。

(2) 创立了完整的中西医结合分期综合防治痛风性关节炎的诊疗方案,急性期愈合率为 78.85%,间歇期血尿酸水平明显降低,复发率为 9.62%,优于单纯的中药组和西药组。该方案将西药疗效迅速、肯定的优势与中药作用缓和、毒副反应少以及有效减少急性发作频率的优势有机地结合起来,临床证实既能安全、有效地缓解急性期症状,恢复关节功能,又能有效地控制间歇期血尿酸水平,预防急性发作,并对提高患者生活质量、增强胰岛素敏感性有明显的作用。

(3) 应用基于气相色谱-质谱联用的代谢组学研究方法,并从环氧化酶和 5-脂氧化酶途径以及对白细胞介素-6、一氧化氮、过氧化酶、活性氧等炎症因子的影响的角度,研究发现抑制花生四烯酸代谢的环氧化酶和脂氧合酶途径、减少前列腺素和白三烯等炎症介质的产生、增加抗炎成分环磷酸腺苷(cAMP)的生成、阻止中性粒细胞趋化和聚集、促进尿酸排泄是该方案治疗痛风的主要机制。

该项目研究前后历时近 20 年,先后得到国家中医药管理局、上海市科学技术委员会、上海市教育委员会、上海市卫生局、申康医院发展中心和上海中医药大学等各级各类专科(病)建设和科研项目资助,发表论文 17 篇,撰写专著 3 部,培养硕士 23 名,博士 6 名。并在 2004—2014 年连续 11 年举办的国家级继续教育项目,培训学员近千名。诊疗方案先后在全国 17 家兄弟医院进行了推广运用,取得良好的经济效益和社会效益。

上述成果先后获得"2011 年上海市中西医结合学会科学技术一等奖"

"2012 年中国中西医结合学会科学技术三等奖"及"2013 年度上海市科技进步三等奖"。

岳阳医院皮肤科在继承与发展夏涵临床经验基础上,根据中医"心主血,且主神明"的理论,以中医学理论"形神合一"作为切入点,创新性地提出银屑病发病病机为"血热阳浮"的学术思想,创立了"清热凉血,重镇潜阳"的治疗法则。前期临床研究基础上,课题组在国家自然基金委、上海市科学技术委员会和上海市卫生局项目资助下,探索了不同证候银屑病的发病与外周血 Th1/Th17 细胞轴漂移的相关性,并采用气质联用技术检测正常人与银屑病患者血清脂肪酸成分的差异,从血清指纹图谱角度阐释银屑病血热证的差异代谢,探明了寻常型银屑病血热证的兼证及用药特点。在此基础上筛选了与血热证相关的方药,运用单因素相关系数法,分析相关性并剔除无统计学意义的因素,变量进入联系数学—集对分析,从而量化方药与血热证之间的关联度。

在"血热阳浮"病机理论的指导下,以"清热凉血,重镇潜阳"为总治则的诊疗方案显示其有效率为 83.3%,优于常规固定对照组。在此基础上,探讨了寻常型银屑病血热证的兼证及用药特点,按照重要程度排序出兼证依次是:"热毒""湿毒""郁""风""瘀""虚",从而为量化临床诊疗方案的"不确定"因素及药物筛选提供有效指导。课题组首次创新性地将模糊数学领域集对分析方法,成功用于评价中医药防治银屑病,从而弥补了既往固定研究方法的不足,并对课题组既往诊疗方案进一步进行优化。

课题组还将分子免疫学理论引入银屑病中医证候的研究,从 Th 细胞角度阐释银屑病血热、血瘀、血虚证候的分子免疫学基础。具体分析并比较了 3 种证候中 Th 细胞及其分泌的细胞因子在银屑病患者外周血 CD4$^+$T 细胞中的表达和皮损中的定量定位情况及它们与银屑病证候的相关性。该成果为中医理论更好地推广运用提供了客观依据。课题组率先采用气质联用技术检测正常人与银屑病患者血清脂肪酸成分的差异,从血清指纹图谱角度阐释银屑病血热证的差异代谢。在国际上首次阐明了临床常用传统药物丹参治疗银屑病的潜在作用机制。

夏氏外科流派在中医外科方面的继承和研究主要体现在甲状腺疾病。通过开展科学研究,进一步验证了夏氏外科的理论以及经验方在临床的有效性和安全性。夏氏外科曾对 18 例经"甲亢方"治愈的 18 例患者做停药 9 年的随访,均未出现甲亢临床表现,复查血清三典甲状腺原氨酸(T_3)、甲状腺素(T_4)均在正常范围内,吸碘率正常,可发现经益气养阴法治愈的甲亢患者,其复发率低,疗效持续时间长,验证了益气养阴法对甲亢的临床疗效。根据夏氏外科的经验"外科疾病总以气阴两虚"为理论依据,确立了"消瘿扶正方"治疗桥本甲状腺炎。通过临床观察,发现该方对桥本甲状腺的临床症状明显改善,尤其是对神疲乏力、烦躁等症状的改善尤为明显。夏氏还特别重视益气养阴法对于甲状腺疾病的作用机制。曾观察"消瘿扶正方"对桥本甲状腺炎的患者甲状腺功能(游离 T_3、游离 T_4、促甲状腺激素、甲状腺过氧化物酶抗体、甲状腺球蛋白抗体)的影响,发现"消瘿扶正方"切中桥本甲状腺炎之病机,充分发挥中医辨证、辨病结合的优势,以理气、化痰、活血、消瘿、扶正之法改善桥本甲状腺炎患者本虚兼局部气郁、痰凝、血瘀之病理基础,使得患者甲状腺自身免疫性损害得到改善。夏氏还探索了益气药黄芪对于疗效的影响,发现在益气养阴药中重用黄芪治疗甲亢,不仅显著地改善临床症状,而且对降低血清 T_3、T_4 的含量和改善亢进的甲状腺功能均具有明显效果,可能是通过调整机体自身免疫功能而实现的。

三、人才培养

夏氏外科主要传承人柏连松名中医工作室重视人才的培养,在做好柏连松名中医学术经验继承和传承的同时,加强人才队伍的建设和人才的培养,以提高柏连松名中医工作人才的学历水平和层次,提高工作室成员的学历,建立一支年龄合理、高学历和配置合理的人才队伍,形成一个学历层次不断提高,临床业务水平较高,中医基础理论扎实,应用能力强和中医科研能力强的团队,以确保夏氏外科学术思想的传承、发扬和发展。

夏氏外科重视人才学历的提高。柏连松全国名中医药工作室在着力传承名中医学术经验的同时,培养了中医外科学硕士和博士,提高了传承人的学历层次。在选拔学术继承人时注重继承人的医德医风、个人的品格修养、尊老敬师、致力于继承和发扬中医等方面。

夏氏外科的人才培养主要是通过跟师学习、继续教育及岗位培训等方面提高了传承人的层次和能力,培养了部分临床业务水平较高、基础知识扎实的优秀中医外科学人才。其传承人在全国、市级学术团体中任职,进一步推广了本流派的学术思想。

夏氏外科在岳阳医院这一分支主要传承人张明,大学毕业工作后即师从夏涵,深得先生真传;1998 年入选上海中医药大学首届"后备学科带头人"培养计划,指导老师为孙世道。2003 年夏涵过世后,又入选第三批全国名老中医药专家学术经验继承班,师从著名"顾氏外科"传人陆德铭。另一主要传承人李斌,为"顾氏外科"传人唐汉钧学生,2002 年入选上海市"医苑新星"培养计划,正式拜师于"夏氏外科"传人孙世道。这一跨流派学习的独特经历,使得这一分支的传人得以同时继承沪上两大外科流派的学术经验和学术思想,为促进"夏氏外科"流派的创新、发展奠定了新的基础。2009 年 12 月,上海近代中医流派临床传承中心成立,王一飞、范斌、迮侃三位青年医师先后正式拜入孙世道门下,成为夏氏外科新一代的传承者,为夏氏外科的发扬光大注入了新鲜血液。经过近 10 余年的传承、融合、创新、发展,目前已经形成了以中医药辨证防治慢性、顽固性皮肤病,尤其是银屑病、湿疹、痤疮以及痛风等难治性皮肤疾病为诊疗特色的临床专科,并发展成为从事集中医、中西医结合中医外科、皮肤科临床、教学、科研于一体的优秀团队。

目前,该学科是上海中医药大学中医外科学的硕士、博士点,国家中医药管理局重点学科、重点专病(痛风病)专科(皮肤科),上海高校创新团队,上海申康医院发展中心市级医院中医特色专科,上海中医药大学临床优势专科。近 5 年来,该科先后获得国家自然科学基金 8 项,省部级课题 20 余项,获得省部级科技进步奖 7 项(其中包括上海市科技进步二等奖 1 项、三等奖 1 项,教育部科技进步二等奖 2 项),公开发表论文共 100 余篇,出版专著 7 部。曾先后获得 2003～2005 年度上海市卫生系统先进集体、2008 年度上海市"工人先锋号"、2009 年度上海市"五一劳动奖状"等荣誉。学科现有正高职称 3 人,副高职称 5 人;博导 1 人,硕导 4 人;博士学位 5 人,硕士学位 6 人;上海市优秀学术带头人 1 人;第三、四批国家级名老中医继承人各 1 人;第三批全国优秀中医临床人才 1 人;上海市科技启明星 1 人;上海市杏林新星 1 人;上海中医药大学后备业务专家 3 名。

四、医疗服务和推广

通过夏氏外科流派研究,整理和归纳了夏氏外科的优势病种,以夏氏外科具有明显学科特色的中医外科常见疾病如乳腺病、甲状腺病、肛肠病(痔、肛漏、肛痈)、皮肤病(湿疹、银屑病、皮肌炎、硬皮病、痛风等)等疾病的诊疗方案,并在临床实践和科学研究中不断优化夏氏外科的特色诊疗技术,提高了临床疗效、中医药服务能力和水平。

夏氏外科在各基地所属的医疗部门均已挂牌服务,开设夏氏外科流派特色技术门诊。以现有传承团队为主体,积极开设流派特色病种和疑难病种的流派专科门诊,拓展流派临床服务阵地,开展流派特色技术推广示范点建设工作,以扩大本流派的学术影响力。将夏氏外科的优势病种和特色诊疗技术服务于广大患者,以体现海派中医研究的社会意义和社会价值。

夏氏外科的相关专业每年均举办相应的全国继续教育项目和学术交流会,依托上海中医药学会,柏连松名中医工作室 2013 年以"中医肛肠的传承和创新"为题举办了全国继续教育项目,2014 年以"中医肛肠新进展"为题举行了继续教育学习班,交流夏氏外科在肛肠病发展和研究方面的进展。夏氏外科肛肠学科定期参加全国中医肛肠学术交流会议,2013 年参加全国中医肛肠学会年会和中华中医药肛肠分会理事会,并派遣人员出国学习。2014 年 7 月张雅明参加英国圣马可医院现代肛肠病学习班,从而加强了与其他肛肠学科的学术交流。

第二节　传承团队心得体会集萃

夏氏外科主要传承人柏连松是全国老中医药专家学术经验继承工作指导老师,先后有数十位学术经验继承人经过考试成为柏连松的硕士、博士研究生,或为柏连松名中医学术经验继承人,他们在攻读学位和跟师学习期间,认真撰写跟师心得和跟师医案,颇有所悟,今摘录部分如下。

一、张雅明跟师心得

张雅明是第三批全国老中医药专家学术经验继承班学员,对溃疡性结肠炎患者的传承体会是:本病为慢性非特异性肠炎,主要以血性黏液便、腹痛、腹泻为主要症状。根据本病的主要临床表现,与中医学的"肠澼""痢疾""滞下"或"泄泻"诸证相类似。根据《内经》"湿多成五泄""泻不离脾",认为六淫之气伤人,肠胃功能失调皆能致泻,湿邪为发病的主要因素,且常兼夹热邪,影响脾胃运化。脾恶湿喜燥,湿盛则脾不能正常运化而成泄矣。由于溃疡性结肠炎病程较长,由久病体衰,脾胃虚弱,运化失健,水湿不化,湿浊内生,湿热内蕴,下注大肠所致,故治则以益气健脾、清利湿热为主,以四君子汤合香连片加减。方中黄芪、党参、怀山药益气健脾;白术、茯苓、扁豆衣健脾化湿;黄柏清热利湿;黄连、木香清热燥湿,行气化滞。上药合用,共奏益气健脾助运、清利下焦湿热之功,临床应用收到良好效果。

对于疑难的高位复杂性肛瘘,她擅长运用柏连松发明的"双线切挂法"和"隧道疗法"手术治疗,临床远期疗效高,并发症少。在临床实践中对超长瘘道的高位肛瘘的手术进行改良,以减少手术创伤范围,对肛门的形态起到保护作用,也间接地保护了肛门功能。

二、张卫刚跟师心得

张卫刚是第三批全国老中医药专家学术经验继承班学员,他将跟师心得总结为4个方面。

(一) 环状混合痔术后并发症的预防

1. 手术方法的要点　柏连松治疗环状混合痔多采用外剥内扎术,以肛门为中心做放射状切口,以母痔区为主,尽量将痔核分组,保证切口间皮肤展开宽度不小于1.0 cm,术中要点在观察痔核的分布和有无合并症的情况下,设计出最佳的切口分布。术中首先以"V"字形切口切除母痔区或程度较重的痔核,尽量保留肛管皮肤。对于次要的痔核或皮下血栓,如果相邻两个切口较近,则在病灶处做一放射状切口,用有齿镊翻转皮肤,摘除其下的曲张静脉团或血栓,使之形成悬空的皮桥。

2. 纵观全局,因病施治　对环状混合痔术后皮赘和水肿的处置:环形混合痔在切除皮下组织和血管后,由于缺乏依托而松弛,术后将会出现皮赘。切断皮桥有两种方法:一是在齿线上0.5 cm左右至齿线下一段距离切断,包括部分黏膜、皮肤,行端端吻合。二是在齿线不下移的情况下,单纯切断一段皮桥,行端端吻合。术后在浮动的皮桥上应加缝2针,使之在换药过程中能充分展开、固定。

术中注意保护肛管皮肤,防止肛门狭窄。术后保留足够的皮肤和术后纱条压迫到皮桥间切口底部,使切口边缘皮肤爬行愈合是预防狭窄的关键,多个内痔的结扎,如果结扎点在同一水平面或互相粘连,也可形成环状狭窄或袋状狭窄。

(二)尖锐湿疣的治疗经验

柏连松认为尖锐湿疣形成的病因病机属湿热血瘀之证,治以清热利湿,活血化瘀。自拟去疣方:生薏苡仁 30 g,板蓝根 30 g,莪术 15 g,红花 15 g,紫贝齿 30 g,生煅牡蛎各 30 g,穿山甲 30 g,珍珠母 30 g。局部以高功率二氧化碳激光器局部治疗,切除了病灶,杀死了病毒,减少了感染机会。内外合治远期疗效好,复发率低。

(三)双线切挂法治疗高位肛瘘的经验

双线切挂法是柏连松发明的治疗高位肛瘘的手术方法之一,临床疗效显著,克服了其他治疗高位肛瘘手术方法的缺点。他认为目前临床治疗复杂性肛瘘术多因需切断肛尾韧带或外括约肌、肛管直肠环而存在肛门前移、肛门失禁和肛门直肠畸形等问题,如果不切断肛尾韧带和肛管直肠环而采用桥式或管道刮除术则易因引流不畅和病灶清除不彻底而致复发,需多次手术,双线切挂法可有效地防止以上弊病。实践证明本疗法与一般切开挂线术相比具有以下优点:① 患者痛苦明显减少(紧线的痛苦及橡皮筋断裂重复手术的痛苦)。② 缩短病程,加快愈合。③ 后遗症少。与保留肛门括约肌的肛瘘手术相比具有疗效可靠、复发率低的优点。

(四)硬化萎缩疗法在术后大出血中的应用

"曙光Ⅰ号"是柏连松研制的内痔硬化萎缩剂,临床使用具有很好的临床疗效。临床应用发现如结合柏连松发明的三步注射法,可扩大治疗的范围,其中痔疮术后并发大出血,经其他方法治疗后无明显效果的,采用"曙光Ⅰ号"硬化萎缩剂,做三步注射法,取得了良好的效果。治疗要点:常规皮肤消毒,局部麻醉达效后(如局部麻醉不满意可改用骶管麻醉),充分松弛肛门,揭去止血残留物,明确出血部位和出血量,如发现手术碰破痔核或结扎滑脱后再出血,即采用本法。用"曙光Ⅰ号"与1%利多卡因以 1∶1 比例注射于母痔区上方或相接近的痔动脉区,量为 2~4 ml,再以上述比例注射于相应痔核(受伤痔核)的黏膜固有层及黏膜下层,量亦为 2~4 ml。术毕观察 5 min。如无明显出血,予明胶海绵或止血纱布加压包扎,2 日后打开伤口再处理。治疗的机制是:早期主要起到局部压迫作用和阻滞作用,局部注入硬化剂后,压迫了周围的动脉、静脉及细小血管丛,减少出血量,第一步注射后阻滞了血供的来源。后期主要为硬化萎缩作用,导致组织内无菌性坏死,局部组织粘连,动静脉狭窄,部分闭塞。

三、夏泽华跟师心得

夏泽华是第五批全国老中医药专家学术经验继承班学员,在跟师学习期间,收益良多,其心得如下。

(一)跟随柏连松学习心得

柏连松在肛瘘的诊断和治疗方面有独到的临证经验,他认为肛瘘的原发感染灶为肛腺,临床上肛瘘特别是肛瘘的瘘管走行方向不一,位置高低不等,形似杂乱无章,但任何疾病的发生和发展均有其自身的发展、演化规律,高位肛瘘和低位肛瘘一样,都有内口、外口和瘘管,其内口的位置同样位于齿线,与低位肛瘘之间有以下不同点:① 高位肛瘘的位置超过外括约肌深部,低位肛瘘低于外括约肌深部。② 高位肛瘘累及的肛门直肠周围间隙多,位置深,瘘管弯曲,难以清除;低位肛瘘相对简单,术后远期疗效好。③ 高位肛瘘因为涉及肛管直肠环,手术对肛门括约功能的影响较大,术后可能伴有肛门失禁、肛门溢液、肛门变形等,低位肛瘘对肛门括约功能影响小,术后经过一定的恢复期,常能得到一定的代偿。④ 高位肛瘘的复发可能性远高于低位肛瘘,且再次手术难度明显增大,反复发作时常症状明显,低位肛瘘治愈率高。在诊断高位肛瘘时还需要熟悉肛门直肠周围解剖关系,肛瘘的瘘管走行与肛门括约肌之间的关系,才能全面掌握高位肛瘘的实质,为手术治疗提供正确的思路。

慢性便秘是一种常见疾病,多发病,在排除器质性病变的基础上,中医将便秘分为实证和虚证,柏连松认为急性便秘多为胃肠积热,往往比较容易辨识,用药后效果比较理想,慢性便秘病因错综复杂,寒热虚实交杂,在一定条件下相互转化,或各种辨证分型的证候表现相兼,所以在辨证时应认识到慢性便秘不单纯为一个证型,更可能是多证候相兼。柏连松在治疗慢性便秘时将辨病与辨证结合,重视疾病的主证,同时强调辨识疾病的兼证,他认为慢性便秘病位在脾胃(包括大、小肠),同时兼有肺、肝、肾功能的异常。在处方用药上,他以益气健脾、润肠通便为主方,方用黄芪、党参(或太子参)以益气健脾,苍术、白术燥湿健脾,气得周流,则津液生。生白术还有健脾通便的作用,枳壳、枳实破气行滞,消积除满,全瓜蒌中瓜蒌子润肠通便之效,瓜蒌皮理气散结,两者共用有润大肠之燥,滑肠通便,有"肺、胃、脾三经合治,通大便之力增强"之意。

(二) 对夏少农的研究

夏泽华在跟师学习夏少农过程中,对于其治疗传统中医外科学疾病的心得体会主要体现在以下几个方面。

夏少农在多年临床实践中,在传统的"三因学说"基础上提出了"邪气因"(风、寒、暑、湿、燥、火、痰、虫、毒、瘀、气滞)和"正气因"(阴虚、阳虚、气虚、血虚)。并提出临证时应明确中医的病因在外科中主要是一种分类的方法,并不是引起疾病的直接原因。在具体辨证求因过程中,又强调了中医外科辨病的重要性。如认为丹毒发生在头部属风火,发生在腰部属气火,发生在下肢属湿火,无论发生在何部,其病因总属火邪。对于阳证,发病迅速,属急性病,病因以"邪气因"为主;对于阴证,发病缓慢,属慢性病,病因多以"正气因"为主。部位上,在皮肤、肌肉、血脉浅表部位的疾病,一般以风、火、湿、热等"邪气因"为多见;在筋骨深里部位的疾病,一般以寒、湿、痰等"邪气因"及阴虚、阳虚等"正气因"为多见。夏少农认为如将以上几个注意方面同"邪气因"和"正气因"辨证结合起来,审因论治就能得心应手,在临床运用也能有较大收益。

根据消、托、补三大法,夏少农按照"辨证求因,审因论治"的原则,将具体的内治方法归纳为"内治十五法"。其中又分为"治正气因四法"和"治邪气因十一法"。如益气法,主要用于"正气因"所致外科疾患中,气虚造成的疾病及有气虚症状的患者,一般用补中益气汤、四君子汤及独参汤等。夏少农常用于治疗结缔组织病如皮肌炎、系统性红斑狼疮、硬皮病、甲亢和动脉硬化闭塞症等。而养阴法主要适用于慢性溃疡及阴虚者,临床多用于治疗淋巴结结核、甲状腺病、口腔炎和慢性喉炎等。在"治邪气因十一法"中,夏少农认为外科理湿法不能完全按照舌苔腻与不腻来诊断和使用。如疗疮在火盛时,有时反而出现舌苔厚腻的假象,只需用大剂量犀角地黄汤,火邪得清则苔腻自消。所以在外科病症,特别是重症,决不能一见腻苔就用化湿法,而要抓住疾病的根本病因进行治疗。夏少农认为外科及皮肤病,凡病顽固难愈的,都属"恶毒"为患,可用攻毒法。攻毒药的毒性程度不同,应用时须注意有否副反应。如须用凉性攻毒药,应顾护胃脘,以免损伤胃阳。

古人云:"疡医无红白二丹,即难效。"夏少农在外治法上对白降丹的运用独具特色。降丹传统用以腐蚀拔管,夏少农在此基础上扩充新用,用于肿疡的消散,尤其多用于反复发作的流火、疔疮、脂瘤、瘰疬等疾病,疗效显著。同时夏少农在应用白降丹是十分谨慎的,认为需要认真掌握其剂量、剂型以及适应证,做到效显、量少、痛小,药到即止。

夏少农认为气阴两伤在外科临床上甚为常见,运用益气养阴法每多奏效。尤其是在甲亢、海绵状血管瘤、皮肌炎等疾病中,气阴学说对临床确有指导意义。

甲亢是内分泌系统的常见病,其发病率甚高,中医将甲亢列入瘿瘤范围。跟师学习期间,对此病的病因病机、诊断分型均有领悟。夏少农认为:临床上发现所有的甲亢患者,90%都是属于阴虚、正气虚弱、肾水不足。因此倡导以益气养阴法为主。他筛选出黄芪、党参、生地、首乌、白芍、夏枯草,并根据不同的证型创立了甲亢I方和甲亢II方。夏少农擅长重用黄芪治疗甲亢确有独特的优越性。并通过科学研究发现其不仅有效地改善临床症状,而且对降低血清 T_3、T_4 的含量和改善亢进的甲状腺功能均具有明显的效果。

根据气阴学说的理论,夏少农认为血管瘤乃气阴不足、阴虚血热、瘀阻毒攻,加以气滞、冲任失调所致,故治疗以益气养阴、凉血行瘀、攻毒疏气,佐以壮阳调冲任立法。部分患者经过夏少农的中药治疗后,肝脏血管瘤均有不同程度的缩小,胃脘部胀痛和肝区不适均有减轻。

皮肌炎是一种结缔组织病,临床表现多样,病情迁延难愈。一些患者屡用中西药物虽可去一时之急,然常反复发作,终究不得以根除。夏少农认为此病的关键乃认识到其本虚标实的本质,治疗上以固气阴为主,佐以凉血活血通络。临床不少皮肌炎患者经西药激素治疗,疗效不够理想,而改用益气养阴佐以凉血清热治疗后好转。

在治疗急性外证时,夏少农推崇张子和"邪去而元气自复"的攻邪说,主张因邪致病者,必以出邪为首务。及早出邪,就近去邪。夏少农治疗急性外证多宗此理,各因其本证相机取方,每出奇制胜。在治疗颜面部疔疮、疫疔、烂疔、流注、有头疽等疾病时,善用白降丹,使邪随脓泄,并结合内治法,临床应用收到良好效果。

夏少农对于乳房疾病具有丰富的临证经验。关于乳癖,夏氏认为乳房属足厥阴肝经、足阳明胃经所循,肝经多血少气,胃经多气多血,故气易滞,血易聚,用疏肝和营本系对症之法,但此症多与经期有关,宜合调理冲任为治。因此夏少农临证常用疏肝理气、和营消肿合壮阳法以调其冲任。乳岩以其乳部肿块高低不平,坚硬如石,推之不移,形如岩石而名之,《疡科心得集》称之为四大绝症之一。夏少农根据其症状不同,将乳岩常分为四型:肝郁气滞型、冲任失调型、恶毒蕴结型以及混合型。早期以疏肝、调冲任法疗效较快,晚期以疏肝攻毒法疗效较好。

第三节 流派传承发展的思考与展望

《说文解字》云:"流,篆文从水。""派,水别流为派。"

中医学术流派是中医学在长期历史发展过程中形成的具有独到临床诊疗技艺,有清晰的学术传承脉络和一定历史影响与公认度的学术派别。国医大师裘沛然指出:中医学术流派是医学理论产生的土壤和发展的动力,也是医学理论传播及人才培养的摇篮。它在中医发展过程中推动了中医学理论的不断创新和临床诊疗体系内涵的不断丰富和发展。

陈大禹认为由于中医流派的划分标准不同,目前尚无统一的划分标准,他提出了流派的判定标准:① 一个学派必须有一定的中心学术思想和中医研究课题。② 一个学派必须有一批比较著名的人物,从事于其学术方面的研究工作。③ 一个学派必须有著作创世并产生一定的社会影响,这种影响不但在当时当地是客观存在的,而且对后世也有着深远的甚至是历史性的作用。他提出中医学术流派关键因素还是在人的因素。

王庆其认为:中医流派传承的不仅是独到的学术思想和独特的临床诊疗经验,同样不能忽视形成学术流派的文化传承。医者,意也,表明了中国传统医学较其他任何学科更具有中国传统文化的特征,中医反映了医学除了具有自然科学性,尚具有社会性和人文性,因此在中国传统价值观范畴内中医是人学,只有三者兼备尚能称为合格的医者。

朱音认为中医流派形成和传承有中国历史深层次的原因:① 中国古代的政治制度下知识分子处于一种入仕难而出仕易的境地,导致一大批未能入仕的知识分子以"不为良相，便为良医"的观念，转而从医，收徒讲学，著书立说，如柯韵伯、张景岳等。② 中国古代的延续数千年的教育体制——跟师学徒制，学生从小跟师学徒，长期接受师长的指导和教育，大多数情况下"从一而终"，且当时信息闭塞而传播困难，因而跟师决定了学生的学习内容、特点和发展的方向。③ 古代的地域特点，交通状况，医疗体制等其他方面的因素也是中医流派形成的重要因素。

刘玲认为中医学术流派归结起来是：师承、学说这两大要素。

中医流派的传承发展与中医的传承和发展在本质是一样的，两者又休戚相关，中医的发展史就是一本中医流派传承和发展的历史，翻开历代中医名家的著作，无一例外的都有师承的渊源，如扁鹊曾以"上池之水"饮长桑君所赠之药并读长桑君禁书；医圣张仲景跟同郡张伯祖学医；朱丹溪学医之初，曾八方寻师，"渡浙河，走吴中，出宛陵，抵南徐，达建业，皆无所遇"，最后"还武林，始问罗知悌大名"。由此可以看出师承在中医继承、传承和发展中的巨大作用。

现在认为中医学术流派发展缓慢的现状有其内在和外部原因，内在的原因是现代中医人才培养的制度和模式发生了根本性的变化，如民国时期的社会原因，西方医学和其医疗模式的传入等。内部原因主要是流派学术创新不足，学术思想发展的影响和传承存在不足。

由于现代人才培养制度的变化，中医药高等教育模式走向规范化和统一，中医执业要求，中医人才的培养已难以像传统流派的师承培养和教育，中医人才的成长有先天不足，老一辈的中医名家学习和成长的过程也能反映这一点。如夏少农和其他同时代的中医人才一样，幼承庭训，或为家传中医，或为立志学习中医，从小开始较系统地学习中医理论和临证实践，少时开始在湖州沈氏中医专门学校学习，20岁前考中上海中国医学院，毕业并取得执业行医资格，1937年前后已经开始在浙江和安徽一带行医，而同时代的刘渡舟20岁时业已名动京城。他们的童年和少年都是在学习经典、运用经典和临证实践中成长起来的，从小接受中医整体观辨证思维和中医传统文化的熏陶。

诚如众多名家及教育学家所阐述的，中医的执业环境发生了变化，师带徒是继承与发展中医学的一种比较成熟的模式，几千年来的实践证明了通过师承学习，才有助于学生领悟中医的精髓。所以如何需要新形势下，研究中医流派的传承和发展新模式，诚然困难也是和机遇并存。有不少学者认为现代医学教育制度也为中医人才的培养创造了一定的条件,关键在于:一是中医药院校必须狠抓中医经典著作的教育,中医经典著作是中医学文化的精髓,包含了中医的哲学思维模式。二是中医教育必须以"实践为本",着力培养学生的临床能力,而不单纯理论学习。三是通过名中医师带徒的师承和现代医学教育相结合模式进行流派学术传承。

随着中医学科的发展,中医学分科与西医学分科一样,中医学分科趋向于专科日益细化,如中医外科在大部分的中医院分为疮疡科、肛肠科、乳腺科、皮肤科等,使各学科之间诊治范围有泾渭分明的趋向。而传统的中医外科的学术思想具有整体性,如早期夏氏外科同时包括了中医内科、喉科和部分骨伤科内容,过分强调或忽略任何一部分都不能原汁原味地继承和传承夏氏外科,所以流派的传承人应当根据流派学科特点,学习经典,通科学习,掌握流派学术思想与临床应用结合,以深刻理解学术思想的精髓,首先是继承,临床实践,最后才是创新。

流派的传承并不仅限于本流派的学术思想的掌握,历史上的著名流派在继承和发展中都不断地从其他学科和流派吸取养分,每个流派在学术思想的形成和发展过程中都有侧重和偏重,通过广泛的交流和学习,丰富和完善本流派的学术思想,并不断创新,以保持中医流派的生命力。

夏氏外科大事记

1892 年夏墨农出生于浙江德清。幼时被寄予厚望，继承世医家学，初设诊于德清戈亭镇东南湾（现德清钟管镇），因太湖水盗屡次袭扰和抢劫，家财和资料毁坏殆尽，被迫迁至吴兴菱湖镇乡里南栅原柏树脚下商会弄内，后迁南栅春及堂（迁往吴兴时间不详）。

1912 年施梓桥出生于浙江长兴。

1918 年夏少农出生于浙江德清。

1924 年夏少农就读于德清县城小学。

1926 年夏涵出生浙江德清。

1930 年夏少农就读于湖州沈氏中医专门学校。

1933 年夏墨农收长兴孙世臣，乌镇钟泽民为徒。

1934 年夏少农考入上海中国医学院。

1936 年柏连松出生于上海。

1937 年夏墨农举家迁往上海，途中与长子夏少农失散。

1937 年底夏墨农在上海收施梓桥为徒。

1938 年夏少农与父失散，避难于安徽休宁行医。

1938 年孙世道出生于上海。

1938 年夏墨农于上海黄河新村置房。

1938 年底夏墨农在黄河路个体开业。

1939 年底夏墨农为张葱玉（近现代中国书画鉴定界泰斗）诊病。

1941 年夏墨农在上海收乌镇陈启新、盛泽李敬昊、杭州罗家年、上海陆斐等为徒。

1942 年夏墨农收海宁安化望族王氏子弟王映澄（清末名中医王和伯次子）为徒。

1945 年夏涵高中毕业。

1946 年夏涵在父亲夏墨农诊所随父学医。

1946 年夏墨农中风卧床,嘱施梓桥来沪代师料理诊务。

1947 年夏少农闻父卧病于床,返回上海在延天龄药店开业行医。

1950 年夏墨农在上海病逝。

1952 年夏少农调入新城区(今静安区)第五联合诊所。

1952 年夏涵进入北京医学院医疗系学习西医学。

1953 年夏少农收柏连松为徒。

1956 年孙世道入上海中医学院。

1956 年夏少农收吴琴诗为徒。

1956 年柏连松师满出师,取得个体开业资格。

1957 年夏涵从北京医学院毕业。

1958 年施梓桥调入上海市同济医院中医科任主任,后调入上海市静安区中心医院。

1958 年夏少农调入上海中医学院外科教研室任主任,编写第一版《中医外科学》教材。

1960 年柏连松被选入龙华医院中医外科。

1960 年柏连松进入上海中医高级进修班学习。

1960 年夏少农调任曙光医院中医外科主任。

1960 年夏涵进入曙光医院中医外科任副主任。

1962 年柏连松调入曙光医院中医外科。

1962 年孙世道毕业于上海中医学院,进入曙光医院中医外科。

1977 年夏少农荣获"上海中医学院先进工作者",同年被评为"上海市先进科技工作者"。

1978 年夏少农被评为"全国医学卫生科技先进工作者"。

1978 年夏少农被评为副教授。

1978 年夏涵任上海中医学院中医外科学教研组副主任。

1979 年夏涵晋升副主任医师。

1979 年夏少农被上海市卫生局评为上海市中医药人员学术鉴定委员会委员。

1980 年夏少农晋升主任医师。

1982 年夏涵调任岳阳医院中医外科主任。

1983 年柏连松出版《简明肛肠病学》。

1984 年孙世道任曙光医院中医外科主任。

1985 年柏连松出版《实用肛肠病学》。

1984 年夏涵出版《中医外科护理》。

1984 年夏少农获得"上海市卫生局中西医结合科研成果二等奖"。

1984 年夏少农任上海中医学院专家委员会临床组副组长。

1985 年夏涵被评为"上海中医学院优秀教师"。

1985 年夏少农出版《中医外科心得》。

1985 年夏少农获"上海中医学院科技成果二等奖"。

1986 年夏涵晋升主任医师。

1990 年柏连松晋升副主任医师。

1990 年孙世道晋升主任医师。

1991 年夏少农为全国第一批名老中医学术经验继承人张志洪指导老师。

1991 年柏连松出版《中医肛肠科学(上海市住院医师培养指导丛书)》。

1991 年柏连松晋升副教授,担任上海中医学会肛肠分会主任委员、中华中医药肛肠分会副主任委员。

1991 年夏涵退休。

1992 年孙世道晋升教授。

1992 年夏涵出版《实用中医口腔病学》。

1993 年柏连松晋升主任医师,并任曙光医院中医外科主任、教研室主任、肛肠科主任、肛肠科教研室主任。

1993 年夏少农获中华人民共和国国务院颁发的政府特殊津贴,并作为全国 500 名老中医药专家学术经验继承工作指导老师之一(继承人张志洪)。

1993 年施梓桥被聘为上海市中医文献馆馆员。

1995 年柏连松晋升教授。

1995 年夏少农、柏连松被评为上海市第一批名中医。

1995 年柏连松荣获"国家中医药管理局中医药科技进步三等奖"。

1995 年柏连松被聘为"上海市老中医药学术经验继承工作指导老师",学员为蔡益芳、宗长根。

1996 年上海中医药大学柏连松名中医工作室成立。

1996 年起孙世道任岳阳医院中医外科、皮肤科顾问。

1997 年柏连松被聘为全国痔病专题组组长、卫生部新药评审专业委员会委员。

1998 年夏少农病逝。

2001 年柏连松获"上海市科委科技成果三等奖"。

2001 年柏连松被聘为"上海市老中医药专家学术经验继承工作指导老师",张雅明、张卫刚为学术经验继承人。

2002 年柏连松被聘为"曙光医院终身教授"。

2003 年夏涵病逝。

2005 年柏连松评为"第四批全国老中医药专家学术经验继承工作指导老师",陈倚、高凌卉为继承人。

2006 年柏连松获得"中华中医药首届中医药传承特别贡献奖"。

2006 年以柏连松姓氏命名的曙光医院柏氏肛肠科成立。

2007 年柏连松被中华中医药学会评为"全国中医肛肠学科名专家"。

2008 年柏连松被中华中医药学会评为"全国有突出贡献名专家"。

2008 年柏连松被评为"上海市中医高级研修班指导老师",学员王昱攻读博士学位。

2009 年柏连松被中医药高等教育学会临床教育研究会授予"肛肠专业高等教育知名专家"称号。

2009 年孙世道任"上海近代中医流派临床传承中心夏氏外科流派传承导师"。

2012 年海派中医夏氏外科研究基地成立,柏连松为项目总负责人。

2012 年柏连松为"第五批全国老中医药专家学术经验继承工作指导老师",学员刘晨、夏泽华。

2014 年 4 月柏连松被评为"上海市非物质文化遗产传统医药夏氏外科代表性传承人"。

2014 年 6 月柏连松被聘为"上海市中医文献馆馆员"。

参 考 文 献

［1］ 袁毓铨,张玉萍,夏涵.35 例复发性口疮的治疗小结［J］.上海中医药杂志,1988,(1):23.

［2］ 伊和姿,夏少农.40 例血管瘤的疗效观察［J］.上海中医药杂志,1988,(2):21.

［3］ 夏少农.Hyperthyroidism treated with Yiqi Yangyin decoction［J］.中医杂志,1986,2(6):79-82.

［4］ 夏涵,周蓉.当归拈痛汤加减治疗痛风 40 例疗效小结［J］.中医杂志,1987,(2):60.

［5］ 潘群.及早出邪,就近去邪［J］.上海中医药杂志,1994,(5):13.

［6］ 蒋冰冰,等.甲亢病人血浆 cAMP 含量变化与辨证分型的关系［J］.上海中医药杂志,1984,(7):48-49,32.

［7］ 赵伟康,等.甲亢患者阴虚火旺证的初步研究［J］.上海中医药杂志,1982,(7):43-46.

［8］ 赵伟康,等.甲亢阴虚火旺证患者肾上腺皮质激素代谢的初步研究［J］.上海中医药杂志,1984,(10):48-49.

［9］ 孙世道,等.甲皱微循环的变化与气血关系——487 例临床动态观察的初步报告［J］.上海中医药杂志,1981,(2):44-47.

［10］ 夏少农,夏涵.介绍肺痈验指螺法［J］.上海中医药杂志,1964,(11):27.

［11］ 夏涵,周蓉.凉血祛风法治愈类银屑病 5 例［J］.上海中医药杂志,1984,(11):32.

［12］ 夏少农,夏涵.略论疔疮走黄［J］.上海中医药杂志,1963,(3):18-20.

［13］ 夏少农,等.内服中药治疗扁平疣 63 例初步报告［J］.中医杂志,1963,(10):13-15,34.

[14] 韩堃元,夏少农.内服中药治疗跖疣 14 例初步报告[J].上海中医药杂志,1964,(11):25-27.

[15] 夏涵,王元洪,徐志璋.痰毒煎治疗颌面部急性化脓性淋巴结炎[J].上海中医药杂志,1984,(5):12.

[16] 夏少农,夏涵.外科夏墨农的学术经验[J].上海中医药杂志,1963,(7):18-21.

[17] 宗长根.夏少农对皮肤病病因及辨证经验浅析[J].中医杂志,2006,11(47):874.

[18] 张志洪.夏少农应用白降丹的经验[J].上海中医药大学上海市中医药研究院学报,1996,10(1):41-44.

[19] 王耀萍.夏少农治疗肝脏血管瘤[J].上海中医药杂志,1988,(10):12.

[20] 伊和姿,夏少农,秦万章.益气养阴法为主治疗皮肌炎 25 例[J].上海中医药杂志,1986,(1):32.

[21] 夏少农.益气养阴法在外科临床的应用[J].上海中医药杂志,1983,(1):13-15.

[22] 夏少农,等.益气养阴法治疗甲状腺机能亢进症[J].中医杂志,1984,(9):47-49.

[23] 毛良,等.阴虚火旺患者尿中肌酐、尿素及儿茶酚胺排泄量的观察[J].中医杂志,1981,(10):35-38.

[24] 周蓉,夏涵.原发性经络皮炎一例报告[J].上海针灸杂志,1986,(2):14.

[25] 上海市卫生局中医处.治宗《内经》擅用益气养阴法治疗外科疾患的夏少农[J].上海中医药杂志,1999,(7):33.

[26] 夏涵,周蓉.中药治疗缝匠肌筋膜炎 3 例报告[J].中医杂志,1985,(1):53.

[27] 夏少农.中医对"肠痈"的理论和治疗方法[J].上海中医药杂志,1959,(3):25-26.

[28] 夏少农.中医中药治疗海绵状血管瘤 33 例疗效观察[J].上海中医药杂志,1979,(6):13-15.

[29] 王元洪,夏涵,周蓉.中医中药治疗颌下腺结石 20 例小结[J].中医杂

志,1986,(4):24.

[30] 夏少农.中医外科心得[M].上海:上海科学技术出版社,1985.

[31] 周绍荣,薛慈民."消瘿扶正方"治疗桥本甲状腺炎 30 例临床观察[J].江苏中医药,2013,(9):38 - 39.

[32] 王昱,柏连松."高位隧道法剥离、低位切除术"治疗高位复杂性肛瘘临床观察[J].辽宁中医杂志,2013,(1):116 - 119.

[33] 夏泽华.柏连松教授运用湿热敷治疗肛肠病经验[J].湖南中医杂志,2013,29(12):25 - 26.

[34] 张雅明.柏连松治疗肛门狭窄术后创面愈合迟缓案 1 则[J].上海中医药杂志,2010,(10):18 - 19.

[35] 黄素英.应用数据挖掘技术开展名老中医学术经验传承研究的全局设计实例[J].上海中医药杂志,2011,(9):1 - 3.

[36] 夏泽华,张雅明.中西医结合治疗肛周及阴囊坏死性筋膜炎 1 例[J].中国中西医结合外科杂志,2013,(1):95 - 96.

[37] 吴琴诗.现代德清名人[M].德清县政协文史资料委员会,1997.

[38] 吴鸿洲.海派中医学术流派精粹[M].上海:上海交通大学出版社,2008.

[39] 朱德明.浙江医药曲折历程(1840—1949)[M].北京:中国社会科学出版社,2012.

[40] 朱德明.民国时期浙江医药史[M].北京:中国社会科学出版社,2009.

[41] 柏连松.实用中医肛肠病[M].上海:上海科学技术文献出版社,1985.

[42] 柏连松.简明中医肛肠病学[M].上海:上海科学技术文献出版社,1987.

[43] 王元洪,夏涵,徐昌泰.健脾法治疗复发性口疮 35 例临床疗效小结[J].中医杂志,1981,(7):40.

[44] 夏涵,滕松茂,夏少农.中医中药治愈皮肤癌 1 例报告[J].上海中医药杂志,1966,(3):105 - 108.

[45] 夏涵,程家正.试论三焦[J].上海中医药杂志,1958,(10):6 - 9.

[46] 黄素英,方松春.海上名医用药经验集[M].上海:上海交通大学出版社,2014.

www.ingramcontent.com/pod-product-compliance
Lightning Source LLC
Chambersburg PA
CBHW080539220326
41599CB00032B/6314